国家卫生健康委员会"十三五"规划教材

高等卫生职业教育应用技能型规划教材

供护理、助产专业用

儿童护理

主　编　罗玉琳　熊杰平

U0207999

人民卫生出版社

图书在版编目（CIP）数据

儿童护理 / 罗玉琳，熊杰平主编 . —北京：人民
卫生出版社，2020
ISBN 978-7-117-30084-1

Ⅰ.①儿… Ⅱ.①罗… ②熊… Ⅲ.①儿科学 — 护理
学 — 医学院校 — 教材 Ⅳ.①R473.72

中国版本图书馆 CIP 数据核字（2020）第 112399 号

| 人卫智网 | www.ipmph.com | 医学教育、学术、考试、健康，购书智慧智能综合服务平台 |
| 人卫官网 | www.pmph.com | 人卫官方资讯发布平台 |

儿 童 护 理

主　　编：罗玉琳　　熊杰平
出版发行：人民卫生出版社（中继线 010-59780011）
地　　址：北京市朝阳区潘家园南里 19 号
邮　　编：100021
E - mail：pmph @ pmph.com
购书热线：010-59787592　010-59787584　010-65264830
印　　刷：人卫印务（北京）有限公司
经　　销：新华书店
开　　本：850×1168　1/16　　印张：16　　插页：1
字　　数：419 千字
版　　次：2020 年 7 月第 1 版　2023 年 1 月第 1 版第 3 次印刷
标准书号：ISBN 978-7-117-30084-1
定　　价：46.00 元
打击盗版举报电话：010-59787491　E-mail：WQ @ pmph.com
质量问题联系电话：010-59787234　E-mail：zhiliang @ pmph.com

编者名单

主　编　罗玉琳　熊杰平

副主编　张小蓉　邢晓红

编　者（以姓氏笔画为序）

王秀蓉　亳州职业技术学院

邢晓红　唐山职业技术学院

吕　菲　天津医学高等专科学校

刘　迎　大庆医学高等专科学校

芮　芳　合肥职业技术学院

苏　蔚　重庆三峡医药高等专科学校（秘书）

李　润　西南医科大学附属中医医院

张小蓉　重庆大学附属三峡医院

林海凤　重庆医药高等专科学校

罗玉琳　重庆三峡医药高等专科学校

焦　健　承德护理职业学院

熊杰平　宜春职业技术学院

数字内容编者名单

主　编　罗玉琳　熊杰平

副主编　张小蓉　邢晓红

编　者（以姓氏笔画为序）

王秀蓉　亳州职业技术学院

邢晓红　唐山职业技术学院

吕　菲　天津医学高等专科学校

刘　迎　大庆医学高等专科学校

芮　芳　合肥职业技术学院

苏　蔚　重庆三峡医药高等专科学校（秘书）

李　润　西南医科大学附属中医医院

张小蓉　重庆大学附属三峡医院

林海凤　重庆医药高等专科学校

罗玉琳　重庆三峡医药高等专科学校

赵长宝　重庆三峡医药高等专科学校

焦　健　承德护理职业学院

熊杰平　宜春职业技术学院

修订说明

2017年国务院办公厅印发《关于深化医教协同进一步推进医学教育改革与发展的意见》(以下简称《意见》),对医学教育的改革与发展提出了新要求,也为卫生职业教育改革指明了方向。为进一步落实《意见》精神,2018年,在新一届高等卫生职业教育应用技能型规划教材评审委员会全程指导和参与下,人民卫生出版社启动了第二轮高等卫生职业教育应用技能型规划教材修订工作。

2019年1月,国务院印发了《国家职业教育改革实施方案》(以下简称《实施方案》),指出:"建设一大批校企'双元'合作开发的国家规划教材,倡导使用新型活页式、工作手册式教材并配套开发信息化资源","专业教材随信息技术发展和产业升级情况及时动态更新",为教材体系建设与改革进一步指明了科学方向。

新一轮应用技能型规划教材修订紧密对接新时代健康中国高质量卫生人才培养需求,依据最新版《高等职业学校护理专业教学标准》,坚持立德树人,继续着力体现"以服务为宗旨,以就业为导向,以能力为本位"的人才培养模式,强调应用技能型人才成长规律,在教材编写和资源建设两个方面全面推进。尤其是教学资源,以原有成果为基础,突出新思路、新技术、新形式,体现新内涵、新资源、新变化。本轮修订基本原则:

1. 适应人才培养需求 教材修订按照《实施方案》中"从2019年开始,在职业院校、应用型本科高校启动'学历证书+若干职业技能等级证书'制度试点(以下称1+X证书制度试点)工作"的要求,着重夯实"1"所代表的卫生职业院校教育教学基本要求,同时兼顾"X"所代表的卫生与健康行业需求及职业能力体现。尝试卫生职业教育与卫生行业能力需求同向同行,适应卫生职业教育人才培养需求,贯彻"思维与技能并重,医学与人文融通,学习与服务互动"的卫生职业教育改革理念,将医德养成、医学人文教育融入专业教育。

2. 服务专业发展 突出新时代育人导向,体现"敬佑生命、救死扶伤、甘于奉献、大爱无疆"的卫生与健康工作者精神。强化护理、助产专业特色,重视整体护理观,贯穿"以人的健康为中心"的优质护理理念,应用护理程序工作方法,提高学生的整体职业素养。

3. 强化"医教协同、产教融合" 校企"双元"编写,临床一线专家参与教材编写。注重学生临床思维能力训练,注重与职业岗位需求对接,将临床实践融入教材与教学资源。

4. 继续"融合"创新 融合需求、融合情感、融合标准、融合准入、融合资源,在封面设置开放式二维码——"主编说"。通过AR、视频、动画等形式,进一步增强纸数资源的适用性与协同性,打造具有新时代内涵的高等卫生职业教育融合教材。

第二轮高等卫生职业教育应用技能型规划教材共48种,将于2020年3月前陆续出版,供各卫生职业院校选用。

教材目录

序号	申报教材	专业	主编
1	人体解剖学与组织胚胎学（第2版）	供护理、助产、临床医学等相关专业用	任　晖　乔跃兵
2	正常人体结构（第2版）	供护理、助产专业用	夏广军　陈地龙
3	正常人体功能（第2版）	供护理、助产专业用	彭　波　杨宏静
4	生物化学（第2版）	供护理、助产、临床医学等相关专业用	张又良　刘　军
5	生理学（第2版）	供护理、助产、临床医学等相关专业用	杨桂染　周晓隆
6	病原生物与免疫学（第2版）	供护理、助产、临床医学等相关专业用	曹德明　吴秀珍
7	病理学与病理生理学（第2版）	供护理、助产、临床医学等相关专业用	张军荣　李　夏
8	疾病学基础	供护理、助产等相关专业用	夏广军　吴义春
9	药理学（第2版）	供临床医学、护理、助产等相关专业用	孙宏丽　田卫东
10	护理药理学（第2版）	供护理、助产专业用	黄　刚　刘　丹
11	健康评估（第2版）	供护理、助产专业用	杨　颖　高井全
12	护理学基础（第2版）	供护理、助产专业用	程玉莲　赵国琴
13	护理学导论（第2版）	供护理、助产专业用	张琳琳　王慧玲
14	基础护理技术（第2版）	供护理、助产专业用	周春美　陈焕芬
15	内科护理（第2版）	供护理、助产专业用	马秀芬　王　婧
16	外科护理（第2版）	供护理、助产专业用	郭书芹　王叙德
17	妇产科护理（第2版）	供护理、助产专业用	李淑文　王丽君
18	儿科护理（第2版）	供护理、助产专业用	张玉兰　卢敏芳
19	母婴护理	供护理、助产专业用	单伟颖　蒋　莉
20	儿童护理	供护理、助产专业用	罗玉琳　熊杰平
21	成人护理（上册）	供护理、助产专业用	黄永平　王荣俊
22	成人护理（下册）	供护理、助产专业用	王荣俊　周俊杰

序号	申报教材	专业	主编	
23	老年护理（第2版）	供护理、助产专业用	刘梦婕	
24	急危重症护理（第2版）	供护理、助产专业用	狄树亭	万紫旭
25	眼耳鼻咽喉口腔科护理（第2版）	供护理、助产专业用	桂　平	张爱芳
26	中医护理（第2版）	供护理、助产专业用	屈玉明	才晓茹
27	精神科护理（第2版）	供护理、助产专业用	高健群	马文华
28	社区护理（第2版）	供护理、助产专业用	姜新峰	王秀清
29	营养与膳食（第2版）	供护理、助产专业用	林　杰	唐晓武
30	传染病护理（第2版）	供护理、助产专业用	孙美兰	
31	遗传与优生	供助产专业用	王洪波	王敬红
32	助产学	供助产专业用	郭艳春	王玉蓉
33	妇科护理	供助产专业用	杨淑臻	郭雅静
34	母婴保健	供助产专业用	王黎英	
35	护理管理（第2版）	供护理、助产专业用	周更苏	周建军
36	护理礼仪与美学（第2版）	供护理、助产专业用	袁慧玲	蔡季秋
37	护理心理学基础（第2版）	供护理、助产专业用	孙　萍	崔秀娟
38	护理伦理学基础（第2版）	供护理、助产专业用	杨金奎	杨云山
39	护理技能综合实训（第2版）	供护理、助产专业用	卢玉彬	臧谋红
40	医护英语	供高等卫生职业教育各专业用	秦博文	刘清泉
41	医用化学（第2版）	供高等卫生职业教育各专业用	段卫东	陈　霞
42	医学生应用文写作（第2版）	供高等卫生职业教育各专业用	冉隆平	舒　洁
43	计算机应用基础（第2版）	供高等卫生职业教育各专业用	敬国东	王　博
44	卫生法律法规（第2版）	供高等卫生职业教育各专业用	苏碧芳	陈兰云
45	体育与健康（第2版）	供高等卫生职业教育各专业用	李连芝	郭章杰
46	大学生心理健康（第2版）	供高等卫生职业教育各专业用	王江红	
47	人际沟通（第2版）	供护理、助产专业用	韩景新	
48	职业生涯规划与就业指导（第2版）	供高等卫生职业教育各专业用	周武兵	施向阳

第二届高等卫生职业教育应用技能型规划教材评审委员会

顾问：

文历阳　杨文秀　郝　阳　王雪凝

主任委员：

陈命家　杨　晋

副主任委员（以姓氏笔画为序）：

王　飞　王卫东　刘更新　许冬红　杨云山　杨金奎　何春明
周建军　单伟颖　姚应水　赖国文　鞠　梅

执行委员会主任：

彭　波　黄　刚　窦天舒

执行委员会副主任：

张玉兰　才晓茹　屈玉明　沈　力　程瑞峰　郑翠红　王　婧

委员（以姓氏笔画为序）：

于彦章　马　丽　马　莉　王长智　王录军　王荣俊　王叙德
方士英　方义湖　刘兴国　李　夏　李朝鹏　宋印利　宋志坚
林　梅　周争道　高健群　董会龙　黎　旻

执行委员会委员（以姓氏笔画为序）：

丁言华　王海平　宁国强　刘　军　孙桂荣　李　菊　李小山
杨　华　杨　颖　杨福江　张　慧　张玉环　张军荣　张建辉
张晓萍　张渝成　陈凤萍　陈成林　陈晓玲　苑建兵　林　杰
金　花　金玉忠　周慧春　孟宪涛　赵国琴　段广河　俞宝明
姜新峰　祖淑梅　徐国辉　谈永进　曹文元　曹艳霞　龚海蓉
梁冰锋　蔡　锋　潘润存

秘书：

张　峥

融合教材使用说明

　　本套教材以融合教材形式出版，即融合纸书内容与数字服务的教材，每本教材均配有特色的数字内容，读者阅读纸书的同时可以通过扫描书中二维码阅读线上数字内容。

如何获取本书配套数字服务？

第一步：安装 APP 并登录

扫描右侧二维码，下载安装"人卫图书增值"

APP，注册或使用已有人卫账号登录

第二步：扫描封底二维码

使用 APP 中"扫码"功能，

扫描教材封底圆标二维码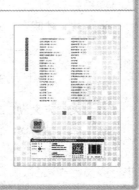

第三步：输入激活码，获取服务

刮开封底圆标二维码下方灰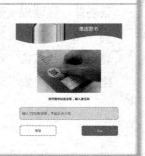

色涂层，获得激活码，输入即

可获取服务

前　言

儿童护理是基于生命周期理论,研究儿童从婴儿期(不包括新生儿期)至青春期的生长发育、健康促进、疾病防治和临床护理的一门专业核心课程。本教材按照高等卫生职业教育应用技能型规划教材修订原则和编写要求进行编写,遵循"三基、五性、三特定"的原则,立足高职高专层次学生,以培养高素质、技能型护理人才为目标,突出以"儿童及家庭为中心"整体护理的理念,以儿童护理岗位需求为导向,坚持"贴近学生、贴近临床、贴近社会"的编写思路,突出"德技并修、工学结合"的职教特色,融知识传授、能力培养、素质提升为一体,力求满足专业需求、教学需求,为儿童提供全程和全方位的关怀和照顾,保障和促进儿童的身心健康。

本教材编写内容组织上的特点:一是与护理专业教学标准相结合;二是与护士执业资格考试大纲相结合;三是与学科发展新理论、新知识、新技术相结合;四是实训技能选取与护理临床应用相结合;五是数媒规划与纸媒体系及重、难点相结合,以此增强教材的实用性。本教材编写体例设计上的特点:一是以护理程序为编写框架呈现儿童护理的整体性、系统性;二是重点疾病采取案例导入式引导学生临床思维方法建立;三是正文增设"BOX"模块,以"知识拓展"呈现学科热点、前沿趋势等,适度拓展课程深度,合理提升学业挑战度;四是每章首尾分别设置"学习目标""思考与练习",增强重点把握及学习导航;五是数字内容从学生视角设置"扫一扫,自学汇""扫一扫,看总结""扫一扫,测一测"模块及以儿科护理技术为主体的视频资源,有利于激发学生学习兴趣,提升学习效能。

本教材编写过程中得到了各参编院校同仁的大力支持和帮助,一并致谢。编写力求理论联系实际、内容结构严谨、文句表述精炼,但由于水平有限、经验不足、时间仓促,难免存在缺点和不当之处,恳请各院校师生及读者批评、指正。

教学大纲
（参考）

罗玉琳　熊杰平

2020 年 6 月

目　录

第一章　绪　论

📖 **学习目标**

1. 掌握儿童年龄分期及特点。
2. 熟悉儿童护理的任务、范畴及特点。
3. 了解儿童护理相关的伦理与法律。
4. 具备分析儿童各年龄期特点的能力。
5. 能胜任儿童护理职业角色,养成儿童护理岗位需要的职业素质。

第一节　儿童护理概述

儿童护理是研究儿童生长发育规律及其影响因素,运用现代护理理论和技术对儿童进行整体护理,以促进儿童健康发育的一门专科护理学。它包括儿童生长发育、儿童保健、疾病防治和护理等多方面内容。

一、儿童护理的任务和范畴

🔖 考点提示:儿童护理的任务

(一)儿童护理的任务

儿童护理的任务是通过研究儿童的生长发育规律、儿童疾病防治和儿童保健,根据各年龄阶段儿童的体格、智力发育和心理、行为发育特点提供"以儿童及其家庭为中心"的整体护理,增强儿童体质,降低儿童发病率和死亡率,保障和促进儿童身心健康。具体如下:

1. 促进健康儿童的体格、智力、心理全面发育,增强儿童体质。

2. 针对患病儿童实施整体护理,促进康复,帮助残障儿童有效利用残留功能提高生命质量,给予垂危患儿临终关怀。

3. 开展健康教育,促进儿童生理、心理和社会潜能的充分发展。

4. 开展儿童护理研究。

(二)儿童护理的范畴

一切涉及儿童时期的健康促进、卫生保健和疾病护理问题都属于儿童护理的范畴。儿童护理包括儿童生长发育、儿童身心健康的保健与促进、儿童疾病的防治与护理。儿童护理伴随着儿科医学的研究发展不断细化,同时与儿童心理学、产科学、社会学、教育学等多门学科发生联系,多学科协作成为其发展的必然趋势。

我国规定,从出生至满 14 周岁的儿童为医院儿科临床服务对象。儿童护理研究的对象范畴更广,是从婴儿期(不包括新生儿期)至青春期结束(18~20 岁)。随着医学模式的转变,儿童护理已由单纯的疾病护理发展为"以儿童及其家庭为中心"的整体护理;由单纯的患病儿童护理扩展为对所有儿童生长发育、疾病防治与护理及促进儿童身心健康的全面服务;由单纯的医疗保健机构承担任务逐渐发展为由护理人员带动全社会参与承担儿童的预防保健和护理工作。

考点提示:儿童护理的范畴

二、儿童护理的特点

儿童处在不断的生长发育过程中,在解剖、生理、免疫、病理、临床表现、预后、心理及社会行为发育等方面,具有与成人不同的特征和需要,同时儿童间还存在个体、性别和年龄差异。熟悉儿童特点,有助于儿童护理工作正确实施。

(一) 儿童身体功能特点

1. 解剖　儿童的体重、身高、头围、胸围、骨骼、牙齿及内脏器官的位置等均有其年龄特点,且无论外观还是组织结构上与成人存在差别。如小婴儿头部比例相对大,颈部肌肉和颈椎发育相对滞后,抱起时应注意保护头部;儿童骨骼钙化不全,长期受压易发生变形,在护理工作中应予避免。

2. 生理　儿童各系统器官的功能随着年龄增长逐渐发育完善,特定年龄段未成熟的系统器官功能成为某些疾病的易患因素。如婴幼儿生长发育快,对营养物质需要量大,但消化系统功能未发育成熟,故易发生腹泻病、营养障碍性疾病;婴儿代谢旺盛而肾功能未成熟,故比成人容易发生水、电解质紊乱。此外,儿童心率、血压、呼吸、周围血象、体液成分等视不同年龄段有不同的生理生化正常值,熟悉这些特点是进行护理评估的前提。

3. 免疫　儿童的非特异性免疫、体液免疫和细胞免疫功能均不成熟,易患感染性、传染性疾病。如胎儿可从母体获得 IgG,缺乏 IgM,故新生儿易患革兰氏阴性菌感染;婴幼儿 IgA 缺乏,局部 SIgA(分泌型免疫球蛋白)也不足,易患呼吸道及胃肠道感染;体液免疫如补体、趋化因子、调理素等活性也较低。因此,儿童计划免疫管理及护理工作中的消毒隔离要予以重视。

考点提示:儿童免疫特点

(二) 儿童心理行为特点

儿童时期是心理行为发育和个性发展的重要时期。由于儿童身心未成熟,依赖性强,心理压力的应对能力弱,好奇、好动、缺乏经验,容易发生各种意外,行为发育易受家庭、学校和社会的影响,需要更多的心理、社会关怀和照顾。因此,护理工作应以儿童及其家庭为中心,全社会共同参与,并根据不同年龄阶段的儿童心理行为发育需求,采取有针对性的护理措施,促进儿童身心健康成长。

(三) 儿童疾病特点

1. 病理　儿童疾病种类、病理改变与成人存在较大差别,即便同一致病因素导致的病理改变及疾病过程也可能存在相当大的差异。如肺炎链球菌导致的肺部感染,婴幼儿表现为支气管肺炎,青少年和成人则为大叶性肺炎;维生素 D 缺乏时,婴儿易患佝偻病,成人则表现为骨软化症。儿童心血管疾病以先天性心脏病为主,成人则以冠状动脉粥样硬化性心脏病多见。

2. 临床表现　不同年龄阶段儿童机体的调节与适应能力与成人有差异,所以疾病的临床表现不尽相同。如婴幼儿患感染性疾病往往起病急、来势凶猛、缺乏局限能力,易并发败血症,常伴有呼吸、循环衰竭和水、电解质紊乱;当颅内压增高时,年长儿表现为头痛、喷射性呕吐、惊厥等典型症状,小婴儿则出现前囟饱满隆起、颅缝增宽、脑性尖叫等不典型症状。此外，儿童病情发展过程易反复、变化多端，应密切观察病情，及时发现问题，及早作出确切诊断及处理。

3. 预后　儿童患病时起病急，病情变化快，病情转归有正反两方面倾向。如诊治及时、有效，护理恰当，往往迅速恢复，较少转为慢性或留后遗症。反之，年幼、体弱、病情危重患儿可能在未见明显临床症状时即发生猝死。因此，儿童患病应严密监护，随时做好积极抢救的准备。

4. 预防　儿童时期的疾病预防和健康促进是儿童护理的重点工作之一。开展计划免疫和加强传染病管理是降低儿童发病率和死亡率的重要环节，目前通过预防接种等各种措施已

> 考点提示：儿童疾病预防特点

使麻疹、脊髓灰质炎、白喉、乙型脑炎等儿童传染病发病率和病死率明显下降。同时，重视儿童保健，定期健康检查监测生长发育，及早筛查和发现视、听觉和智能异常，加强矫治训练，减少严重伤残发生；宣传科学育儿，针对高血压、糖尿病、动脉粥样硬化等成人疾病，实施儿童期预防。

（四）儿童护理特点

1. 护理评估难度大　儿童多不能自述或准确、完整地诉说自己的病情与症状，多由其家长、亲属或其照顾者代述，可靠性低；体格检查时患儿不愿意合作甚至因恐惧而拒绝接受检查；部分疾病的临床表现可因年龄差别而大不相同，因此护理评估难度较大。

2. 病情观察任务重　儿童不能及时、准确地表达自己的痛苦，年幼、体弱、危重病儿病情变化快，处理不及时易恶化甚至危及生命。因此，儿科护士观察的任务很重，不仅要有高度的责任心和敬业精神，更要有丰富的临床实践经验和敏锐的观察力。

3. 护理技术要求高　由于儿童解剖特点及认知水平有限，护理技术实施时患儿多不配合，导致操作难度大，如静脉穿刺相比成人难度大得多。加之多数治疗性护理是有创的，易带给儿童疼痛和恐惧，要求执行护理操作时应尽量集中进行，以防止或减少对儿童的创伤。因此，对儿科护士的护理技术提出了更高要求。

4. 以儿童及家庭为中心的整体护理　家庭是儿童生活的中心，以儿童及家庭为中心的整体护理，强调家庭在儿童生长发育、预防保健、疾病护理等方面的支持功能，将家长视为照顾儿童的重要力量，为其提供具有针对性的护理知识，使其有效参与到护理决策及照护中来。同时，儿童身心发育受家庭、学校、社会的影响，具有较强可塑性，护理工作不应仅满足其生理需要或维持发育状况，还应维护和促进心理、社会行为发育，为其提供整体护理。

第二节　儿童年龄分期及各期特点

为有利于掌握各年龄期儿童的卫生保健和护理重点，根据儿童生长发育的特点，一般将儿童年龄划分为六个时期，各期之间应以整体、动态观点来对待，不能截然分开。

一、新生儿期

自出生后脐带结扎起至生后28d，称为新生儿期（neonate period）。按年龄划分，此期实际包含在婴儿期内，但由于此期在

> 考点提示：新生儿期、围生期的界定，特点死亡率高

生长发育和疾病方面具有明显特殊性，且患病率、死亡率高，故将其列为婴儿期中的一个特殊时期。此期特点是：儿童脱离母体开始独立生活，内、外环境发生巨大变化，各系统器官生理功能尚不成熟，适应能力较差。因此，此期保健重点是加强保暖，合理喂养，预防感染。

胎龄满 28 周至出生后 7d 为围生期。此期包括了胎儿晚期、分娩过程和新生儿早期 3 个阶段，是生命经历巨大变化和遭遇最大危险的时期,死亡率最高,必须高度重视,做好围生期保健工作。

二、婴儿期

自出生后到满 1 岁之前为婴儿期(infancy)。此期是儿童生长发育最迅速的时期,对营养的需要量相对较大,易发生营养障碍和消化紊乱。此期神经系统发育较快,尤其是运动功能和感知发育快,条件反射逐渐形成,故此期也是早期开发智力的最佳时期。同时,婴儿体内来自母体的 IgG 逐渐消失,而自身免疫功能尚不成熟,抗感染能力较弱,易发生各种感染性疾病。此期保健重点为提倡母乳喂养,及时添加辅食;定期体格检查,早期智力开发;实施计划免疫和预防感染。

> 考点提示:生长发育第一高峰

三、幼儿期

自 1 岁到满 3 岁之前为幼儿期(toddler's age)。此期特点是体格发育速度较前稍微减慢,智力发育加快,语言、思维和社会适应能力增强,自主性和独立性不断发展。幼儿开始独立行走后,活动范围渐广,好奇心强,但对危险的识别能力不足,易发生意外伤害。乳牙渐出齐,消化能力增强,饮食逐渐过渡到成人饮食;免疫功能仍然低下,易患传染病。此期保健重点为加强早期教育,促进智力发育,培养良好卫生习惯;合理喂养,定期体格检查;加强护理,防止意外创伤和中毒;预防接种。

> 考点提示:早期教育介入时期

四、学龄前期

3 岁后到 6~7 岁入小学前为学龄前期(preschool age)。此期儿童体格发育稳步增长,智力发育更趋完善,以旺盛精力和强烈的好奇心为显著特征;多入幼儿园接受学前教育,求知欲强、好奇、模仿力强,有较大可塑性,在该期应发展语言能力,扩展社会关系,建立自控感。此期儿童的防病能力有所增强,感染性疾病减少,但急性肾炎、风湿热等自身免疫性疾病开始增多。因活动范围大、接触面广,较易发生意外。此期保健重点是加强早期教育,培养良好的个性品质和生活习惯;加强体格锻炼,定期进行体格检查;预防免疫性疾病及意外伤害。

五、学龄期

从入小学后到青春期前为学龄期(school age)。此期体格稳步增长,除生殖系统外其他器官发育到本期末均已接近成人,智力发育更加成熟,是接受科学文化教育的重要时期,也是儿童心理、社会行为发育的重要时期。此期保健重点是保证充足营养和睡眠,加强体格锻炼;培养良好的学习习惯及心理、道德品质;保护视力,预防龋齿、脊柱畸形。

六、青春期

从第二性征出现到生殖功能基本发育成熟、身高停止增长的时期为青春期(adolescence)。一般女孩从 11~12 岁开始到 17~18 岁,男孩从 13~14 岁开始到 18~20 岁。此期体格发育再次加快,出现第二个生长高峰;第二性征逐渐明显,生殖系统迅速发育成熟;以成熟的认知能力、自我认同感建立、强烈的独立自主意识及同伴之间互相影响为显著特征。但由于生长发育加速及性激素

> 考点提示:青春期年龄界定、第二生长高峰

作用,外界环境对其影响大,此期儿童易出现心理、行为、精神方面的问题。保健重点为保证充足营养,加强体格锻炼;进行青春期引导和性教育,培养正确人生观和良好道德品质,建立健康生活方式。

第三节　儿科护士的角色与素质要求

一、儿科护士的角色

随着儿童护理事业发展,儿科护士角色有了更大范围的扩展,被赋予了多元化角色。

(一) 专业照护者

儿童处于生长发育动态过程中,各系统功能尚未成熟,生活自理能力不足,儿科护士最重要的角色就是在帮助儿童保持或恢复健康的过程中,为儿童及其家庭提供各种照护和支持,如合理营养、预防感染、给予药物、心理支持等,以促进儿童健康及身心发育。

(二) 护理计划者

为促进儿童身心健康发展,儿科护士必须运用专业的知识和技能,收集儿童的生理、心理、社会等方面资料,全面评估儿童的健康状况以及其家庭在面临疾病时的反应,找出健康问题,并制订全面的、切实可行的护理计划,以有效的护理措施减轻患儿痛苦。

(三) 健康教育者

健康教育与家庭支持及疾病预防是紧密联系的。儿科护士在对儿童进行健康护理的同时,应依据不同年龄阶段儿童智力发展的水平,用他们能接受的方式向他们有效解释疾病治疗和护理过程,帮助他们建立自我保健意识,掌握基本护理知识,培养良好生活、卫生习惯。同时,还应向儿童家长进行健康教育,提升家长参与儿童健康促进的知识和能力。

(四) 健康协调者

整体护理需要通过多学科合作得以实现。儿科护士需联系并协调其他专业有关人员进行合作,维持一个有效的沟通网,使诊断、治疗、救助和儿童保健工作得以协调运行。儿科护士应成为患儿及其家长与医生、营养师等其他专业人员之间的桥梁,帮助他们实现有效沟通和交流,保证其得到最佳整体性医护照顾。

(五) 健康咨询者

健康咨询包括鼓励、支持、教育儿童表达情感和想法,帮助家庭应对危机和压力,也是另一种形式的健康教育。儿科护士通过倾听患儿及其家长的内心感受,澄清他们对有关健康问题的疑惑,帮助他们寻找有效的应对或解决方法。

(六) 儿童及其家庭代言人

儿科护士是儿童权益的维护者,在儿童不会表达或不能准确表达自己的要求和意愿时,护士有责任解释并维护儿童及其家庭的权益免受不恰当的、不道德的或违法的医疗活动的伤害。帮助患儿及家庭了解他们可利用的卫生资源,帮助其作出合适的决定;评估有碍儿童健康的问题和事件,向卫生行政部门提出改进意见和建议。

(七) 护理研究者

儿科护士在临床护理实践中,应积极开展护理研究,善于发现隐藏在儿童症状及表面行为下的真正问题,通过研究来验证、扩展护理理论知识,发展护理新技术,指导、改进护理工作,提高儿童护理质量,促进专业发展。

二、儿科护士的素质要求

（一）高尚的思想道德素质

1. 热爱护理事业,具有全心全意为儿童健康服务的高尚情操,爱护儿童,有高度社会责任感和同情心。
2. 具有较高的慎独修养,工作细心、耐心,态度和蔼,为儿童及其家庭提供帮助。

（二）精湛的专业科学素质

1. 具备结构合理的护理专业理论知识储备和精湛的护理实践能力,操作准确,技术规范。
2. 具备一定社会科学、人文科学及其他自然科学等多方面知识,具备科学研究的能力和素养。

（三）良好的身体心理素质

1. 具备健康的身体和心理,心态乐观、开朗,性格平和、宽容。
2. 具备与儿童及家庭进行有效沟通的能力,掌握与儿童及家庭有效沟通的技巧。

第四节　儿童护理相关的伦理与法律

一、儿童护理相关的伦理

儿童护理领域有许多涉及伦理的问题。例如,严重缺陷新生儿是否应挽救其生命,临终患儿是否有权利拒绝治疗及安乐死的问题,弃婴处理中的道德是非问题,以及对儿童进行行为控制和药物试验性治疗问题等。在对患儿的关怀照护中如何权衡利害得失、如何保护儿童及家庭的自主权、如何公正分配护理保健资源等,要求护理人员具备相应伦理推理和道德判断能力,做出正确的伦理决策。

现代护理观呼唤以生命论、人道论、美德论等为基础的护理伦理的统驭性复兴。护理伦理的核心是护理道德问题,其规范体系由不伤害原则、有利原则、公正原则、尊重与自主原则构成。在儿童护理工作中,护理对象是尚未成熟的儿童,他们既没有对疾病诊治的独立认知和判断能力,也没有维护自身健康的经济能力,更多服从于父母或法定监护人。因此,儿童护理领域的伦理问题显得更为复杂。如护理实践中,患儿难以做到自主决定,往往由家长代替抉择,而这些抉择对儿童而言有可能是不合理的,从而使"自主原则"受到限制。因此,儿科护士遇到伦理冲突时,必须明确自己的职业道德立场和伦理判断标准。首先,从伦理角度为儿童考虑,首要原则是对儿童有益且无害,其次是维护家庭的利益。

由于儿童护理是"以儿童及其家庭为中心"的整体护理,因此儿童护理工作具有较为突出的社会性特征。儿科护士不但要做好儿童护理工作,还要协调好与患儿及家长、医务工作者、学校、社区、卫生健康管理部门、新闻媒体等多维关系。当遭遇伦理冲突时,儿科护士往往会面临与患儿及家长、专业相关人员、医院、社会之间的矛盾,此时,儿科护士应明确自己在儿童卫生保健队伍中的协作性伦理决策角色,理解患儿及家长的价值观、想法、偏好,成为联系患儿及家长和其他卫生保健人员之间的最佳桥梁。

二、儿童护理相关的法律

随着社会主义法制的不断健全和完善,保护、促进儿童健康的相关法律和规定亦不断完善。1991年9月第七届全国人民代表大会常务委员会通过《中华人民共和国未成年人保护法》,并于2012年10月第十一届全国人民代表大会常务委员会修订该法案,体现了我国从家庭、学校、社会、司法等多方面保护儿童的身心健康和合法权益。联合国1989年通过的《儿童权利公约》,是有史以来最被广泛认可的国际公约,阐述了应赋予儿童的基本人权:生存的权利;充分发展其全部体能和智能的权利;保护他们不受危害自身发展影响的权利;参与家庭、文化和社会生活的权利。我国于1992年批准了《儿童权利公约》，并逐步将该条约规定的义务转变为改善中国儿童生存质量的具体行动方案。

我国法律规定医务人员承担有相应法律责任，儿童护理工作者概莫能外。儿科护士法律上的责任，即运用专业知识使儿童得到最佳身心照护，应当了解儿童与成人患者一样，具有生命权、身体权、健康权、医疗权、疾病认知权、知情同意权、隐私权等。儿童具有受法律保护的权益，儿童护理工作者有义务维护儿童的各项权益。

护理实践中，儿科护士应告知儿童与家庭遵守医院的规章制度；在为患儿做护理操作时，应向患儿及家长解释操作的目的和意义，以取得同意和合作，必要时让患儿家长签署知情同意书。及时准确地执行医嘱是患儿得以成功救治的根本。从法律角度考虑，儿科护士强调在工作中正确执行医嘱，不得随意涂改或不执行医嘱，对有疑问的医嘱应进行核实后方可执行，发现医嘱有明显错误，有权拒绝执行，并及时告知医生及护士长。要慎重对待口头医嘱，除非抢救或紧急情况，否则不执行口头医嘱；执行口头医嘱时护士必须复述一次，确认无误方可执行，同时准确记录在抢救护理单上，并与医生抢救后补写的医嘱一致。遇紧急情况，应及时通知医生并配合抢救，医生不在场时应当采取力所能及的抢救措施。此外，护士还有承担预防保健工作、宣传防病治病知识、进行康复指导、开展健康教育、提供卫生咨询的义务。

📖 **知识拓展**

《中国儿童发展纲要(2011—2020 年)》

《中国儿童发展纲要(2011—2020 年)》于 2011 年 8 月由国务院颁发，从儿童健康、教育、福利、社会环境和法律保护五个领域提出了儿童发展的主要目标和策略措施。

总目标：完善覆盖城乡儿童的基本医疗卫生制度，提高儿童身心健康水平；促进基本公共教育服务均等化，保障儿童享有更高质量的教育；扩大儿童福利范围，建立和完善适度普惠的儿童福利体系；提高儿童工作社会化服务水平，创建儿童友好型社会环境；完善保护儿童的法规体系和保护机制，依法保护儿童合法权益。

儿童与健康领域的发展目标：减少出生缺陷所致残疾；控制婴儿和 5 岁以下儿童死亡率；减少儿童伤害所致死亡和残疾；控制儿童常见疾病和艾滋病、结核病、乙肝等重大传染病；提高计划免疫接种率；降低新生儿破伤风发病率和低出生体重儿发生率；提高中小学生《国家学生体质健康标准》达标率；降低儿童心理行为问题发生率和精神疾病患病率；提高适龄儿童性与生殖健康知识普及率；减少环境污染对儿童的伤害。

（罗玉琳）

扫一扫，
看总结

💡 **思考与练习**

1. 患儿，男，10 个月，发热、腹泻 3d，每天大便 10 余次，为水样便，量多。皮肤弹性极差，前囟、眼窝凹陷，尿量少，精神萎靡，四肢凉，脉细弱。血生化检查：血清钠 128mmol/L，血钾 3.2mmol/L，HCO_3^- 12mmol/L。

(1)按儿童年龄分期，该患儿属于哪一期？

(2)该期儿童身体发育及疾病方面有何特点？

2. 患儿，女，6d，早产儿，出生体重 1 100g，生后出现进行性加重的呼吸窘迫，给予呼吸机维持通气，家长提出放弃救治。

(1)此案例与伦理领域哪些原则相冲突？

(2)作为儿科护士，你如何应对？

扫一扫，
测一测

第二章 生长发育

> **学习目标**
>
> 1. 掌握生长发育的规律,体格生长常用指标与评估,以及与体格生长有关的其他系统的发育。
> 2. 熟悉影响生长发育的因素,以及儿童神经心理行为发育。
> 3. 了解儿童发展理论及儿童发展常见问题。
> 4. 具备评估不同年龄儿童体格发育情况的能力。
> 5. 能利用相关知识对不同年龄儿童及家长进行体格发育的指导。

第一节 生长发育概述

生长发育是儿童的重要特点。生长(growth)是指身体各器官、系统的长大,为量的变化;发育(development)是指细胞、组织、器官的分化完善及功能成熟,为质的变化。两者密切相关,共同揭示机体的动态变化,认识生长发育的规律有助于正确评价并促进儿童的生长发育状况。

一、生长发育的规律及影响因素

(一)生长发育的规律

1. **生长发育的连续性与阶段性** 整个儿童时期生长发育是一个连续的过程,但在不同的年龄阶段生长发育的速度不同。年龄越小,体格生长越快。例如:生后第1年,尤其是前3个月,体重和身长增长最快,为生后的第一个生长高峰;第2年以后增长速度相对减慢,至青春期生长发育速度又加快,出现第二个生长高峰。

2. **各系统器官发育的不平衡性** 儿童各系统器官的发育顺序遵循一定的规律。神经系统发育较早,生殖系统发育较晚。淋巴系统在儿童期发育迅速,于青春期前达高峰,以后逐渐下降至成人水平。其他系统如呼吸、循环、消化、泌尿等的发育基本与体格生长相平行(图2-1)。

3. **生长发育的一般规律** 生长发育遵循由上到下、由近到远、由粗到细、由简单到复杂、由低级到高级的规律。例如:

> 🖳 **考点提示:**生长发育的规律

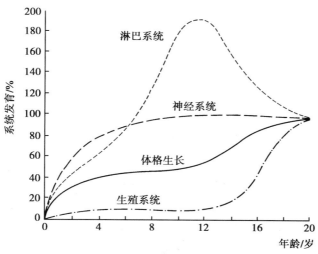

图 2-1　各系统器官发育不平衡

婴儿出生后先抬头,后抬胸,再会坐、立、行(由上到下);先会控制肩、臂、腿,再会控制双手、双脚(由近到远);先从全手掌抓握再到手指拾取(由粗到细);先画直线后画图形(由简单到复杂);先会看、听、感觉事物,逐渐发展到有记忆、思维、分析和判断(由低级到高级)。

4. 生长发育的个体差异性　儿童生长发育通常按一般规律发展,但在一定范围内由于受遗传、环境的影响,存在着较大的个体差异。因此,生长发育的正常值不是绝对的,要充分考虑影响个体发育的不同因素,并应做连续动态的观察,才能做出较正确的评价。

(二) 生长发育的影响因素

1. 遗传因素　儿童生长发育受到父母双方遗传因素的影响,如皮肤、头发的颜色,面部特征,身材的高矮,性成熟的早晚,对疾病的易感性等都与遗传有关;遗传性疾病对生长发育有显著影响。

> 🦶 考点提示:生长发育的影响因素

性别也可造成生长发育的差异,一般女孩比男孩早 2 年进入青春期,此时女孩的平均身高与体重可超过同龄男孩,但男孩的青春期持续时间较长,在骨骼、肌肉和皮下脂肪发育等方面,女孩与男孩亦有较大差异。因此,在评估生长发育水平时应按性别不同进行评价。

2. 环境因素

(1)孕母情况:孕母的生活环境、营养、情绪及疾病等都会影响胎儿的生长发育。如孕期营养不良可能导致流产、早产和胎儿体格生长及脑的发育迟缓;妊娠早期病毒性感染、接受放射线辐射、环境毒物污染及精神创伤等均可能导致胎儿先天畸形、生长发育受阻。

(2)营养:充足和合理的营养是儿童生长发育的物质基础。宫内胎儿营养不良不仅导致体格生长落后,还严重影响脑的发育;生后营养不良可影响体重、身高及智能的发育,使机体免疫、内分泌、神经调节等功能低下。

(3)疾病:在儿童生长发育的关键时期,某些疾病可产生直接的影响。如急性感染常使体重减轻;长期慢性疾病可影响身高与体重的增加;内分泌疾病常引起骨骼生长和神经系统发育迟缓;先天性心脏病可造成生长迟缓。

(4)生活环境:外界环境、季节、心理和社会因素、运动以及父母的育儿态度与习惯,对儿童体格生长有一定的影响。良好的居住环境如阳光充足、空气清新和水源清洁,选择健康的生活方式,进行科学的护理与教养，为儿童安排有规律的生活制度和适合其年龄特点的体格锻炼，以及完善的医疗保健服务设施等，是保证儿童体格、神经心理发育达到最佳状态的重要因素。

二、儿童发展理论

(一) 性心理发展理论

著名的奥地利心理学家弗洛伊德（Sigmund Freud）创建了性心理发展理论，他认为人的性心理发展分为 5 个阶段，若某一阶段的需要未得到满足便会产生心理及情绪问题，是个性发展过程中具有重要意义的因素。

1. 口唇期（出生至 1 岁） 婴儿可通过口唇的吸吮、咀嚼等活动获得愉悦感，有助于情绪及人格的正常发展。此期可给予安慰奶嘴进行抚慰。

2. 肛门期（1~3 岁） 此期是幼儿肛门括约肌发育和排便控制能力形成的关键时期，排泄可使其感到愉悦。如果父母在这段时期对幼儿的排便训练恰当，有助于幼儿养成有秩序的习惯，学会控制自己，并形成日后人际关系的基础。

3. 性蕾期（3~6 岁） 此期儿童对性器官开始发生兴趣，并察觉到性别的差异。女孩开始更加偏爱父亲，男孩则容易产生恋母情结，健康的发展与引导有助于形成正确的性别行为和道德观念。

4. 潜伏期（6~12 岁） 此期儿童早期的性冲动被压抑到潜意识的领域，将精力更多地投放在知识的获取和玩耍当中，喜欢与同性别的伙伴一起活动，愉悦感来自于对外界环境的体验。此期发展顺利可提高人际交往的能力。

5. 生殖期（12 岁以上） 随着生殖系统逐渐发育成熟，儿童对异性发生兴趣，注意力由家长转移到所喜爱的性伴侣上。因此，对此期儿童应及时进行必要的性知识教育，并注意保护其隐私。若此期发展不顺利，可导致病态的人格。

(二) 儿童认知发展理论

儿童认知发展理论是由瑞士心理学家皮亚杰（Lean Piaget）最先系统地提出。他把认知发展过程分为 4 个阶段。

1. 感觉运动期（0~2 岁） 这个时期的儿童通过与周围事物的感觉运动性接触如吸吮、咬、抓握、触摸、敲打等行动来认识世界。通过这一阶段，儿童从一个仅仅具有反射行为的个体逐渐发展成为对其日常生活环境有初步了解的问题解决者。

2. 运筹前期（2~7 岁） 此期儿童开始使用语言等符号记忆和储存信息，但还不具备逻辑思维能力。如常把人的意识动机、意向推广到无生命的事物上，只从自己的观点看待世界，难以认识他人的观点，意识不到整体和部分的关系，认识不到在事物的表面特征发生某些改变时，其本质特征并不发生变化。

3. 具体运筹期（7~11 岁） 此期儿童不再以自我为中心，能够比较客观地看待周围事物，学会从别人的观点看问题，可进行初步的逻辑分析推理活动，形成守恒概念，能进行可逆性思维。

4. 形式运筹期（12 岁以上） 此期儿童的思维能力发展到抽象逻辑推理水平，具有了综合性的思维能力、逻辑推理能力及决策能力。

(三) 心理 - 社会发展理论

美籍丹麦裔心理分析学家爱瑞克森（Erikson）将弗洛伊德的理论扩展至社会方面，形成心理 - 社会发展理论。强调了文化及社会环境在人格或情感发展中的重要作用。爱瑞克森把人的一生分为 8 个心理 - 社会发展阶段，其中前 5 个阶段与儿童的心理 - 社会发展相关。

1. 婴儿期（0~1 岁） 信任 - 不信任期（trust vs. mistrust）。

人生第一年的发展任务是与照顾者（家长）建立起信任感,学习爱与被爱。信任感发展的结果是乐观,对环境和未来有信心,此期应经常抱起和抚摸婴儿并与之轻柔地交谈。如果婴儿经常感受到的是无人爱抚、痛苦或危险,便会产生不信任感,并把对外界的恐惧和怀疑情绪带入以后的发展阶段。

2. 幼儿期（1~3 岁） 自主 - 羞愧或疑虑期（autonomy vs. shame or doubt）。

这一阶段的儿童开始对周围事物进行初步的探索、模仿,并开始用"不"表示自主性。家长若过分否定、斥责或者保护儿童的方式不当,将会使儿童产生羞愧和疑虑。因此,父母对孩子合理的自主行为应给予支持和鼓励,避免过分干预,应用适当的方式约束孩子,使其学会适应社会规则,才能让孩子建立自信,形成有意志的品质。

3. 学龄前期（3~6 岁） 主动 - 内疚期（initiative vs. guilt）。

此期儿童活动能力、语言能力加强,开始主动探索周围世界。如果儿童的这种主动探究的精神得到肯定,就会获得自信心和责任心以及创造力,反之则会削减追求有价值目标的动机和勇气。因此,在家庭关系中应注重培养儿童主动探究的精神,建立方向感和目标感,形成有目的的品质。

4. 学龄期（6~12 岁） 勤奋 - 自卑期（industry vs. inferiority）。

此期是成长过程中的一个决定性阶段。儿童迫切地学习文化知识和各种技能,强烈追求如何将事情做得完美。若能出色地完成任务并得到肯定与赞赏则有助于勤奋感的发展,反之则会产生自卑感。因此,父母与老师应帮助儿童发掘其自身的潜力,使其形成促进能力发展的品质。

5. 青春期（12~18 岁） 角色认同 - 角色混淆期（identity vs. role confusion）。

此期青少年身体和思维日趋成熟,他们极为专注于别人对自己的看法,并与自我概念相比较。一方面,青少年要适应他们所必须承担的社会角色,另一方面,又想扮演自己喜欢的新潮形象。因此,他们为追求个人价值观与社会观念的统一而困惑和奋斗。此期正常的社会心理发展主要来自于建立其独立自主的人生观念,并完善自己的社会能力和发展自身的潜能,形成忠诚的品质。

（四）道德发展理论

美国哈佛大学教授科尔伯格（Kohlberg）,基于对儿童和成人的发展的研究,提出了道德发展学说,该学说把人的一生分为 3 个时期 6 个阶段。

1. 前习俗道德期（2~7 岁）

第一阶段（2~3 岁）:惩罚 - 顺从导向阶段。儿童认为一个人必须毫不怀疑地服从权威,否则就要受到惩罚。故儿童对是否符合道德行为的认识取决于其后果是得到赞许还是被责罚。

第二阶段（4~7 岁）:相对功利导向阶段。儿童表现出个人主义或实用主义行为,以自我为中心。他们根据自己的意愿而非社会习俗做出决定或行事,以满足其个人的需要。

2. 习俗道德期（7~12 岁）

第三阶段（7~10 岁）:好孩子导向阶段。儿童愿意遵守社会习俗,因为他们希望在自己和他人眼中是个好孩子。他们的思维和行为都集中在他人的反应上面,希望自己的行为得到他人的认可。儿童在理解他人感受的基础上,努力达到家长或他人的期望。

第四阶段（10~12 岁）:社会秩序导向阶段。儿童的道德已经发展到从关心他人到明确社会需求上,此时的儿童已有一定的法律观念,他们为维护社会秩序而遵守法律,有责任感、义务感。

3. 后习俗道德期（12 岁以上）

第五阶段:社会契约导向阶段。青少年已有独立、抽象思考的能力,他们能将社会行为准则内在化。如在没有他人监督时,自觉遵守规章制度,因为他们认为那样做是正确的。他们能够尊重法律,保证大多数人的利益。

第六阶段：普遍道德原则导向阶段。个人对某些抽象的、超越法律的普遍原则有了较明确的概念，如维护全人类的正义，保持个人尊严，为人类谋福利等原则。但是这些原则是个人自主选择的，并非每个人都能最终达到这个水平。

三、儿童发展常见问题

(一)体格生长偏离

体格生长偏离(growth deviation)是儿童生长发育过程中最常见到的问题。有些可起始于胎儿期，部分为遗传、代谢、内分泌疾病所致，少数与神经心理因素有关，但多数是受后天营养与疾病的影响。

1. 体重生长偏离

(1)低体重(underweight)：体重低于同龄儿童组体重中位数减2个标准差，或第3百分位以下者。多见于喂养不当、摄食过少、精神心理压抑以及急慢性疾病所致的消化吸收障碍和代谢消耗增加。

(2)体重过重(overweight)：体重大于同龄儿童组体重中位数加2个标准差，或第97百分位以上者。多见于营养素摄入过多、活动量过少，也可见于病理性体重增加，如肾脏疾病引起的水肿等。

2. 身高(长)生长偏离

(1)身材矮小(short stature)：身高(长)的发育小于同年龄儿童组身高(长)中位数减2个标准差，或第3百分位以下者。常见原因有长期喂养不当、慢性疾病以及严重畸形所致的重度营养不良。亦可见于宫内营养不良、某些内分泌疾病、父母身材矮小的影响等。

(2)身高过高(tall stature)：身高(长)的发育大于同年龄儿童组身高(长)中位数加2个标准差，或第97百分位以上者。高身材可见于正常的家族性高身材、性早熟、某些遗传代谢病(如垂体性指端肥大症)等。

(二)心理行为异常

1. 儿童行为问题

(1)生物功能行为问题：如遗尿、夜惊、睡眠不安、磨牙等。

(2)运动行为问题：如吮手指、咬指甲、挖鼻孔、儿童擦腿综合征、活动过多等。

(3)社会行为问题：如攻击、破坏、说谎等。

(4)性格行为问题：如忧郁、社交退缩、违拗、发脾气、屏气发作、胆怯、过分依赖、嫉妒等。

(5)语言问题：如口吃等。

儿童行为问题的发生与生活环境、父母教养方式、父母对子女的期望等显著相关。男孩的行为问题多于女孩，男孩多表现为运动行为问题和社会行为问题，女孩多为性格行为问题。多数行为问题可在发育过程中自行消失。

2. 注意缺陷多动障碍　也称多动症，是指智力正常或基本正常的儿童，表现出与年龄不相称的注意力不集中，不分场合的过度活动，情绪冲动并可有认知障碍或学习困难的一组症候群，是儿童、青少年最多见的发育行为问题之一。病因和发病机制尚不十分清楚，多数研究认为是生物因素、社会心理因素等协同作用所致。治疗主要包括药物治疗和行为治疗两方面。

3. 学习障碍　属特殊发育障碍，是指在获得和运用听、说、读、写、计算、推理等特殊技能上有明显困难，并表现出相应的多种障碍综合征。学习障碍的儿童智力不一定低下，但不能适应学校学习和日常生活，拒绝上学，对此类儿童应加强教育训练，须取得家长的理解和密切配合。

4. 孤独症谱系障碍 孤独症(自闭症)谱系障碍(autism spectrum disorder,ASD),以往称广泛性发育障碍,是一组以社交障碍、语言交流障碍、兴趣和活动范围狭窄以及重复刻板行为为主要特征的神经发育性障碍。病因至今尚不明确,也没有特殊的药物治疗,但经过早期筛查及早期合理系统化干预训练,绝大部分儿童会有不同程度改善,一部分孩子可能获得基本痊愈或基本具备自主生活、学习和工作能力。

知识拓展

"来自星星的孩子"——儿童自闭症

儿童自闭症也叫孤独症,属于孤独症谱系障碍(autistic spectrum disorder,ASD),患自闭症的儿童被称为"来自星星的孩子"。流行病学调查数据显示,儿童自闭症全球患病率在1%左右并有上升趋势。ASD病因不明,其高危因素包括:有患ASD的兄弟姐妹,有精神分裂、情绪障碍或其他精神及行为问题家族史者。50%的ASD患儿父母在孩子1岁左右可发现孩子有"五不"行为,即不看、不应、不指、不说、不当,逐渐表现出社交和沟通行为发育异常。ASD核心症状尚无药物可以治疗。长期以来学者普遍认为多数ASD患儿预后不良,成年后多不具备独立生活、学习和工作能力,成为家庭和社会的沉重负担。早期发现、早期行为干预和教育可显著改善ASD患儿的不良预后。

第二节 生长发育与评估

案例

王女士带着12个月大的女儿乐乐来到社区保健门诊做健康体检,想了解一下乐乐目前的体格发育是否正常。

请问:

1. 如何为乐乐正确测量体重、身长、头围、胸围以及囟门大小?
2. 如何评价乐乐的运动、神经心理发育状况?

一、体格生长常用指标与评估

(一) 体重

体重是身体各器官、组织、体液的总重量。体重是衡量儿童体格生长的重要指标,也是临床补液量和给药量的重要依据。

> 考点提示:体重衡量儿童体格生长的指标意义

新生儿出生体重与胎次、胎龄、性别及在孕母宫内的营养状况有关。正常新生儿出生时平均体重为3kg。我国2005年九市城区调查结果显示平均男孩出生体重为(3.3±0.4)kg,女孩为(3.2±0.4)kg,与世界卫生组织的参考值相近。新生儿出生后第1周内由于摄入不足、胎粪排出和水分丢失,可出现暂时性体重下降(生理性体重下降),多不超过10%,常于7~10日恢复到出生时的体重。

儿童体重随年龄的增加，增长速度逐渐减慢，生后第1年是体重增长最快速的时期，为第一个生长高峰。一般生后3个月末婴儿体重约为出生时的2倍(6kg)，1岁时约为出生时的3倍(9kg)，即第1年内婴儿体重在前3个月的增加量相当于后9个月的增加量。2岁时体重约为出生时的4倍(12kg)。2岁后到青春期前体重每年增长约2kg。进入青春期后，体重增长再次加快，进入生长发育第二个高峰，每年增加4~5kg。当无条件测量体重时，为便于计算儿童用药量和补液量，可按以下公式推算儿童体重：

考点提示：儿童生长发育的两个高峰期

1~6个月：体重(kg)=出生时体重(kg)+月龄×0.7(kg)

7~12个月：体重(kg)=6(kg)+月龄×0.25(kg)

2岁到青春期前：体重(kg)=年龄×2+8(kg)

考点提示：儿童体重推算公式

正常同年龄、同性别儿童的体重存在个体差异，一般在10%上下，评价儿童的生长发育状况时，应连续定期监测其体重，若有体重增长过多或不足，应寻找原因，给予相应的干预。

测量方法：空腹、排便后，脱去衣裤、鞋袜后进行称量。小婴儿用盘式杠杆秤测量，读数精确到10g。天气寒冷时，或体温偏低及病重婴儿，可先带包被测量，所测体重减去衣被重量即得婴儿体重。1~3岁幼儿用坐式杠杆秤测量，读数精确到50g；3岁以上儿童用站式杠杆秤测量，读数精确到50g。称量时儿童不可摇晃或接触其他物体，计算时应准确减除衣物的重量。

（二）身高（长）

身高（长）是指头顶到足底的垂直长度，是反映骨骼发育的重要指标。3岁以下儿童采用仰卧位测量身长，3岁以上儿童立位测量身高。身高（长）的增长规律与体重相似，也出现婴儿期和青春期2个生长高峰。正常新生儿出生时平均身长为50cm，生后第一年身长增长最快，约为25cm，前3个月约增长11~12cm，与后9个月的增长量相当，1岁时身长约75cm。第2年增加速度减慢，平均增加10~12cm，到2岁时身长约87cm。2岁以后身高（长）平均每年增长6~7cm。2~12岁儿童身高（长）可按下列公式粗略计算：

身高（长）(cm)=年龄×7+75(cm)

考点提示：儿童身高（长）推算公式

身高（长）包括头、脊柱和下肢的长度。这3部分的发育速度并不一致，头部生长较早，而青春期身高增长则以下肢为主。临床上通过测量上部量（为头顶至耻骨联合上缘的距离，反映头和脊柱的长度）和下部量（为耻骨联合上缘至足底距离，反映下肢的长度）以判断头、脊柱、下肢所占身长的比例。新生儿上部量大于下部量，中点在脐上；2岁时中点在脐下；6岁时中点移至脐与耻骨联合上缘之间；12岁时上、下部量相等，中点在耻骨联合上缘（图2-2）。

测量方法：3岁以下儿童用量板于卧位测身长，儿童脱帽、鞋袜及外衣，仰卧于量板中线上。将头扶正，头顶接触头板，测量者一手按直儿童双膝，使双下肢伸直并拢紧贴底板，一手移动足板使之紧贴足底，读数精确至0.1cm。3岁以上儿童用身高计测量，儿童脱帽、鞋，直立，双眼平视正前方，足跟靠拢，足尖分开约60°，足跟、臀部、两肩胛、枕骨粗隆均同时紧贴测量杆。测量者移动身高计头顶板与儿童头顶接触，板呈水平位时，读数精确至0.1cm。

（三）头围

头围指自眉弓上缘经枕骨结节绕头一周的长度，是反映脑和颅骨生长的重要指标。正常新生儿头围平均为32~34cm，在第1年的前3个月和后9个月头围均增长6cm。1岁时头围约为46cm；

体重、身高（长）的测量及意义（微课）

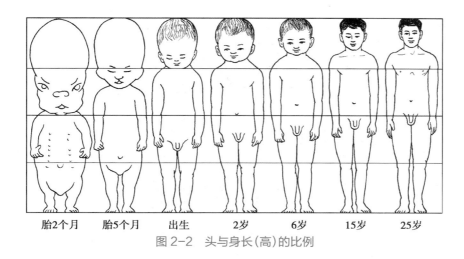

| 胎2个月 | 胎5个月 | 出生 | 2岁 | 6岁 | 15岁 | 25岁 |

图 2-2 头与身长(高)的比例

2 岁时约为 48cm;5 岁时约为 50cm;15 岁时头围接近成人,为 54~58cm。头围的监测在生后头 2 年最有价值,头围过小常提示脑发育不良等,头围增长过快则提示脑积水等。

测量方法:将软尺零点固定于头部一侧眉弓上缘,再将软尺紧贴头皮绕枕骨结节最高点及另一侧眉弓上缘回到零点,读数精确至 0.1cm。

(四)胸围

胸围指沿乳头下缘经肩胛角下缘绕胸一周的长度,胸围的大小反映肺和胸廓的发育。出生时胸围比头围小 1~2cm,约 32cm,1 岁时头围和胸围相等,均为 46cm,1 岁以后至青春期前胸围应大于头围,其数值约等于头围加年龄减 1cm。

> 考点提示:儿童头围和胸围相等的年龄

测量方法:儿童取卧位或立位,两手自然平放或下垂,测量者一手将软尺零点固定于一侧乳头下缘(乳腺已发育的女孩,固定于胸骨中线第 4 肋间),一手将软尺紧贴皮肤,经两侧肩胛角下缘回到零点,取平静呼气和吸气时的平均值。读数精确至 0.1cm。

(五)腹围

腹围指平脐(小婴儿以剑突与脐之间的中点)水平绕腹一周的长度。2 岁前腹围与胸围大致相等,2 岁后腹围较胸围小。患腹部疾病如有腹水时需测量腹围。

测量方法:儿童取卧位或立位,测量者一手将软尺零点固定于平脐(小婴儿以剑突与脐之间的中点)的位置,一手将软尺紧贴腹部皮肤,水平绕腹一周回到零点,读数精确至 0.1cm。

二、与体格生长有关的其他系统的发育与评估

(一)骨骼的发育

1. 颅骨的发育　可通过头围、囟门大小以及骨缝的闭合情况来评价。颅骨间小的缝隙为骨缝,大的缝隙为囟门,颅骨缝出生时尚分离,约于 3~4 个月时闭合。后囟是由顶骨和枕骨构成的三角形间隙,生后已闭合或生后 6~8 周闭合。前囟是由额骨和顶骨形成的菱形间隙,在出生时约 1.5~2cm(对边中点连线长度),以后随颅骨发育而增大,6 个月后逐渐骨化而变小,1~1.5 岁时闭合(图 2-3),2 岁时 96% 的儿童前囟闭合。前囟检查在儿科临床非常重要:前囟早闭或过小见于小头畸形等;前囟迟闭或过大见于佝偻病、脑积水、甲状腺功能减低症等;前囟饱满提示颅内压增高;前囟凹陷则多见于脱水或极度消瘦者。

> 考点提示:前囟的大小、闭合时间、测量方法及临床意义

0203

头围、胸围、腹围、囟门的测量及意义(微课)

15

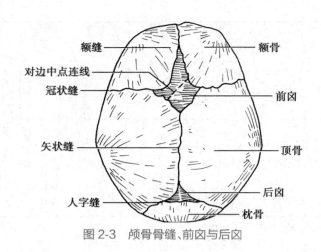

图 2-3 颅骨骨缝、前囟与后囟

2. 脊柱的发育 反映脊椎骨的生长。出生时脊柱无弯曲,仅轻微后凸,在发育过程中会形成 3 个生理弯曲,3 个月左右随着抬头动作的发育出现颈椎前凸,6 个月会坐时出现胸椎后凸,1 岁左右开始行走时出现腰椎前凸,至 6~7 岁时脊柱的自然弯曲才为韧带所固定。生后第一年脊柱的增长快于四肢,以后四肢增长快于脊柱。

3. 长骨的发育 随年龄的增长,长骨干骺端的骨化中心按一定的顺序和部位有规律地出现,骨化中心的出现反映长骨的生长成熟程度,通过 X 线测定不同年龄儿童长骨骨骺端骨化中心的出现时间、数目、形态变化,并将其标准化,即为骨龄。出生时腕部尚无骨化中心,股骨远端及胫骨近端已出现骨化中心,故婴儿早期应拍摄膝部 X 线片,年长儿拍摄左手及腕部 X 线片,来判断长骨的生长。

出生后腕部骨化中心的出现顺序为:头状骨、钩骨(3 个月左右);下桡骨骺(约 1 岁);三角骨(2~2.5 岁);月骨(3 岁左右);大、小多角骨(3.5~5 岁);舟骨(5~6 岁);下尺骨骺(6~7 岁);豆状骨(9~10 岁)。10 岁时出全,共 10 个,1~9 岁腕部骨化中心的数目约为其岁数加 1。骨龄落后应考虑甲状腺功能减低症、生长激素缺乏症等;骨龄超前可见于中枢性性早熟、先天性肾上腺皮质增生症等。

> 考点提示:1~9 岁儿童腕部骨化中心数目与年龄的关系

(二) 肌肉的发育

胎儿期肌肉组织生长较差,出生后随着活动量的增加,肌肉组织逐渐生长,基本与体重增加平行。生后肌肉的生长主要是肌纤维的增粗,5 岁以后则肌肉增长明显,并有性别差异。男孩肌肉占体重比例明显大于女孩。儿童肌肉纤维较细,间质组织较多。出生时婴儿肌肉张力较高,以四肢屈肌为著。随大脑皮层的发育,1~2 个月后肌张力逐渐减退,一般上肢到 2~2.5 月龄,下肢到 3~4 月龄肌张力正常,肢体可自由伸屈活动。

肌肉的生长与营养状况、运动量、生活方式密切相关。婴儿时期经常进行被动或主动性的运动,如俯卧、翻身、爬行、行走、体操、游戏等,可促进肌肉纤维增粗,肌肉活动能力和耐力增强。可通过观察儿童主动运动的灵活程度和被动运动时肌肉抵抗程度,触诊肌肉发达情况以及握力来检查儿童肌肉生长。肌肉生长异常可见于重度营养不良、进行性肌萎缩等病症。

(三) 牙齿的发育

人一生有两副牙齿,即乳牙(共 20 个)和恒牙(共 28~32 个)。儿童一般在 4~10 个月开始出牙,3 岁前出齐,13 个月后未萌出

> 考点提示:儿童乳牙出牙时间、出齐时间、乳牙数目与月龄的关系

者为乳牙萌出延迟。2 岁以内乳牙的数目约为月龄减 4~6。

12 个月尚未出牙者可视为异常。乳牙萌出顺序一般下颌先于上颌、自前向后萌出 (图 2-4)。恒牙的骨化从新生儿开始,6 岁左右开始萌出第一磨牙,6~12 岁乳牙逐渐被同位恒牙替换,12 岁左右出现第二磨牙,18 岁以后出现第三磨牙(智齿),也有人第三磨牙终生不出。

出牙是一个生理过程,但个别儿童会伴有低热、短暂的睡眠不安、流涎等症状。出牙延迟可见于佝偻病、营养不良、甲状腺功能减低症、21- 三体综合征等患儿。

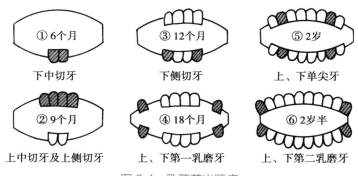

图 2-4　乳牙萌出顺序

(四) 生殖系统的发育

生殖系统的发育包括生殖器官的形态、功能发育和第二性征发育。受下丘脑 - 垂体 - 性腺轴的控制,生殖系统迟至青春期前才开始发育,女孩出现骨盆增宽、乳房发育、阴毛出现、子宫增大、月经来潮;男孩表现为喉结发育、声音变粗、出现阴毛和腋毛、生殖器官增大、遗精等。生殖系统的发育大约持续 7~10 年,即女孩为 12~18 岁,男孩 13~20 岁。将此期划分为 3 个阶段:①青春前期,指第二性征出现之前体格形态开始加速发育的阶段,女孩 9~11 岁,男孩 11~13 岁开始,体格生长明显加速,出现第二性征,约 2~3 年。②青春成熟期(中期),指从第二性征出现开始到性器官发育成熟的阶段,体格生长速度达高峰,第二性征全部出现,性器官在解剖和生理功能上均已成熟,约 2~4 年。③青春后期,指从第二性征已经发育似成人到体格停止生长为止,体格生长停止,第二性征发育完成,生殖系统发育完全成熟,此期为 3~4 年。青春期起始时间和持续时间受多种因素影响,个体差异较大。

(五) 免疫系统的发育

人类免疫反应分为非特异性免疫反应和特异性免疫反应,后者又分为特异性细胞免疫和特异性体液免疫。儿童时期,非特异性免疫功能尚未发育完善,随年龄增长而逐渐发育成熟。新生儿和婴幼儿皮肤角质层薄嫩易破损,屏障作用差,对外界刺激抵抗力弱,易受机械或物理损伤而继发感染;新生儿血 - 脑屏障、淋巴结功能未发育成熟,各种吞噬细胞功能呈暂时性低下状态,因此,新生儿和婴幼儿的非特异性免疫功能较差。一般于生后 3~6 个月,补体浓度活度才接近成人水平。在特异性免疫方面,足月新生儿外周血中 T 细胞绝对数已达成人水平,但 T 淋巴细胞分类比例和功能与成人不同;T 细胞产生的 γ- 干扰素(INF-γ)和白细胞介素 -4(IL-4)约 3 岁时达成人水平,$CD4^+/CD8^+$ 的比值约 2 岁时接近成人水平;IgG 是唯一可以通过胎盘的免疫球蛋白,IgG 在胚胎 12 周末时开始合成,到 6~7 岁时才接近成人水平;IgM 在新生儿血液中含量较低,1 岁时达成人的 75%;分泌型 IgA (SIgA)在胎儿期不产生,且不能通过胎盘,故含量很低,2~4 岁时达成人水平,是婴儿易患呼吸道和胃肠道感染的重要原因;IgE 约 7 岁左右达成人水平。

第三节 儿童神经心理行为发育与评估

一、神经系统的发育

1. 脑的发育　胎儿期神经系统发育最早,出生时大脑重量约 370g,约占体重的 1/9~1/8。出生时大脑皮层神经细胞数目与成人相同,但其分化较差,3 岁时细胞分化基本完成,8 岁时接近成人水平。婴幼儿神经髓鞘发育不完善,神经冲动传导慢且易泛化,故婴幼儿睡眠时间长,易出现惊厥、昏迷,神经纤维的髓鞘化 4 岁时基本完成。生长期的脑组织耗氧较大,儿童脑耗氧量在基础代谢状态下约占总耗氧量的 50%(成人约为 20%),因此缺氧对儿童脑的损害更为严重。

2. 脊髓的发育　出生时脊髓结构已较完善,功能基本具备。出生时脊髓末端位于第 2 腰椎下缘,4 岁时达第 1 腰椎,故婴幼儿腰椎穿刺位置宜低,以第 4~5 腰椎间隙为宜,4 岁后与成人相同。

二、感知觉的发育

视感知的发育
(视频)

听感知的发育
(视频)

1. 视觉的发育　新生儿已有视觉感应功能,瞳孔有对光反应。在安静状态下对 15~20cm 以内的物体有短暂的注视能力。第 2 个月起可有头眼协调,3~4 个月时头眼协调较好,可追寻人或移动的玩具,头随物体水平移动 180°,喜看鲜艳明亮的颜色;5~7 个月时目光可随上、下移动的物体做垂直方向转动,出现眼手协调动作;8~9 个月时开始出现视深度感觉,能看到小物体;18 个月时能区别各种形状;2 岁时可区别垂直线和横线;5 岁时能区别颜色;6 岁时视深度已充分发育。

2. 听觉的发育　出生时中耳内有羊水潴留,无空气,听力差,3~7d 后听觉已相当良好;3~4 个月时头可转向声源(定向反应),听到悦耳声音时会微笑;7~9 个月时能确定声源,区别语言的意义;1 岁时能听懂自己的名字;4 岁时听觉发育完善。听觉发育与儿童的语言发育直接相关,听力障碍如不能在语言发育的关键期内(6 个月)或之前得到确诊和干预,则可因聋致哑。

3. 味觉和嗅觉的发育　出生时味觉已发育完善,4~5 个月婴儿对食物的味道改变已很敏感,是味觉发育的关键期,应适时添加各类辅食,使之习惯不同味道的食物。出生时嗅觉发育已基本成熟,3~4 个月时能区别愉快与不愉快的气味,7~8 个月时开始对芳香气味有反应。

4. 皮肤感觉的发育　皮肤感觉包括触觉、痛觉、温度觉和深感觉。新生儿眼、口周、手掌及足底等部位的触觉已很灵敏,而前臂、大腿、躯干触觉较迟缓。新生儿对痛觉的反应迟钝,2 个月后对刺激才表示出痛苦。新生儿温度觉很灵敏,对冷刺激比热刺激更敏锐。

5. 知觉的发育　知觉的发育与上述感觉的发育密切相关。1 岁末开始有时间和空间知觉,3 岁能辨上、下,4 岁能辨前、后,5 岁能辨自身左、右,4~5 岁时有早上、晚上、白天、明天、昨天的时间概念。

三、运动的发育

运动的发育分为大运动(包括平衡)的发育和细运动的发育两大类。

> 🚩 考点提示:大运动的发育

1. 平衡与大运动的发育

(1)抬头:新生儿俯卧时能抬头 1~2s;3 个月抬头较稳。

(2)坐:6 个月双手向前撑时能独坐,8~9 个月能坐稳并左右转身。

(3)爬:8~9 个月能用双上肢支撑向前爬。

（4）站立、行走与跳：10 个月可扶走；11 个月可独站片刻；15 个月能独自走稳；24 个月能双足并跳；30 个月时会独足跳。

大运动发育遵循自上而下、由近及远、由不协调到协调的规律，过程可归纳为："二抬四翻六会坐，七滚八爬周会走"。

2. 细运动的发育 细运动指手和手指的精细动作，如抓握、画画、叠积木等。3~4 个月时开始用全手掌抓握物体，6~7 个月时能独自摇摆或玩弄小物体，出现换手与捏、敲等探索性动作；9~10 个月时可用拇指、示指拾物；12~15 个月时学会用匙，乱涂画；18 个月时能叠 2~3 块方积木；2 岁时可叠 6~7 块方积木、会翻书；3 岁时能在别人帮助下穿衣服、临摹简单图形。

大运动的发育
（视频）

细运动的发育
（视频）

四、语言的发育

语言的发育与大脑和发音器官的正常发育以及听觉的完善有关，要经过发音、理解和表达 3 个阶段。新生儿已会哭叫，3~4 个月咿呀发音，7~8 个月能发出"爸爸""妈妈"等语音，但无意识；10 个月左右能有意识地喊"爸爸""妈妈"等；1 岁时能叫出物品的名称；1.5~2 岁时能讲 2~3 个字的词组，能说出自己身体的部位；3~4 岁时能说短小的歌谣，会唱歌；5~6 岁时能讲完整的故事等。

五、心理活动的发展

1. 注意的发展 注意是人的心理活动集中于一定的人或物，是一切认知过程的基础。注意分无意注意和有意注意，婴儿以无意注意为主，随年龄的增长，逐渐出现有意注意。5~6 岁后儿童才能较好地控制自己的注意。

2. 记忆的发展 记忆是将所获得的信息"储存"和"读出"的神经活动过程，可分为感觉、短暂记忆和长久记忆 3 个不同的系统。长久记忆可分为再认和重现，再认是以前感知的事物在眼前出现时能被认识；重现是以前感知的事物虽不在眼前出现，但可在脑中出现，即被想起。1 岁以内婴儿只有再认而无重现，随年龄的增长，重现能力亦增强。幼儿只按事物的表面性质记忆信息，即以机械记忆为主；随年龄增长和理解、语言、思维能力的加强，抽象逻辑记忆开始逐渐发展。

3. 思维的发展 儿童 1 岁以后开始产生思维，婴幼儿的思维为直觉的活动思维，3 岁以后开始建立初步抽象概括性思维，6~11 岁以后逐渐学会综合分析、分类比较等抽象思维方法，进一步发展独立思考能力。

4. 想象的发展 想象是人感知客观事物后在脑中创造出新的思维活动。新生儿无想象能力，3 岁后儿童开始有初步的有意想象，学龄期儿童有意想象和创造性想象迅速发展。

5. 情绪、情感的发展 新生儿因生后不易适应宫外环境，较多处于消极情绪中，表现为不安、啼哭，而哺乳、抱、摇、抚摸等则可使其情绪愉快；婴幼儿情绪表现特点为时间短暂、反应强烈、容易变化、外露而真实等；随年龄的增长，儿童能够有意识地控制自己，情绪趋向稳定，情感日益分化和丰富，产生信任感、安全感、荣誉感、责任感、道德感等。

6. 意志的发展 意志是自觉地、有目的地调节自己的行为，克服困难以达到预期目的或完成任务的心理过程。新生儿无意志，随年龄渐长，语言和思维发展愈深入，以及社会交往愈多，在成人教育的影响下，意志逐步形成和发展。

7. 个性和性格的发展 个性是个人所表现出来的与他人不同的习惯行为和倾向性。性格是人的个性特征的一个重要标志。婴儿期一切生理需求完全依赖亲人，建立了对亲人的依赖性和信任感。幼儿期有一定的自主感，但并没有完全脱离对亲人的依赖，任性与依赖行为交替出现。学龄前期儿童主动性增强,一旦主动性行为失败,易产生失望与内疚。学龄期儿童开始正规学习生活,对自己的评判能力很差,如不能发现自己学习潜力将产生自卑。青春期少年体格生长和性发育开始成熟,社交增多,心理适应能力加强但容易波动,在感情问题、伙伴问题、职业选择、道德评价和人生观等问题上处理不当时,易发生性格变化。性格一旦形成即相对稳定。

儿童运动、语言和适应性能力的发育过程见表 2-1。

表 2-1 儿童运动、语言和适应性能力的发育过程

年龄	粗、细动作	语言	适应周围人物的能力与行为
新生儿	无规律、不协调动作;紧握拳	能哭叫	铃声使全身活动减少,或使哭声渐止;有握持反射
2 月	直立及俯卧位时能抬头	发出和谐的喉音	能微笑,有面部表情;眼随物转动
3 月	仰卧位变为侧卧位;用手摸东西	咿呀发音	头可随看到的物品或听到的声音转动 180°;注意自己的手
4 月	扶着髋部时能坐;可在俯卧位时用两手支撑抬起胸部;手能握持玩具	笑出声	抓面前物体;自己玩弄手,见食物表示喜悦;较有意识的哭和笑
5 月	扶腋下能站得直;两手各握一玩具	能喃喃地发出单词音节	伸手取物;能辨别人声;望镜中人笑
6 月	能独坐一会;用手摇玩具	能听懂自己的名字	能认识熟人和陌生人;自拉衣服;自握足玩
7 月	会翻身;自己独坐很久;将玩具从一手换到另一手	能发"爸爸""妈妈"等复音,但无意识	能听懂自己的名字;自握饼干吃
8 月	会爬;会自己坐起来、躺下去;会扶着栏杆站起来;会拍手	重复大人所发简单音节	注意观察大人的行动;开始认识物体;两手会传递玩具
9 月	试独站;会从抽屉中取出玩具	能懂几个较复杂的词句,如"再见"等	看见熟人会手伸出来要人抱;或与人合作游戏
10~11 月	能独站片刻;扶椅或推车能走几步;拇、示指对指拿东西	开始用单词,一个单词表示很多意义	能模仿成人的动作;招手、再见;抱奶瓶自食
12 月	独走;弯腰拾东西;会将圆圈套在木棍上	能叫出物品的名字,如灯、碗;指出自己的手、眼	对人和事物有喜憎之分;穿衣能合作,用杯喝水
15 月	走得好;能蹲着玩;能叠一块方木	能说出几个词和自己的名字	能表示同意、不同意
18 月	能爬台阶;有目标地扔皮球	能认识和指出身体各部分	会表示大小便;懂命令;会自己进食
2 岁	能双脚跳;手的动作更准确;会用勺子吃饭	会说 2~3 个字构成的句子	能完成简单的动作,如拾起地上的物品;能表达喜、怒、怕、懂
3 岁	能跑;会骑三轮车;会洗手、洗脸;脱、穿简单衣服	能说短歌谣,数几个数	能认识画上的东西;认识男、女;自称"我";表现自尊心、同情心、害羞
4 岁	能爬梯子;会穿鞋	能唱歌,讲述简单故事情节	能画人像;初步思考问题;记忆力强,好发问
5 岁	能单腿跳;会系鞋带	开始识字	能分辨颜色;数 10 个数;知物品用途及性能
6~7 岁	参加简单劳动,如扫地、擦桌子、剪纸、泥塑、结绳等	能讲故事;开始写字	能数几十个数;可简单加减;喜独立自主,形成性格

0208

婴幼儿神经心理发育(视频)

知识拓展

儿童神经心理发育评估工具

儿童神经心理发育的水平表现为儿童在感知、运动、语言和心理等过程中的各种能力,对这些能力的评价称为神经心理发育测试,也称心理测验。根据目的的不同,儿童心理测验的方法分为筛查性测验和诊断性测验两大类。筛查性测验包括丹佛发育筛查法、绘人测试、年龄及发育进程问卷、图片词汇测试等,主要针对大规模人群进行定期监测和筛查,有助于识别可能需要获得早期干预或康复服务的婴幼儿;诊断性测验包括贝莉婴儿发育量表、盖塞尔发育量表、格里菲斯发育评估量表、韦氏学前及初小智能量表和韦氏儿童智能量表等,需要具有资质的专业人员使用,不仅用于评估儿童符合接受早期干预、康复治疗的资格,也为进一步的康复干预服务提供指导。

扫一扫,
看总结

（焦　健）

思考与练习

1. 女婴,测量体重9.2kg,身长75cm,头围46cm,胸围46cm,牙齿8枚,能叫出简单物品的名称。

(1)请评估该女婴的年龄。

(2)请说出评价儿童生长发育的常用指标。

2. 一家长带孩子来医院进行体格检查,男婴6个月,足月出生,母乳喂养。体格检查结果:体重7.5kg,身长66cm,头围42cm,胸围40cm,未出牙。

(1)请说出该男婴的生长发育是否正常。

(2)请评估该男婴能完成哪些大运动和精细运动。

扫一扫,
测一测

第三章 儿童健康促进

> ### 学习目标
>
> 1. 掌握计划免疫的免疫程序、预防接种的准备与注意事项，以及预防接种的反应与处理。
> 2. 熟悉各年龄期儿童的家庭健康促进，以及儿童常见意外伤害的预防。
> 3. 了解家庭访视、集体儿童保健。
> 4. 具备对儿童进行预防接种的能力。
> 5. 能利用相关知识对不同年龄儿童及家庭进行健康促进的指导。

第一节 社区健康促进

一、家庭访视

（一）概念

家庭访视（home visit）简称"家访"，是指在服务对象家庭里，为了维持和促进健康而对服务对象所提供的有目的的护理服务活动。家庭访视的对象包括新生儿、先天性疾病患儿（如先天性心脏病患儿）、具有家族遗传性危险因素儿童、农村留守儿童等。以下简要概述新生儿的家庭访视。

（二）家庭访视的目的及次数

家庭访视的目的是用科学的方法了解新生儿情况，早期发现问题，早期干预，合理制订和实施家庭护理计划，从而降低新生儿疾病发生率或减轻疾病的严重程度。新生儿出生后，一般家庭访视2~3次，包括生后5~7d的周访、10~14d的半月访和生后27~28d的满月访，高危儿或检查发现有异常者应适当增加访视次数。

（三）家庭访视的内容

1. 基本情况 询问新生儿出生史、喂养、睡眠、大小便及母亲泌乳情况等。

2. 体格检查 观察头颅、前囟、心肺、腹、四肢、外生殖器等，注意有无黄疸、畸形、皮肤及脐部感染；测量头围、体重、身长。

3. 喂养管理 鼓励和支持母乳喂养，按需哺乳，喂哺后右侧卧位，避免溢奶引起窒息。若母乳不足或者无法母乳喂养者,可采取人工喂养。

4. 生活护理　评估居室温湿度和通风是否适宜,保持室温 22~24℃,湿度 55%~65%,随着气温变化调节室温、增减衣被,选择合适的保暖措施;每日沐浴,水温以略高于体温为宜;每日清洁眼睛、口腔、鼻腔、外耳道;新生儿脐带未脱落前保持局部清洁干燥,每日消毒 1~2 次;保持臀部皮肤清洁干燥,便后及时清洗并更换尿布,必要时涂护臀膏,以防尿布性皮炎;选用柔软、浅色、吸水性强的棉质衣服、被和尿布,衣服易于穿脱,宽松,不妨碍肢体活动。

5. 预防疾病和意外　指导家长观察新生儿的反应、面色、呼吸、体温、哭声和大小便等情况,发现异常及时就诊。患有传染病者不能接触新生儿,减少亲友探视,避免交叉感染。哺乳和护理新生儿前应洗手,新生儿食具用后要消毒。按时接种卡介苗和乙肝疫苗。新生儿出生 2 周后应补充维生素 D,预防佝偻病的发生。注意防止因包被蒙头过严、俯卧位、哺乳姿势不当堵塞口鼻等造成新生儿窒息。

6. 早期教育　新生儿的视、听、触觉已初步发育,可通过视觉和听觉训练建立各种条件反射,培养新生儿对周围环境的定向力以及反应能力。鼓励家长与新生儿进行眼神交流、语言交流、皮肤接触,每日进行新生儿抚触和被动体操,促进感知觉发育及运动发育。

7. 新生儿疾病筛查　询问是否进行新生儿筛查,如未筛查,建议生后进行先天性甲状腺功能减退症、苯丙酮尿症、半乳糖血症等先天性代谢缺陷病的筛查。

二、计划免疫

案例

　　欣欣,女婴,生后满 3 个月大,体格发育正常,吃奶、睡眠、大小便正常。今日妈妈带女儿来到预防保健站进行疫苗接种。

　　请问:

　　1. 按计划免疫程序,该如何为欣欣列出 3 个月接种疫苗清单?

　　2. 接种疫苗后,有哪些注意事项要对欣欣妈妈进行告知?

计划免疫(planned immunizations)是根据免疫学原理、儿童免疫特点和传染病发生情况而制订的免疫程序,通过有计划地使用生物制品进行预防接种,使儿童获得可靠的免疫力,达到控制和消灭传染病的目的。

(一) 免疫方式与常用制剂

1. 主动免疫及常用制剂　主动免疫(active immunizations)是指给易感者接种特异性抗原,刺激机体产生特异性抗体,从而获得相应的免疫力。这是预防接种的主要免疫方式。特异性抗原进入机体后,需经过一定时限才能产生抗体,但抗体持续时间久,一般为 1~5 年,之后要适时安排加强免疫以巩固免疫效果。常用制剂按其生物性质分为灭活疫苗、减毒活疫苗、类毒素疫苗、组分疫苗(亚单位疫苗)及基因工程疫苗。

2. 被动免疫及常用制剂　被动免疫(artificial immunizations)是指给未接受主动免疫的易感者,在接触传染源后,给予注射含特异性抗体的免疫血清或细胞因子等制剂,使之立即获得免疫力,主要用于暂时预防或治疗。其特点是免疫效果产生快,维持时间短暂(一般约 3 周)。常用的制剂有特异性免疫性血清、丙种球蛋白及胎盘球蛋白等。此类制剂来自于动物或人的血清,对人体是一种异性蛋白,注射后易引起过敏反应或血清病,尤其是重复使用时应谨慎。

(二)免疫程序

2008 年原卫生部颁布了扩大免疫规划,要求 0~6 岁儿童必须完成卡介苗,脊髓灰质炎疫苗,百日咳、白喉、破伤风类毒素混合制剂,麻腮风疫苗,乙肝疫苗,甲肝减毒活疫苗,A 群流脑疫苗,A+C 群流脑疫苗的接种(表3-1)。其中 1 岁以内必须完成卡介苗、脊髓灰质炎疫苗、百白破类毒素混合制剂、麻疹减毒活疫苗及乙肝疫苗的基础免疫,即"五苗防七病"。根据流行地区和季节,或根据家长的意愿,还可进行水痘疫苗、流感疫苗、肺炎疫苗和轮状病毒等有价疫苗的接种。

> **考点提示**:1 岁以内婴儿计划免疫程序

表 3-1　国家免疫规划疫苗接种程序

疫苗	接种对象月(年)龄	接种剂次	接种部位	接种途径	接种剂量/剂次	备注
乙肝疫苗	0、1、6 月龄	3	上臂三角肌	肌内注射	酵母苗 5μg/0.5ml、CHO苗 10μg/1ml、20μg/1ml	出生后 24h 内接种第 1 剂次,第 1、2 剂次间隔 ≥ 28d
卡介苗	出生时	1	上臂三角肌中部略下处	皮内注射	0.1ml	
脊灰疫苗	2、3、4 月龄,4 周岁	4	—	口服	1 粒	第 1、2 剂次,第 2、3 剂次间隔均 ≥ 28d
百白破疫苗	3、4、5 月龄,18~24 月龄	4	上臂外侧三角肌	肌内注射	0.5ml	第 1、2 剂次,第 2、3 剂次间隔均 ≥ 28d
白破疫苗	6 周岁	1	上臂三角肌	肌内注射	0.5ml	
麻风疫苗(麻疹疫苗)	8 月龄	1	上臂外侧三角肌下缘附着处	皮下注射	0.5ml	
麻腮风疫苗(麻腮疫苗、麻疹疫苗)	18~24 月龄	1	上臂外侧三角肌下缘附着处	皮下注射	0.5ml	
乙脑减毒活疫苗	8 月龄、2 周岁	2	上臂外侧三角肌下缘附着处	皮下注射	0.5ml	
A 群流脑疫苗	6~18 月龄	2	上臂外侧三角肌附着处	皮下注射	30μg/0.5ml	第 1、2 剂次间隔 3 个月
A+C 流脑疫苗	3 周岁、6 周岁	2	上臂外侧三角肌附着处	皮下注射	100μg/0.5ml	2 剂次间隔 ≥ 3 年;第 1 剂次与 A 群流脑疫苗第 2 剂次间隔 ≥ 12 个月
甲肝减毒活疫苗	18 月龄	1	上臂外侧三角肌附着处	皮下注射	1ml	
出血热疫苗(双价)	16~60 周岁	3	上臂外侧三角肌	肌内注射	1ml	接种第 1 剂次后 14d 接种第 2 剂次,第 3 剂次在第 1 剂次接种后 6 个月接种
炭疽疫苗	炭疽疫情发生时,病例或病畜间接接触者及疫点周围高危人群	1	上臂外侧三角肌附着处	皮上划痕	0.05ml(2 滴)	病例或病畜的直接接触者不能接种

续表

疫苗	接种对象 月（年）龄	接种 剂次	接种部位	接种途径	接种剂量/剂次	备注
钩体疫苗	流行地区可能接触疫水的7~60岁高危人群	2	上臂外侧三角肌附着处	皮下注射	成人第1剂0.5ml，第2剂1.0ml 7~13岁剂量减半，必要时7岁以下儿童依据年龄、体重酌量注射，不超过成人剂量1/4	接种第1剂次后7~10d接种第2剂次
乙脑灭活疫苗	8月龄（2剂次）、2周岁、6周岁	4	上臂外侧三角肌下缘附着处	皮下注射	0.5ml	第1、2剂次间隔7~10d
甲肝灭活疫苗	18月龄、24~30月龄	2	上臂三角肌附着处	肌内注射	0.5ml	2剂次间隔≥6个月

📖 知识拓展

计划免疫外疫苗

　　计划免疫使用的疫苗被称为"第一类疫苗"，是免费的、国家规定必须接种的疫苗；还有一些由公民自费并且自愿接种的其他疫苗，这类疫苗统称为"第二类疫苗"，亦称"计划免疫外疫苗"。计划免疫外疫苗主要有麻腮风三联疫苗、B型流感嗜血杆菌（Hib）疫苗、肺炎疫苗、流感疫苗等。麻腮风三联疫苗对预防麻疹、流行性腮腺炎、风疹有着重要的作用；流行性感冒病毒疫苗分为减毒活疫苗和灭活疫苗，接种后半年至1年有预防同型流感的作用；Hib疫苗用于预防Hib感染引起的多种侵袭性疾病，适用于2个月以上的儿童。其他还有轮状病毒疫苗、水痘疫苗等，可以用于预防相应的疾病。

0302

计划免疫
（视频）

（三）预防接种的准备与注意事项

　　1. 环境准备　接种场所光线明亮，空气新鲜，温度适宜，接种及急救物品准备齐全、摆放有序，接种台放置醒目疫苗标记，避免错、漏、重种发生，同时注意疫苗要冷藏保存。

　　2. 心理准备　做好解释、宣传工作，消除家长和儿童的紧张、恐惧心理；接种宜在饭后进行，以免晕厥。

　　3. 严格执行免疫程序　掌握接种剂量、次数、间隔时间和不同疫苗的联合免疫方案。国家免疫规划确定活疫苗可在不同部位同时接种，但不超过2种，以免不良反应的发生；接种减毒活疫苗后需间隔4周，接种死疫苗后需间隔2周，再接种其他疫苗。及时记录及预约，交代接种后的注意事项及处理措施。

　　4. 严格掌握禁忌证　接种前应认真询问健康状况，患急性传染病（包括疾病恢复期）、慢性消耗性疾病、活动性肺结核、先天性免疫缺陷疾病、过敏性疾病、肝肾疾病以及发热的儿童均不能接种疫苗；正在接受免疫抑制剂治疗的儿童应尽量推迟常规的预防接种；近1个月内注射过丙种球蛋白者不能接种活疫苗；某些疫苗还有特殊的禁忌证，应严格按照使用说明执行。

5. 严格执行查对制度及无菌操作原则 仔细核对儿童姓名、年龄、疫苗名称及剂量,严格按规定的接种剂量接种。严格消毒皮肤,需待干后注射;接种活疫苗时,只用 75% 乙醇消毒;疫苗瓶开封超过 2h 不能再用;接种后剩余疫苗及其他医疗废物严格按照《医疗废物处理条例》规定处理。

6. 其他注意事项 2 个月以上婴儿接种卡介苗前应做 PPD 试验,阴性者才能接种;脊髓灰质炎疫苗冷开水送服,且服用后 1h 内禁热饮;接种麻疹疫苗前 1 个月及接种后 2 周避免使用胎盘球蛋白、丙种球蛋白制剂。接种后及时记录,再次接种者需及时预约,未接种者须注明原因,必要时进行补种。

(四) 预防接种的反应与处理

1. 一般反应

(1)局部反应:部分儿童接种后数小时至 24h 左右局部出现红、肿、热、痛,有时伴有淋巴结肿大。反应程度因个体不同而有所差异,局部反应持续 2~3d 不等。局部反应轻者不必处理,重者可做局部热敷。

(2)全身反应:主要表现为发热,一般于接种后 5~6h 体温升高,持续 1~2d,多为低、中度发热。可伴有头痛、恶心、呕吐、腹痛、腹泻、全身不适等。全身反应轻者适当休息,多饮水。重者可对症处理并密切观察病情,必要时送医院观察治疗。

2. 异常反应

(1)过敏性休克:极少数儿童可能出现,多发生于注射后

> 考点提示:预防接种的反应及处理方法

数秒钟或数分钟,表现为烦躁不安、面色苍白、口周青紫、四肢湿冷、呼吸困难、脉搏细速、恶心呕吐、惊厥、大小便失禁甚至昏迷,严重者可危及生命,应立即就地抢救。置患儿平卧位,头稍低,注意保暖,给予氧气吸入,并立即皮下或静脉注射 1:1 000 肾上腺素 0.01mg/kg,必要时可重复注射,病情稳定后尽快转送医院抢救。

(2)晕针:儿童常由于空腹、疲劳、室内闷热、紧张等原因,在接种时或接种后几分钟内突然出现头晕、心慌、面色苍白、出冷汗、手足发麻等症状,是各种刺激引起的反射性周围血管扩张所致的一过性脑缺血。此时,应立即使患儿平卧、头稍低,保持安静,饮少量热水或糖水,必要时可针刺人中、合谷穴,短时间内可恢复正常。数分钟不恢复者,皮下注射 1:1 000 肾上腺素 0.01mg/kg。

(3)过敏性皮疹:荨麻疹最为常见,一般于接种后几小时至几天内出现,服用抗组胺药物后即可痊愈。

(4)全身感染:有严重原发性免疫缺陷病或继发性免疫功能损害者,接种活菌(疫)苗后,可扩散为全身感染,如接种卡介苗后引起全身播散性结核。预防的主要措施为严格掌握预防接种的禁忌证。

预防接种的
反应与处理
(微课)

三、集体儿童保健

(一) 概念

集体儿童保健是指托儿所、幼儿园、学校等集体儿童机构的预防保健服务。

(二) 任务

集体儿童保健包括建立合理的卫生制度,做好各种健康检查(儿童和工作人员),防止把传染病带入托幼机构,制订并严格执行传染病消毒隔离制度和日常消毒制度;根据不同年龄儿童的生理特点安排合理的生活制度,供给营养合理的膳食,保证儿童生长发育的需要,培养儿童良好的卫生习

惯,有计划地开展儿童体格锻炼,增强体质,提高抗病能力。

(三) 不同时期儿童预防保健工作实施的内容

1. 3周岁以内婴幼儿预防保健服务　做好定期体检,1岁以内每3个月1次,2~3岁每半年1次;做好计划免疫工作;对父母进行健康教育,如合理喂养、多做户外活动等;防治佝偻病、缺铁性贫血、腹泻等婴幼儿常见病、多发病。

2. 学龄前儿童(4~7岁)预防保健服务　每年进行1次健康检查,早期发现疾病和缺陷;计划免疫和传染病管理;采取措施防止交通事故、溺水等意外事故的发生。

3. 学龄期及青春期儿童预防保健服务　定期进行专科或全面的体格检查,建立学生健康档案,及时发现各种急慢性疾病的早期症状,并采取相应的防治措施,做好近视、龋齿、脊柱弯曲、扁平足和沙眼等学校常见病的预防和矫治;制订合理的膳食计划和食谱,制订科学的食堂卫生管理制度,培养学生良好的饮食卫生习惯,预防营养不良,防止过度肥胖,促进正常的生长发育;向学生宣传卫生知识,包括心理、生理卫生及青春期卫生,以及饮食卫生、劳动卫生、体育卫生和常见病预防等知识,养成自我防范和保护他人的卫生习惯。

第二节　家庭健康促进

一、婴儿家庭健康促进

1. 合理喂养　提倡母乳喂养,人工喂养婴儿则应选择适合的配方奶粉;6个月以上婴儿要及时、正确添加转换期食品,使其适应多种食物,并指导适时断奶。

2. 生活护理　衣着舒适、清洁,采用连体衣裤或背带裤,利于胸廓发育,冬季不宜穿着过多,以婴儿两足温暖为宜,夏季不宜穿着过少,以免婴儿受凉;培养良好的睡眠习惯,尽可能不拍、不摇、不抱、不含奶头入睡,6个月以内婴儿每日睡眠15~20h,7~12个月婴儿每日睡眠15~16h;每日喂奶前应沐浴,沐浴后要注意皮肤护理;尿布应选择质地柔软、透气性好、吸水性强的棉质尿布,勤换勤洗,保持臀部皮肤清洁干燥,以防尿布性皮炎;4~10个月是乳牙萌出时期,婴儿会有吮指、流涎等,应注意口腔护理。

3. 早期教育　婴儿3个月后可以培养定时排尿的习惯,8~9个月可以培养坐便盆的排便习惯;通过游戏、沟通和有目标的训练,促进视觉、听觉、动作和语言的发展。

4. 预防疾病及意外　按计划免疫程序完成基础免疫,坚持户外活动,进行“日光、水、空气”三浴和婴儿被动体操,以增强体质;定期健康检查和体格测量,进行生长发育监测,及早发现佝偻病、营养不良、肥胖症和营养性缺铁性贫血等疾病,并予以及时的干预。

二、幼儿及学龄前儿童家庭健康促进

1. 营养与喂养　合理安排膳食,供给足够的热量和各种营养素,提供均衡营养,食物软、烂、细及多样化合理搭配以满足体格生长发育、神经精神发育和活动的需求;培养良好的就餐习惯和就餐礼仪。

2. 日常护理　衣着舒适,穿脱方便,易于自理;随年龄增长儿童每日的睡眠时间逐渐减少,一般每晚可睡10~12h,白天小睡1~2次,5~6岁时可像成人一样,没有规律的午睡而仅有夜间睡眠,应保证睡眠的质量;幼儿期的重要任务之一是大小便的训练,选择合适的坐便器,训练过程中,家长应采用赞赏和鼓励的方式,训练失败时不要表示失望或责备幼儿,逐渐养成规律的排便习惯。

3. 口腔保健　2~3岁以后培养儿童自己早晚刷牙、饭后漱口习惯,少吃易致龋齿的食物,定期进行口腔检查。

4. 早期教育　此期社会心理发育迅速,是性格形成的关键期,应重视与儿童进行语言交流,通过做游戏、讲故事、唱歌等促进语言发育和动作的发展,增强其思维能力、动手能力和自理能力,养成良好的学习习惯,培养高尚的道德品质。

5. 预防疾病及意外　继续加强预防接种和预防疾病工作,坚持户外活动、沐浴、游戏等,每3~6个月做1次健康检查,重点放在营养指导、传染病预防、牙齿健康、听力和视力检查、生长发育监测上;此期儿童具备一定的活动能力,幼儿和学龄前儿童意外事故发生率高,如烫伤、烧伤、异物吸入、交通事故、中毒、溺水等,应注意预防。同时,注意防治常见的心理行为问题,如违拗、发脾气和攻击性行为等。

三、学龄儿童家庭健康促进

1. 日常护理　营养充分而均衡,重视早餐和课间加餐,早餐保证质和量,同时注意补充铁强化食品;保证充足的睡眠,每日睡眠时间9~10h,夏季应午睡;注意口腔卫生,养成早晚刷牙、餐后漱口的习惯,预防龋齿;保持正确的坐、立、行走和读书、写字的姿势,预防近视、驼背、脊柱侧弯等;培养良好的生活习惯和学习习惯,加强素质教育,注重品德教育。

2. 体格锻炼　每天应进行户外活动和体格锻炼,如体操、跑步、游泳、团体游戏等,锻炼要因人而异,强度要由少到多、循序渐进并注意适度锻炼。儿童体育活动应强调娱乐性,在集体和个人的体育锻炼过程中学习和玩耍。

3. 预防疾病及意外　继续进行预防接种,定期进行健康检查,防治近视、龋齿、缺铁性贫血等常见病;学习交通规则和突发意外的防范知识,预防车祸、溺水等意外事故,学习发生地震、火灾、水灾时安全逃生知识;防治常见的心理行为问题,如学龄儿童上学不适应、对立违抗情绪等。

四、青少年家庭健康促进

1. 营养与饮食　青春期体格迅速增长,其营养需求成倍增加,提供合理膳食和保持良好的饮食习惯,避免偏食、挑食和厌食。目前青少年营养素缺乏的发生率已大大下降,取而代之的是饮食不平衡和营养过剩。因此,应注意青少年均衡饮食,防止营养不良和过度肥胖的发生。

2. 培养良好习惯　保证充足睡眠,睡眠时间8h以上;培养青少年良好的卫生习惯,重点加强少女经期的卫生指导。

3. 青春期生理和心理卫生教育　由于生殖系统的发育,青少年时期是进行性知识教育的关键时期,家长、学校和保健人员可对青少年进行正确的性教育以使其在生理、心理方面健康发展;接受系统的法制教育,树立正确的人生观、价值观,培养助人为乐、勇于上进的品格,形成健康向上的生活方式。

4. 预防疾病及意外　进行体育锻炼,定期进行体格检查,防治急性传染病、沙眼、屈光不正、龋齿、神经性厌食、痛经及脊柱弯曲等;进行安全教育,预防运动创伤、车祸、溺水、打架斗殴、自杀等意外事故的发生。防治常见的心理行为问题,如对立违抗、离家出走、自杀等。

五、儿童常见意外伤害的预防

(一) 异物吸入与窒息

1. 常见原因　3个月以内的婴儿容易因盖被包裹过严、母亲的身体捂住婴儿脸部、婴儿吐奶等造成窒息；较大的婴幼儿容易发生异物吸入呼吸道、消化道等，常见吸入的异物有瓜子、花生、果冻、纽扣、硬币等；进食时哭闹、嬉笑、惊吓，不慎将枣核、鱼刺、骨头等吞下；成人给儿童强迫喂药等。

2. 预防措施

(1) 照顾婴幼儿应做到"放手不放眼，放眼不放心"。

(2) 小婴儿盖被时要注意保证口、鼻不被堵塞；婴幼儿与成人分床睡时，床上应无杂物。

(3) 儿童进食时要避免说、笑、逗、跑，勿在儿童进餐时惊吓、责骂儿童。

(4) 危险玩具和物品要放在儿童不易取到的地方；不给婴幼儿整粒的瓜子、花生、豆子、小果冻及带刺、带核、带骨的食品。

(二) 中毒

1. 常见原因　包括食物、有毒动植物、药物、化学品等急性中毒。

2. 预防措施

(1) 保证儿童食物的清洁、卫生、新鲜，腐败变质及过期食物不能食用，生吃蔬菜瓜果要洗净。

(2) 教育儿童勿随便采集植物及野果，避免食入有毒的食物。

(3) 药物应固定放置，妥善保管。

(4) 使用煤炉、煤气需注意开窗通风，定期检查管道是否通畅、有无漏气，防止一氧化碳中毒。

(5) 日常使用的杀虫剂、灭鼠药及农药要妥善保管和使用，避免儿童接触。

(三) 外伤

1. 常见原因　包括烧灼伤、跌落伤、电击伤、骨折等。

2. 预防措施

(1) 不能单独将婴幼儿放在床上或房间；居室内应设有保护性设施；家具边缘以圆角为宜。

(2) 妥善管理好热源、电源、火源等，对易燃、易爆、易损品应妥善存放。

(3) 健身器材、大型玩具应定期检查、及时维修，如滑梯、攀登架、跷跷板、秋千等，儿童玩耍时需成人监护，并做好醒目的标识。

(4) 户外活动场地应平整，无碎石、泥沙，最好有草坪。

(5) 雷雨、大风天气，勿在大树下、电线杆旁或高层的房檐下避雨，以防触电或砸伤。

(6) 进行对突发事件如发生地震、火灾时的安全逃生方法教育。

(四) 溺水和交通事故

1. 常见原因　溺水是游泳中最严重的意外事故，失足落井或掉入水缸、粪缸也可造成溺水；近年来随着道路和交通工具的不断发展，交通事故的发生呈上升趋势。

2. 预防措施

(1) 看管、教导儿童不在公路、河塘旁边玩耍，水缸、粪缸应加盖，游泳池四周设立护栏。

(2) 不能单独将婴幼儿留在水盆中；教育儿童不可独自或结伴去无安全设施的池塘、江河玩水或游泳。

(3) 教育儿童遵守交通规则，勿在马路上玩耍；对学龄前儿童要做好接送工作。

(4) 儿童外出游玩时需成人带领。

知识拓展

我国儿童意外伤害现状

意外伤害死亡已成为儿童死亡的首位死因,我国每年约有 7.1 万儿童死于跌落、中毒、溺水、交通事故等意外伤害。意外死亡占儿童总死亡率的 26.1%。意外伤害也是儿童致残的主因,我国每年有上千万儿童因意外事故而受伤或致残。意外伤害还造成儿童身心发育障碍,如怨恨、责备、犯罪感等,给家庭和社会带来沉重的经济负担。不同年龄段面临不同风险,如 1 岁以内婴儿意外伤害依次为窒息、车祸、烧伤;1~4 岁幼儿的意外伤害第 1 位为溺水,其次为车祸;3~5 岁小儿智能发育迅速,接触社会事物渐多,极易发生吸入性窒息、中毒和跌落伤等意外;7~14 岁儿童在生理上很快成熟并接近成人,表现为叛逆冒险,主要伤害为车祸,其次为溺水。

（焦　健）

0304

扫一扫,
看总结

思考与练习

女婴,6 个月,今日上午接种乙肝疫苗,下午即出现发热伴轻度腹泻,体温最高 38.4℃,精神状态尚可,食欲稍差。

(1) 请告知家长针对该婴儿应如何护理?

(2) 请说出接种疫苗后常见的反应有哪些?

0305

扫一扫,
测一测

第四章　住院儿童的护理

0401
扫一扫，
自学汇

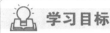 **学习目标**

1. 掌握儿童给药方法、药物剂量计算及护理指导。
2. 熟悉儿童健康评估内容与方法。
3. 了解儿科医疗机构设置与护理管理。
4. 具备正确对儿童用药进行护理的能力。
5. 能采用有效方法与患儿及其家长沟通，解决健康问题，提升健康促进能力。

第一节　儿科医疗机构设置与护理管理

案例

一位妈妈带着 7 个月的女儿第一次来医院看病，正好在门诊大厅遇见取药的儿科护士小张。这位妈妈便询问小张，孩子发热应该挂哪个科的号？应如何挂号？

请问：

1. 小张应如何为这位妈妈介绍就诊流程？
2. 若小张是预诊处护士，她的工作内容主要有哪些？

目前，我国儿科医疗机构主要包括综合医院的儿科专科、妇幼保健院和儿童医院三类。这三类医疗机构规模和等级不同，设置布局也有不同，以儿童医院的设置最为全面。

一、儿科门诊

（一）设置

儿科门诊设置一般包括基本的预诊处、挂号处、候诊处、检查室、治疗室、采血中心、化验室、配液中心和输液室等。由于就诊对象的特殊性，儿科门诊部分场所的设置又具有它的独特性。下面主要介绍预诊处和候诊处。

考点提示：儿科门诊设置特点

1. 预诊处　应设在医院内距大门最近处,或儿科门诊的入口处,与急诊、门诊、传染病隔离室相通,方便转运。患儿就诊先到预诊处,医护人员通过简单扼要的病史询问及必要的体格检查,对病情快速作出初步判断。

儿童病情变化很快,通过预诊可以帮助识别急重症患儿,尽早安排就诊,赢得抢救时间;对检出传染病的患儿,及时进行隔离,减少交叉感染;帮助家长正确选择就诊科别,节省就诊时间。

2. 候诊处　陪伴患儿就诊人员往往较多,流动量大。候诊处应足够宽敞、明亮,空气流通,备有充足的候诊椅,设置换尿布、包裹之用的台面,提供热水等设施。充分利用宣传栏或数字传媒等对患儿和家长进行健康教育。环境的布置、装饰和摆设符合儿童年龄特点,尽量生活化,以减轻患儿的陌生感和恐惧感。有一定的儿童娱乐的场地和娱乐设施,满足不同患儿的需求。

(二) 护理管理

由于人流量大,患儿家长焦急程度较大,为提高就诊质量,应做好以下几方面的工作:

1. 保证就诊秩序的有条不紊　安排经验丰富的工作人员进行预诊,做好每位就诊家长及患儿的沟通协调工作;做好就诊前的准备、诊查中的协助及就诊后的解释工作;合理安排、组织及管理,提高就诊质量。

2. 密切观察病情　儿童病情变化快,护理人员应经常巡视观察患儿的面色、呼吸、神态等变化,发现异常情况及时联系医生并配合处理。

3. 预防院内感染　制订并执行消毒隔离制度,严格遵守无菌技术操作规程,及时发现并隔离传染病患儿。

4. 杜绝差错事故　严格执行核对制度,给药、注射、测量等各项操作应按照规范,认真、仔细核对,避免差错事故。

5. 开展健康教育,普及儿童保健知识　结合季节、疾病流行情况和家长关注的儿童护理问题,以设置宣传栏、摆放宣教手册、播放健康教育节目等多样的形式,促进家长掌握儿童生长发育、合理喂养以及常见病的预防和早期发现等护理知识。

二、儿科急诊

(一) 特点

1. 患儿起病急、来势凶、病情变化快、突发情况多,应密切观察,及时发现,做好随时急救的准备。

2. 儿童疾病表现往往不典型,易延误诊断、危及生命,应通过仔细询问、认真观察,尽快明确诊断,进行处置。

3. 儿童疾病的种类和特点有一定的季节规律性,应根据规律做好充足的准备。

4. 按病情分诊,危重患儿的就诊可特殊安排,先就诊后挂号,及时准确进行抢救。

(二) 设置

儿科急诊设置一般包括分诊处、抢救室、观察室、小手术室、治疗室等,结合儿童年龄和体格差异,备有适合各个年龄阶段儿童的药品和医疗设备,及时准确地为患儿进行诊治。与社区救护中心密切联系,开通抢救室与社区救护之间的绿色通道,使危重患儿在转运至儿科急诊前得到及时的急救护理,为进一步救治赢得宝贵的时间。

🔖 考点提示:儿科急诊设置特点

1. 抢救室　室内设抢救床,带有输液架、活动床挡、约束带,配有雾化吸入器、供氧设备、吸引装置、洗胃用具、心电监护仪、气管插管用具、人工呼吸机等必要的设备,以及各种导尿包、穿刺包、切开包等治疗用具。抢救车一台,备有常规急救药品、物品、记录本及笔,以满足抢救危重症患儿的需要。

2. 观察室　室内设病床和供氧设备、吸引装置、监护仪器、温箱、远红外线辐射床等,并按病房要求配备各种医疗文件。

3. 小手术室　室内设一般手术室的基本设备,并备有清创缝合小手术、骨折固定、大面积烧伤等初步处理的治疗、护理用具和抢救药品。

(三) 护理管理

1. 做好组织抢救工作,重视急诊五要素　人、医疗技术、药品、仪器设备和时间是急诊抢救的五要素,其中人起主要作用。急诊护士应具有高度的责任心,熟练掌握抢救理论与技术,培养敏锐的观察力,能够迅速敏捷地配合医生抢救。

2. 制订并执行急诊岗位责任制度　分工明确,各司其职,随时做好抢救患儿准备。加强巡视,密切观察病情变化,发现异常情况及时处理。抢救药品和设备的使用、保管、补充、维护等应有明确的分工及交接班制度,保证抢救工作的连续性。

3. 建立并执行急诊护理常规　组织护士学习,不断更新知识和技能,掌握各种常见疾病的抢救流程和护理要点,并总结经验,不断提高抢救效率。

4. 规范急诊文件管理　应有完整、规范的病历材料,包括患儿就诊时间、一般情况、诊治过程等。如遇紧急抢救,口头医嘱须当面复述确保无误后执行,并及时补记于病历上,以便日后核对并为进一步治疗和护理提供依据。

三、儿科病房

(一) 设置

儿科病房设置一般包括普通病房、重症监护室、护士站及医护人员办公室、治疗室、配膳(奶)室、游戏室等。

考点提示:儿科病房设置特点

1. 普通病房　按面积分大小两种病房。大病房设置 4~6 张床;小病房设置 1~2 张床,可以用于隔离、观察。墙壁用柔和的颜色并装饰儿童喜欢的图案,以减轻住院患儿的陌生感和紧张情绪。病房之间使用玻璃间隔,以便观察患儿。大病房内可设置游戏专区,满足不同患儿的需要。

2. 重症监护室　室内设备种抢救设备和监护设备。床位的安排分为集中式和分散式。集中式是将床位集中在一个大房间内,护士站设置在中央,便于观察抢救;分散式是将床位分散于多个小房间内,房间之间使用玻璃隔断,防止交叉感染,较安静,有利于观察。监护室前面可设置玻璃墙,或在监护室内设置摄像器材,家长可了解患儿的情况,满足患儿家长的探视需求,促进医患沟通。重症监护室主要收治病情危重、需要观察和抢救的患儿,应与普通病房、产房或手术室邻近,方便转运和抢救。

3. 游戏室　具有儿科特色,设在病房的一端,以免打扰其他患儿休息和治疗。室内宽敞,阳光充足,通风条件好;小桌椅和玩具柜边缘用软材料包裹,以防患儿磕碰伤;地面采用防滑材料;提供适合不同年龄儿童的可清洁的玩具及图书等;适当设置数字化设备,注意安全。可配备专门医护人员管理。

(二) 护理管理

1. 环境管理　病房环境应适合儿童心理、生理特点。可使用卡通画的形象作为病房标记,以便于患儿识别。窗帘及被服应图案活泼、颜色鲜亮。普通病房夜间灯光应较暗,以免影响睡眠。因年龄不同,房内温度和相对湿度也不同,婴幼儿房内温度为 20~22℃,湿度为 55%~65%;年长儿房内温度为 18~20℃,湿度为 50%~60%。

2. 生活管理 医院负责提供式样简单、布料柔软的患儿衣裤,要经常换洗,保持清洁。患儿的营养和膳食既要符合疾病治疗的要求,又要满足其生长发育的需要。患儿的饮食食具由医院供给,做到每次用餐后进行消毒。医护人员工作时尽量动作轻柔,以免引起患儿不安。根据患儿不同的年龄、疾病种类与病情,安排合理的作息时间,建立有规律的生活制度,并协助患儿适当进行活动,特别是室外活动,以利于患儿康复。对长期住院的学龄期患儿要适当安排学习时间,减轻或消除影响学业的焦虑感及因住院而出现的心理问题,促进患儿身心健康。

3. 安全管理 儿童生性好动,好奇心强,对周围事物充满兴趣,但缺乏防范意识,易发生用药差错、跌伤、烫伤、误饮、误服等意外。病室内设施要有保护措施,如暖气要加罩,电插口要有保护装置并安置在患儿不易触及处;床的规格要合适并加床栏;窗户应加窗栏;儿童专用的洗手间可有门,但不加锁;不放置刀、剪等尖锐物品;药柜上锁等。在治疗护理中应做到"三查七对",严格执行护理操作规程,防止医疗护理事故。不能单独留患儿在检查床或治疗台上。一些小型食品,如瓜子、花生米等不可由患儿独自食用,避免患儿塞入耳朵、鼻或误入气管。防止年长儿私自外出,要有工作人员带领方可出病区,以免发生意外。对紧急事件制订应急预案,每个病房门后粘贴紧急疏散图,安全出口要保持通畅;病房中的消防、照明器材应专人管理,工作人员应知道器材位置和使用方法。

4. 感染控制 严格执行消毒隔离制度。病室定时通风,定期做紫外线照射和空气培养,地面定期消毒。护理人员重视手的清洁,特别是护理患儿前后均应洗手,实践证明,洗手是预防院内感染最简单有效的措施。加强病房关于感染控制的健康教育,提高患儿自我保护意识,家长患感染性疾病应暂禁探视。对特殊患儿实施保护性的隔离,如肾病、化疗及大面积烧伤的患儿。

第二节 儿童健康评估

儿童处于一个不断生长发育的阶段,其解剖、生理和心理等方面均不成熟,且动态变化,与成人有一定的差别,容易受环境的影响,具有特殊性。在评估儿童健康状况资料时,对其健康史的收集、身体检查及家庭进行评估,掌握其身心特点,运用多方面知识和技能,以获得全面、正确的主、客观资料,进行综合分析,明确主要护理问题,制订切实可行的护理计划。

一、健康史收集

通过询问患儿本人、家长、其他照顾者以及有关医护人员获得。

(一) 内容

1. 一般情况 包括姓名(乳名)、性别、年龄(记录要准确,采用实际年龄,婴儿记录到月数,1 岁以上记录到几岁几个月)、民族、入院日期,患儿父母(监护人或抚养人)的姓名、年龄、职业、文化程度、家庭地址、其他联系方式(如电话)等。记录健康史收集对象,若不是患儿本人,要注明与患儿的关系,以便判断健康史的可靠程度。

2. 主诉 概括此次就诊的主要原因(症状)或体征及其持续的时间。例如"持续发热 2d"。

3. 现病史 详细描述此次患病的情况,包括发病时间、起病过程、主要症状、病情发展、严重程度、接受过何种处理、其他系统和全身的伴随症状,以及同时存在的疾病等。

4. 个人史 包括出生史、喂养史、生长发育史、免疫接种史、生活史等。青少年还应询问月经史

(女孩)、性行为史。根据不同的年龄和健康问题有所侧重。

(1)出生史:小婴儿重点询问,包括胎次与产次,胎龄,分娩方式及过程,母孕期情况,出生时体重、身长,Apgar 评分等。

(2)喂养史:婴幼儿及患营养性疾病和消化系统疾病的患儿重点询问,包括喂养方式(母乳喂养及断奶情况、人工喂养还是混合喂养,若是人工喂养,则询问以何种乳品为主,配制情况,喂哺次数及量),添加辅食的时间、品种及量,进食及大小便情况。年长儿应询问有无挑食、偏食、贪吃零食等不良习惯。

(3)生长发育史:①体格发育指标,如体重、身高(长)、头围增长情况;前囟闭合时间及乳牙萌出时间、数目;②神经心理发育指标,如会抬头、翻身、坐、爬、站、走的时间;语言的发展;对新环境的适应性等。

(4)生活史:包括生活环境、卫生习惯、休息习惯,是否有特殊行为(吮拇指、咬指甲等)。

5. 既往史　包括既往一般健康状况、既往患病史、预防接种史、食物或药物过敏史等。

(1)既往一般健康状况:询问既往健康良好还是体弱多病。

(2)疾病史:患过何种疾病,是否患过传染病,患病时间和治疗情况,有无手术史、住院史。

(3)预防接种史:接种过何种疫苗,接种时间、次数,接种后有无不良反应。

(4)食物药物过敏史:有无过敏性疾病,有无食物、药物或其他物质(花粉、动物皮毛等)过敏史,特别注意药物过敏反应。

6. 家族史　包括家族有无遗传性疾病,父母是否近亲结婚。

7. 心理 - 社会状况　包括性格特征,好动或喜静、合群或孤僻、独立或依赖,以及与同伴的关系;患儿及其家庭成员对住院的反应,住院原因是否了解,医院环境是否适应,治疗护理能否配合,对医护人员是否信任;患儿父母、监护人或抚养人的职业、文化程度等;父母与患儿之间相处的方式;家庭经济状况、居住环境。

(二) 注意事项

1. 在收集健康史前,护理人员应明确目的,安排适当的时间、地点,尊重患儿和家长的隐私。

2. 耐心询问,认真倾听,语言通俗易懂,态度和蔼可亲,争取患儿和家长的信任,获得准确、完整的资料。对患儿本人的叙述要考虑真实性。

3. 如遇急诊或危重患儿,应在简要评估病情的前提下,首先配合医生抢救,或边抢救边询问主要病史,以免耽误救治,病情稳定后再进行完整、详细的询问。

二、身体检查

(一) 内容

1. 一般状况　如营养发育、表情、对周围事物反应、神志、体位或行走姿势等,可在健康史收集时注意观察,比较真实可靠。

2. 一般测量　如体温、呼吸、脉搏、血压、体重、身长(高)、头围、胸围等。

3. 皮肤、皮下组织和淋巴结检查。

4. 头部检查　如头颅、囟门、眼、鼻、嘴唇、口腔、耳等。

5. 颈部、胸部、腹部、肛门及外生殖器、脊柱与四肢及神经反射等检查。

(二) 注意事项

1. 环境舒适　光线充足,温度适中,周围安静。检查用品齐全、适用,根据需要提供玩具、书籍等。检查体位因患儿的年龄与病情而定,婴幼儿可坐或躺在家长的怀里接受检查。为增加患儿的安全感,检查时应尽量让患儿与家长在一起,或让家长在患儿的视线之中。

2. 建立良好关系　检查前与患儿进行适当的交流,微笑,呼唤其名字或乳名,用鼓励或表扬的语言,也可用听诊器或玩具逗其玩耍,消除患儿紧张心理,获得其信任与合作。对于年长儿,可以向其说明检查的部位以及如何配合,问其有何感受等。

3. 检查顺序灵活　身体检查的顺序可根据患儿检查时的情况灵活掌握,心肺听诊、腹部触诊、呼吸及脉搏受哭闹影响,在患儿安静的时候先进行检查;皮肤、四肢、躯干、骨骼、全身淋巴结等容易观察到且不易受影响的部位,随时检查;口腔、咽部和眼睛等刺激性比较大的检查,应放在最后进行;如遇急诊,首先检查生命体征和与疾病有关的部位。

4. 保护患儿　患儿免疫功能差,检查前后清洁双手和消毒听诊器,避免交叉感染。学龄期患儿和青少年还应注意隐私保护。

三、家庭评估

(一) 内容

家庭评估内容包括家庭结构评估和家庭功能评估。家庭成员以及家庭环境是影响儿童身心健康的重要因素。

1. 家庭结构评估

(1)家庭组成:包括整个家庭支持系统。患儿父母目前的婚姻状况,有无分居、离异或死亡情况,患儿对家庭危机事件的反应。

(2)家庭成员的职业及受教育情况:包括患儿父母的职业及其强度、满意度、是否暴露于危险环境,以及地点与家庭住址的距离等;患儿父母所接受的教育和所掌握的技能情况。

(3)文化及宗教特色:包括家庭育儿观念、保健态度和饮食习惯等。

(4)家庭和社区环境:家庭环境包括住房的类型、面积和安全性等;社区环境包括邻里关系、学校位置、上学交通状况、娱乐空间和安全性等。

2. 家庭功能评估　家庭功能涉及家庭成员彼此之间关系和影响力的质量,是决定家庭健康的重要因素。

(1)家庭成员的角色和关系:家庭成员的角色指每个占有特定位置的家庭成员在家庭中的权利、责任与义务。家庭成员的关系指家庭成员之间的亲密程度,是否彼此亲近,相互关心、鼓励,有无偏爱、溺爱、冲突、紧张状态,儿童是否从中获得爱与安全。

(2)家庭的沟通交流:包括家庭成员之间的沟通交流是否充足有效,家庭成员是否感受到温馨、快乐、归属感、安全感、亲密感和家庭幸福感,是否促进儿童生理、心理和社会性成熟。

(3)家庭资源:包括家庭成员有无科学育儿、家庭用药的一般知识、对患儿疾病的认识、提供疾病期间护理照顾的能力等;家庭其他成员的健康状况;家庭的经济、医疗保险情况;与社会的联系情况,能否从中获得支持。

(二) 注意事项

护理人员要善于应用沟通技巧,获得家长的理解和支持、家庭的信任,要对涉及的隐私问题注意保密。

第三节 与患儿及其家长的沟通

沟通是人与人之间信息、观念、态度或情感的传递和反馈的过程,是儿科护理中的重要技能。沟通的方式分为语言和非语言沟通。护患之间良好的沟通是增进护患关系的基础和顺利运用护理程序开展护理的必要条件。运用良好的沟通技巧,与患儿进行沟通,可以帮助儿科护士建立良好的护患关系,解决患儿的健康问题,减轻年龄、住院经历、对疾病的了解程度、家庭的支持以及亲子间的关系等诸多因素对患儿住院反应的影响,使患儿积极配合治疗;与患儿家长进行有效的沟通,有助于儿科护士取得患儿家长信任,从而获得准确的病史资料,能够正确评估患儿及家庭的个性化需求,满足患儿生理、心理和社会多方面的需要,为患儿提供优质护理,促进患儿健康。

一、与患儿的沟通

(一)儿童沟通特点

不同的年龄阶段,儿童在语言和非语言两种沟通方式方面表现不同。5 岁前的儿童在语言沟通方面能力差,抽象思维发育不成熟,词汇量少,不能用语言正确反映自己的想法,如婴儿只能用不同音调、响亮的哭声表达自己的需求;幼儿吐字不清楚,用词不准确,表达的信息也难以理解。在非语言沟通方面儿童能力较好,形象思维较为成熟,能够熟练地通过他人的目光接触、面部表情、仪表、身体的外观、语调和手势、身体的姿势、步态和触摸等获取正确的信息,如有被注射经历的患儿看到身穿白色衣服、手持注射器的人,能很快想到注射导致的疼痛,而产生恐惧心理并开始哭闹。3 岁后的儿童可通过语言并借助肢体动作,形容、叙述某些事情,但往往夸大事实,掺杂个人想象,缺乏条理性、准确性、可信度。8 岁后的儿童才能逐步熟练地使用语言沟通,并逐渐接近成人。

(二)与患儿的沟通技巧

1. 采用适合患儿年龄和发育水平的沟通方式　根据患儿的年龄和发育水平选择适合的方式与患儿沟通。运用语言沟通时,护士要选择患儿能够理解的语言来表达,避免使用不易理解的医学术语和医学常用的省略语;语速要慢,吐字要清晰;随时观察患儿的表情,从中获得可以支持"混淆"或"不理解"的暗示,也可直接询问患儿,以确定语言表达的有效性。运用非语言沟通时,护士要外表整洁,给患儿安全感;善于运用亲切和蔼的表情、温和的语调与声调;适时使用肢体接触,特别是接受入侵性医护措施后,用温柔的搂抱与触摸传达关心、安慰、信任和支持(其母亲或主要照顾者实施更为适合)。

2. 尊重患儿　儿童年龄小,理解能力不成熟,甚至是对外界一无所知,但仍要平等相待,尊重患儿。沟通时,护士要耐心倾听,保持正确的身体姿势、与患儿处以同一水平和不时的目光接触,不要轻易打断谈话或过早做出判断。对幼儿期患儿表现出恐惧、退化性行为时,应给予理解和安慰,不应责备和羞辱。对青春期患儿,以客观不加批判的开放态度与其交流,尊重其想法和隐私。

3. 诚实守信　护士应避免欺骗患儿,即使是善意的,如在注射前,不应告知患儿"打针一点都不痛",应通过适当的触摸、温和的表情、简单的问候,减轻患儿的伤痛,并使其逐渐接受,即使是不愉快的事实。在诊疗程序前,如实向患儿提供有关知识,特别是其将要听到、看到和感受到的事情,使其了解必要性;结束时询问患儿的感受,避免前期交流中存在的误解,失去患儿的信任。护士不要随意向患儿许诺,一旦许诺就一定要实现。

4. 游戏是护患沟通的桥梁　游戏是儿童生活中重要的不

考点提示:游戏的意义

可缺少的活动。适当的游戏可缩短护士与患儿间的距离,促进相互了解。护士可以通过治疗性游戏,了解患儿对家庭、医院的感受,替代语言的安慰,帮助患儿发泄痛苦,并适时进行健康教育。在设计和组织游戏中,护士要考虑患儿的不同年龄阶段与心理发展特点,安排安全、合适的能让患儿感兴趣的游戏,如:婴幼儿只能做简单的类似藏猫游戏;对好奇心很强的学龄前患儿,可与之做具有探讨性的纸牌魔术游戏,引起患儿探索的兴趣。

📖 知识拓展

治疗性游戏

治疗性游戏(therapeutic play)是指儿童生活专家或儿科护士通过游戏的方式协助患儿表达对疾病、检查、治疗护理措施和医院及医护人员的感受、期望和需求,来应对患病和住院所带来的生理和心理的变化。

治疗性游戏分为情绪宣泄性游戏、指导性游戏和生理健康促进性游戏三类。情绪宣泄性游戏:通过游戏,可以缓解焦虑情绪,暂时解决住院期间的冲突,如幼儿期儿童可以通过木槌敲打木钉,表达与家人分离的愤怒;在接受侵入性操作后,让患儿给玩具打针发泄痛苦的内心感受。指导性游戏:将有关住院环境、检查和治疗护理的相关信息提供给患儿,使其学习和熟悉,而后通过游戏促进患儿表达,帮助护士了解患儿的想法,如学龄期儿童可以玩玩具医院,通过医生、护士和患儿的角色扮演游戏或木偶游戏,了解患儿对疾病、住院、诊疗、手术等的认知、感受和需求;也可以通过绘画、讲故事的游戏了解患儿的内心感受。生理健康促进性游戏:可以维持和促进患儿生理健康的游戏,如术后需要进行深呼吸训练时,学龄前期儿童可以吹泡泡、吹动风车,同时这些游戏也可以分散注意力而缓解疼痛。

二、与患儿家长的沟通

(一)与患儿家长的沟通技巧

与患儿的沟通多需其家长的协助或完全依靠家长的叙述,且患儿患病,家长常有内疚、焦虑的心理,均可引起患儿的不安,因此与患儿家长的沟通十分必要。家长对患儿病情的了解,能够稳定患儿和家长的情绪,更好地配合护理计划的实施。沟通须在真诚、尊重的前提下进行,应采取适当的技巧,使沟通顺畅、有效。

1. 建立良好的第一印象 护士与患儿家长初次接触时,应积极热情,展现良好的专业素质,体现对患儿健康状况的关心,耐心倾听患儿家长的观点和想法,能够站在患儿家长的角度了解患儿和患儿家庭面临的问题和困难,取得患儿家长的信任。如果暂时没有足够的时间进行充分的交流,护士应对患儿家长就实情做出解释,另外安排时间,并告知患儿家长获取护士帮助的途径。

2. 使用开放性问题 询问从开放性问题开始,如:"孩子现在怎么样?"使家长能在轻松的氛围下开始话题,有利于家长表露情感、愿意交谈和提供更多的有关患儿的信息。护士应注意从倾听和观察语言和非语言信息中获取较多有用的信息。为避免与患儿家长的交流偏离目标和主题,护士对谈话主题要进行引导和限制。

3. 恰当的处理冲突 因担忧患儿的病情和缺乏医学知识,患儿家长易产生怀疑,表现得挑剔、易怒。护士应针对疾病和进行的各项操作耐心细致地向家长解释,避免使用家长难以理解的医疗术语,争取家长更好地配合。儿科操作难度大,如头皮静脉穿刺,操作时要爱护患儿,遇到穿刺失败时,要及时安抚患儿,向家长表示歉意,争取谅解,并再次谨慎操作或向同事寻求帮助。

(二)住院患儿的家庭健康促进指导

患儿住院使患儿本人和家庭成员的日常生活及角色责任发生变化,带给整个家庭危机,使家庭进入应激状态。家庭能够做出调整,应对危机,缓解压力,以良好的适应帮助和支持患儿应对疾病,并维持正常、健康的家庭功能十分重要。

1. 患儿住院对家庭的影响

(1)对家庭成员的心理影响:在所有家庭成员中,因患儿住院而产生的压力,最先感受到的是其父母。父母所经历的一系列心理反应,从患儿的疾病一经诊断开始,反应的程度受疾病发生的缓急和进程、严重程度、医疗护理措施以及其对疾病的认知程度等因素的影响。在患儿确诊疾病和住院的初期,特别是患儿的疾病较为严重时,父母往往表示否认、质疑和难以接受。接着,在追寻疾病的原因过程中,如有患儿患病或病情加重与父母有关的线索,父母常会感到自责和内疚。父母可能会感到不平和愤怒,并向其他家庭成员和护士发泄,引发矛盾和冲突。在目睹患儿忍受病痛和接受痛苦的诊疗程序时,父母会感到痛苦,面对压力不知所措,产生无助、挫折和孤独感。患儿预后的不确定性或急性期过后,父母则可能会出现焦虑、悲伤和抑郁。

对于有多个孩子的家庭,患儿的住院常会给其兄弟姐妹带来焦虑、害怕等,不同年龄的儿童有不同的心理反应。患儿住院的初期,兄弟姐妹们可能认为他们的某些行为(如不够友爱)导致了患儿的疾病和住院,而感到内疚和自责。同时,兄弟姐妹可能担忧自己患上类似疾病,而产生焦虑和不安。随着患儿住院时间的延长,兄弟姐妹可能嫉妒患儿独占了父母的注意力和关爱,甚至产生怨恨的心理;也可能因父母忙于照顾患儿而被要求更加独立,感到更大的压力。

(2)对家庭功能的影响:在患儿住院的初期,家庭成员会在工作、个人爱好和照顾患儿之间做出调整和妥协来应对危机,如母亲可能会放弃工作或职业抱负去照顾患儿,兄弟姐妹可能会承担部分家务以支持父母;可能会暂缓父母之间的冲突和未解决的婚姻问题等其他家庭危机,但也有可能加剧矛盾,导致家庭成员对立和家庭的分裂。

在患儿住院的延续期,如果患儿疾病未能好转或持续恶化,家庭成员可能会因为患儿的疾病而感到筋疲力尽,可能会希望并逐渐恢复日常生活,将家庭的重心逐渐从患儿身上转移,并逐渐接受由此导致的永久改变。

2. 住院患儿的家庭支持　护士应以患儿及家庭为中心,为家庭提供倾听和支持的机会,评估不同家庭的需要,争取合作,协助家庭参与患儿的医疗护理计划和过程,有针对性地进行干预,帮助家庭应对危机,维持正常功能。

(1)向患儿父母介绍医院的环境、工作人员,讲解相关疾病知识,解释患儿的情况、用药的目的等;安排充足的时间与父母沟通,使用开放性问题向父母提问,倾听患儿父母的感受;提供医院的联系方式,便于有疑问的时候联系;组织住院患儿的父母们座谈,分享患儿住院后的感受和经验,互相提供支持,帮助父母缓解压力。

(2)鼓励并指导父母探视或陪护患儿,并提供各项便利措施,如:陪护的床、简便的生活设施等;鼓励和提醒家庭成员轮换陪护照顾患儿,使患儿父母得到休息,同时,提醒所有家庭成员都要摄取足够营养,保持身体健康,这样才能更好地帮助和支持患儿。

(3)鼓励和提醒父母向患儿的兄弟姐妹解释患儿的情况,安排他们到医院探视,应注意向他们介绍医院环境和设备,鼓励他们参与对患儿的护理;如果不能到医院探视,可以利用现代化的交流手段,建立家庭交流平台,通过文字、语音、图片和视频,告诉他们患儿的病情,探讨对患儿的照顾,分享各自的情绪和心理。

(4)帮助父母理解、应对患儿的兄弟姐妹所经历的心理反应,必要时公开地讨论,了解他们内心的想法和感受,耐心解答他们的疑惑。

(5)鼓励家庭集体活动,如家庭聚餐、集体游戏等。通过活动,家庭成员之间互相鼓励和支持,可以缓解因患儿住院给家庭造成的压力。

第四节 儿童用药特点与护理

药物治疗是儿童综合治疗的重要组成部分,合理、正确地用药在治疗疾病过程中常常起到关键作用。药物的毒、副作用又会对儿童机体造成不良的影响。由于儿童的生理特点、器官结构与代谢能力随年龄变化而变化,对药物的处置能力、对药物作用反应的能力均与成人存在差异,对药物的毒副作用较成年人更为敏感,且儿童起病急,变化快,因此儿童用药的选择、药物剂量的计算、给药方法等问题,必须慎重,严格执行医嘱,合理给药,并注意观察药物的作用和毒副作用。

考点提示:儿童用药特点

一、儿童用药特点

1. 肝、肾功能发育不成熟,对药物的代谢及解毒功能较差 新生儿特别是早产儿的肝、肾功能发育不成熟,肝酶系统不成熟,对某些药物的代谢延长,导致药物的半衰期延长,从而导致药物及其分解产物在体内滞留的时间延长,致使药物的血浓度和毒性作用增加。如婴儿使用氯霉素时,由于肝内葡萄糖醛酸含量少,使不能与肝内葡萄糖醛酸结合的游离态的氯霉素增多,导致氯霉素中毒,产生"灰婴综合征",所以应避免使用氯霉素。肾功能不成熟,延长了庆大霉素和巴比妥类药物排泄的时间,导致药物毒性作用的增加。

2. 婴幼儿血 - 脑屏障不成熟,药物容易通过血 - 脑屏障到达中枢神经系统 婴幼儿血 - 脑屏障不成熟,药物进入体内,易通过血 - 脑屏障,引起中枢神经系统症状。如新生儿对阿片类药物(吗啡、可待因等)特别敏感,易引起呼吸中枢抑制;氨茶碱可引起过度兴奋。

3. 母亲用药可影响胎儿、乳儿 许多药物可通过胎盘屏障,且用药剂量越大、时间越长越易通过胎盘进入胎儿体内。胎儿的胎龄越小,胎儿发育越不成熟,影响越大。如孕妇临产时用吗啡、哌替啶等麻醉剂,可导致新生儿呼吸中枢抑制。某些药物在乳汁中浓度相当高,可引起乳儿发生毒性反应,如苯巴比妥、阿托品、水杨酸盐等药物可影响乳儿,应慎用,卡那霉素、异烟肼有可能引起乳儿中毒,哺乳期应禁用。

4. 易发生电解质紊乱 年龄越小,体液占体重的比例越大,对水、电解质和酸碱的调节能力越不成熟,应用影响水、电解质和酸碱代谢的药物引起中毒的可能性比成人大。如儿童应用利尿后极易发生低钠或低钾血症。

二、药物剂量计算

儿童年龄、体重个体差异大,用药剂量较成人更应准确。还应考虑患儿生理特点、用药目的、病情轻重、药物种类及给药途径等影响因素进行调整。

考点提示:药物剂量计算的方法

（一）按体重计算

按体重计算具有简便易操作的特点，是临床最常用、最基本的计算方法。

$$每日（次）剂量 ＝ 每日（次）每千克体重所需药量 \times 患儿体重（kg）$$

患儿体重应以实际测得值为准，年长儿若计算剂量超出成人量，则以成人量为上限。须连续数日用药，如抗生素、维生素等，先按每日剂量计算，再根据药物的半衰期分次服用。临时对症治疗用药，如退热药、催眠药等，按每次剂量计算。

护理人员需准确、熟练地将医嘱中注射药物剂量转换为抽取注射用药液的量。如：需注射地西泮 2mg，针剂规格为每支 10mg/2ml，则应抽取药液量为 2ml/10mg×2mg=0.4ml。

（二）按体表面积计算

因体表面积与基础代谢等生理活动紧密相关，按其计算药物剂量较其他计算方法更为准确，但计算过程较为复杂，适用于抗肿瘤药和免疫抑制剂等。

$$每日（次）剂量 ＝ 每日（次）每平方米体表面积所需药量 \times 患儿体表面积（m^2）（图 4-1）。$$

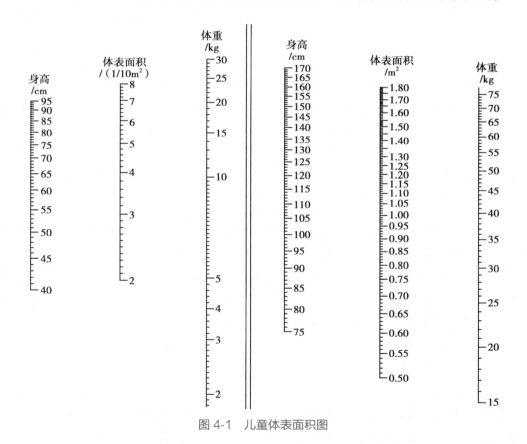

图 4-1　儿童体表面积图

📖 **知识拓展**

儿童体表的面积

儿童体表的面积可按下列公式计算，也可按"儿童体表面积图或表"求得。

$$体表面积（m^2）＝ 体重（kg）\times 0.035+0.1 \quad\quad （体重 \leqslant 30kg 的儿童）$$

$$体表面积（m^2）＝ \left[体重（kg）-30 \right] \times 0.02+1.05 \quad （体重 >30kg 的儿童）$$

计算药物剂量
的方法(微课)

(三) 按年龄计算

按年龄计算适用于剂量幅度大、不需精确计算剂量的药物,如止咳糖浆、营养类药物等。

(四) 以成人剂量折算

以成人剂量折算仅用于未提供儿童剂量的药物,所得剂量一般偏小,不常用。

$$儿童剂量 = 成人剂量 \times 儿童体重(kg)/50$$

三、药物选择及护理

依据儿童年龄、疾病种类和病情,同时考虑儿童对药物的特殊反应和药物的远期影响,慎重选择药物。

(一) 抗生素

既要严格掌握适应证,有针对性地使用,又要注意药物的毒副作用。儿童应用链霉素、卡那霉素等药物时,应注意对听神经和肾脏的损害。长期大量或多种抗生素联合使用,易引起真菌或耐药菌感染,肠道菌群失衡,微生物对药物的耐受性增强,如婴儿应用广谱抗生素易发生鹅口疮和消化功能紊乱等。

(二) 解热药

一般使用对乙酰氨基酚和布洛芬,可以反复使用,但剂量不宜过大。用药后监测患儿体温,观察其出汗情况,注意及时补充液体。新生儿及小婴儿宜用降低环境温度、松解衣被等物理降温的方法。婴儿不宜使用阿司匹林,防止瑞氏综合征的发生。复方解热止痛片不良反应多,婴幼儿禁用。

📖 **知识拓展**

瑞氏(Reye)综合征

瑞氏(Reye)综合征于 1963 年由澳大利亚人 Reye 等首先报告,以出现急性弥漫性脑水肿和肝脏为主的内脏脂肪变性为病理特征,曾被称为脑病合并内脏脂肪变性病,多发生于儿童。

有报道指出病毒感染、大环内酯类抗生素、水杨酸类解热镇痛药可诱发本病。主要临床表现为急性颅内压增高、肝功能障碍,以及随病情而发展的多方面、进行性代谢异常。本病具有自限性,约 1 周内恢复。重者在病初 1~2d 内死亡,存活者可遗留神经系统后遗症。治疗措施有降低颅内压、控制惊厥等,抢救中避免使用水杨酸或吩噻嗪类药。

(三) 镇静止惊药

当患儿出现高热、烦躁不安等情况,可使用镇静止惊药,使其得到休息,促进病情恢复。常用苯巴比妥、地西泮、水合氯醛等,使用中应特别注意观察呼吸情况,以免患儿出现呼吸抑制。

(四) 止咳平喘药

婴幼儿支气管较狭窄,不会主动咳嗽,发生呼吸道感染时分泌物多及痰不易咳出而容易阻塞呼吸道,引起呼吸困难。所以,婴幼儿一般不用镇咳药,多采用祛痰药或雾化吸入以稀释分泌物,配合体位引流、拍背促排痰,使痰易于咳出。哮喘患儿宜局部应用 β_2 受体激动药,必要时可用氨茶碱,并注意观察有无精神兴奋、惊厥、心悸等。新生儿、小婴儿慎用氨茶碱。

(五) 泻药 / 止泻药

儿童便秘一般不宜使用泻药,多采用调整饮食(如吃蔬菜、水果或蜂蜜等)和松软大便的通便法

（如使用开塞露、甘油栓及清洁灌肠等）。儿童腹泻一般不主张使用止泻药,多采用调整饮食、补充液体、适当使用肠黏膜保护剂和调整微生态活菌制剂(如乳酸杆菌、双歧杆菌)。使用止泻药后虽然可以使腹泻暂时得到缓解,但加重了肠道毒素的吸收,甚至有可能发生全身性中毒现象。

（六）驱虫药

广谱高效的驱虫药阿苯达唑(肠虫清)用途广泛,但 2 岁以下儿童禁用。大多数驱虫药易对儿童的肝脏造成损害,加重肾脏的负担。寄生虫有一定寿命,只要不再食入虫卵,寄生虫可逐渐消亡。小婴幼儿症状不明显可不服用驱虫药,感染较为严重时酌情使用。

（七）肾上腺皮质激素

严格掌握适应证,注意药物副作用。诊断未明确一般不用,以免掩盖病情。哮喘、某些皮肤病局部用药。治疗过敏性疾病、重症感染性疾病时短程使用。治疗肾病综合征、白血病和自身免疫性疾病时长期使用。长期使用时应注意对蛋白质、脂肪及糖代谢的影响,对骨骼生长的抑制,以及对机体免疫力的降低作用。水痘患儿禁用,以免病情加重。

四、给药方法

以保证用药效果为原则,结合患儿的年龄、疾病种类和病情轻重等因素,选择适当的药物剂型和给药途径,避免不利因素,减轻患儿痛苦。

考点提示:给药方法

（一）口服法

口服法是最常用的给药方法,只要条件许可,尽量采用口服给药,对患儿身心的不良影响较小。婴幼儿通常选用糖浆、水剂和颗粒剂等较为合适,也可将药片研碎后加少量糖水或果汁(以不超过一茶匙为宜)。为了减少药量损失,可以在药杯中加入少量温开水,如在药杯中滴入鱼肝油之前可加入少量温开水。为避免婴幼儿因药物的苦味产生条件反射而拒绝进食,任何药物均不可混于奶中或其他食物中。婴儿给药时间宜在喂奶前或两次喂奶之间。给药时,婴儿不能完全平卧或哽咽,最好抱起使其抬高头部,不可以捏住鼻子强行灌药,以防呛咳。年长儿通常选用片剂或药丸,尽量鼓励和训练其自己服药,然后给予糖果或果汁去除苦味。使用鼻胃管或胃造瘘管的患儿,口服药物可通过管道注入的方式。

（二）注射法

注射法包括肌内注射法和静脉注射法,静脉注射法又分为静脉推注和静脉滴注。注射法多用于急、重症及呕吐不宜口服药物的患儿,奏效快,但刺激性大,引起疼痛,易造成患儿恐惧。在注射前应做适当的解释,注射中给予患儿鼓励。

对不合作、哭闹挣扎的婴幼儿进行肌内注射,可采取"三快"的特殊注射技术,即进针、注药及拔针均要快,以缩短时间,防止意外的发生。静脉推注多用于抢救,推注速度宜慢,密切观察患儿反应,防止药液外渗。静脉滴注不仅用于给药,还可用于水分及营养素的补充和供给能量等。静脉滴注的滴速应根据患儿年龄、病情予以调节。住院患儿可采用静脉留置针,减少因反复多次穿刺血管所致的疼痛,但因儿童血管细小,操作的难度加大。

（三）外用法

外用药物剂型以软膏为多,也有水剂、混悬剂、粉剂、膏剂等。防止患儿抓、摸使药物误入眼、口而发生意外,需根据不同的用药部位,对患儿的手进行适当约束。

（四）其他方法

呼吸系统疾病患儿常采用雾化吸入。用于治疗新生儿呼吸窘迫综合征的肺泡表面活性物质采用气道给药。灌肠给药采用不多,可用缓释栓剂,如采用肛门给药法给予退热剂或通便剂。采用滴耳法给药时,将患儿头部转向健侧,3 岁以下患儿将耳垂向下向后轻拉,3 岁以上患儿将耳垂向上向后轻拉。婴幼儿不便使用含剂、漱剂,年长儿可用。

（芮 芳）

思考与练习

1. 患儿,女,2 岁,因患急性支气管炎,遵医嘱需用阿米卡星治疗。已知阿米卡星针剂（粉剂）每瓶 0.2g,儿童用量为每日 4mg/kg,每日 2 次,肌内注射。

(1) 请计算该患儿每日阿米卡星的用量。

(2) 若每瓶用 5ml 注射用水稀释,则该患儿每次注射的药液为多少毫升?

(3) 关于给药方法,护士可以给患儿家长做哪些指导?

2. 患儿,男,13 个月,因腹泻、呕吐伴发热 2d,少尿半天入院。患儿家长满头大汗,面色红润,紧蹙眉头,抱着患儿。

(1) 作为一名儿科护士,针对该患儿应采集健康史的内容有哪些?

(2) 应如何与该患儿家长沟通,以促进护患关系?

第五章　营养及营养障碍性疾病患儿的护理

0501

扫一扫，
自学汇

> **学习目标**
>
> 　　1. 掌握婴儿喂养；蛋白质 - 能量营养不良、儿童单纯性肥胖症、维生素 D 缺乏性佝偻病及维生素缺乏性手足搐搦症、锌缺乏症患儿的身体状况、护理诊断及护理措施。
> 　　2. 熟悉儿童能量与营养需求及上述营养障碍性疾病的病因、治疗原则。
> 　　3. 了解上述营养障碍性疾病的发病机制和辅助检查。
> 　　4. 具备按照护理程序对上述营养障碍性疾病患儿实施整体护理的能力。
> 　　5. 能利用相关知识与患儿及家属进行有效的沟通，指导家长科学喂养，实施心理疏导，并开展上述营养障碍性疾病的健康教育。

　　营养是保证儿童健康生长的重要因素。儿童处于生长发育的关键期，营养物质的需求比成人相对要多，但是其消化吸收功能不完善，提供营养物质过多或过少都容易使儿童发生营养紊乱性疾病。因此，科学合理的营养供给对儿童的生长发育和健康成长起着决定作用。

第一节　儿童能量与营养需求

　　营养（nutrition）是指人体获得和利用食物维持生命活动的整个过程。食物中经过消化、吸收和代谢能够维持生命活动的物质称为营养素（nutrients）。营养素分为宏量营养素、微量营养素及其他膳食成分。

一、能量需求

　　能量是维持人体生命活动所必需的营养成分之一。能量以千卡（kcal）或以千焦耳（kJ）为通用单位，1kcal=4.184kJ，或 1kJ=0.239kcal。能量的来源主要由宏量营养素供给，每克蛋白质或每克碳水化合物产生能量 16.8kJ（4kcal），每克脂肪产生能量 37.8kJ（9kcal）。儿童对能量需求包括以下 5 个方面：

（一）基础代谢

　　小儿基础代谢所需要的能量较成人高，随年龄增长而逐渐减少。婴儿每日约需 230kJ（55kcal）/kg，7 岁时需 184kJ（44kcal）/kg，

　　🔲 **考点提示**：儿童能量需求的 5 个方面

到 12 岁时需 126kJ（30kcal）/kg，接近成人。婴幼儿时期，基础代谢的能量需要占总能量的 50%~60%，可能与其生长发育较迅速有关。

（二）食物的热力作用

人体进食后，食物中宏量营养素在代谢的过程中为人体提供了能量，同时在消化、吸收过程中出现能量消耗增多的现象，称为食物的热力作用。三大宏量营养素中蛋白质的热力作用最高。婴儿食物以蛋白质为主，食物热力作用占总能量的 7%~8%，年长儿食物热力作用约占总能量的 5%。

（三）活动消耗

儿童活动所消耗的能量在不同的小儿之间有很大差异。它与身体大小、活动强度、活动时间长短有关。初生婴儿睡眠时间较多，活动量较小，能量消耗较少。随年龄增长，活动量逐渐加大，能量需求量也增加。

（四）生长所需

此项能量需求为儿童所特有，与小儿的生长发育速度成正比。在第一个生长发育的高峰期（婴儿期），这项能量的需求占总热量的 25%~30%，以后逐渐减少，至第二个生长发育高峰期（青春期）又增加。

> 🐾 **考点提示**：儿童特有的能量需求

（五）排泄消耗

排泄消耗是指正常情况下未经消化吸收的食物排出体外所损失的能量。通常不超过总能量的 10%，腹泻时排泄消耗增加。

上述 5 方面的总和为儿童能量的总需求量。婴儿膳食营养素推荐摄入量（RNI）每日为 418kJ（100kcal）/kg。

二、营养需求

（一）宏量营养素

1. **蛋白质** 是构成人体细胞和组织的重要成分，也是人体能量来源之一。组成蛋白质的基本构成是氨基酸，其中在人体内不能合成、必须由食物供给的氨基酸称为必需氨基酸，共有 9 种。

婴幼儿处于生长发育的高峰期，不仅需要蛋白质来补充组织细胞的新陈代谢，还需要蛋白质增加生长发育所需的新组织，因此婴幼儿需要的蛋白质较其他阶段多。人乳喂养的婴儿，每日需蛋白质 2.0g/kg，牛乳喂养者每日需 2.5~3.5g/kg。蛋白质所供能量占每日总热量的 10%~15%。

蛋白质来源于动、植物食品，其中奶、蛋、肉、鱼和豆类中含有的必需氨基酸高，其生物学价值比谷类食物中的蛋白质高。蛋白质摄入不足易引起营养不良、水肿、生长发育迟缓等；摄入过多易加重儿童肾脏负担，导致便秘、食欲差等。

2. **脂类** 包括脂肪和类脂，是机体第二供能营养素，可提供必需脂肪酸，协助脂溶性维生素的吸收，防止散热及保护脏器。婴儿期脂肪所供的能量约占每日总需能量的 35%~50%，其中必需脂肪酸所供能量应占总能量的 1%~3%。

脂肪来源于食物中的乳类、肉类、植物油、坚果、鱼肝油等。脂肪摄入不足易引起营养不良、脂溶性维生素缺乏症；摄入过多易引起肥胖和腹泻。

3. **碳水化合物** 是人体供能的主要来源。2 岁以上儿童膳食中碳水化合物所供给的能量约占总能量的 55%~65%。若碳水化合物供能 <40%，因脂肪过度动员可致营养不良和酸中毒；若 >80% 可致脂肪储存、"泥膏样体质"，均不利于健康。

碳水化合物主要来源于粮谷类和薯类食物。碳水化合物摄入不足易引起低血糖和营养不良，摄入过多易引起肥胖。

(二) 微量营养素

1. **维生素** 不能提供能量,人体需要量不多,但由于体内不能合成或合成的量不足,所以必须由食物供给。主要功能为调节人体的新陈代谢。维生素可分为脂溶性(维生素 A、D、E、K)与水溶性(维生素 B 族和维生素 C)两大类。其中脂溶性维生素可储存于体内,不溶于水,排泄较慢,缺乏时症状出现较迟,过量易中毒,无须每日供应。水溶性维生素因易溶于水,其多余部分可迅速从尿液及汗液中排出,不易在体内储存,必须每日供给。

维生素 A 有促进生长发育和上皮细胞完整的功能,是形成视紫质的必需物质,还能促进免疫功能,主要来源于鱼肝油、蛋黄、有色蔬菜中的胡萝卜素。B 族维生素是各种酶和辅酶的成分,参与体内多种物质代谢。维生素 C 能防治坏血病,主要来源于各种水果和新鲜蔬菜。维生素 D 保证儿童骨骼和牙齿的正常发育。

2. **矿物质** 包括常量元素和微量元素。钙、磷、钠、钾等为常量元素,铁、铜、锌及碘、镁等为微量元素,其中铁、锌、碘为最易缺乏的微量元素。

钙是构成骨髓和牙齿的主要成分,主要来源于乳类、豆类和绿色蔬菜。铁是合成血红蛋白、肌红蛋白和其他酶系统的主要成分,主要来源于动物肝脏、肉类、豆类等。锌是多种酶的组成部分,主要来源于鱼、蛋、肉等。碘为甲状腺激素的主要成分,主要来源于海产品。

(三) 其他膳食成分

1. **膳食纤维** 主要来自植物的细胞壁,为不被小肠酶消化的非淀粉多糖,有吸收水分、软化大便、增加大便体积及促进肠蠕动的功能。

> 考点提示:婴儿每日需水量

膳食纤维来源于水果、新鲜蔬菜及谷类。

2. **水** 是生命活动不可缺少的物质,是体液的重要组成部分。小儿新陈代谢旺盛,需水量相对较多。婴儿每日约需水 150ml/kg,以后每增加 3 岁减少约 25ml/kg,至成人每日需水约 50ml/kg。

第二节 儿童喂养及膳食安排

一、婴儿喂养

> 📖 **案例**
>
> 一位妈妈抱着 6 个月的宝宝到儿保科咨询。宝宝一直纯母乳喂养,妈妈近来发现自己乳汁减少,担心宝宝吃不饱,想添加辅食和鲜牛乳,但不知道如何添加,请求医护人员帮助。
>
> 请问:
>
> 1. 如何指导母亲鲜牛乳的配制方法?
>
> 2. 如何指导家长进行辅食转换?

婴儿喂养的方法有母乳喂养、部分母乳喂养及人工喂养三种,其中母乳是 4~6 个月内的婴儿最适宜的天然食品,故以母

> 考点提示:婴儿喂养方法

乳喂养最为理想。

（一）母乳喂养

考点提示：母乳喂养优点

1. 母乳喂养的优点

（1）营养丰富，易于消化吸收：①母乳含有的蛋白质种类丰富，以乳清蛋白为主，遇胃酸时凝块较小，有利于婴儿消化吸收，且含有较多的必需氨基酸。②母乳中所含脂肪多为不饱和脂肪酸，有利于脑的发育；含有丰富的解脂酶，脂肪颗粒小，易于消化、吸收。③乳糖中多为乙型乳糖，有利于脑的发育，且可抑制大肠埃希菌、促进双歧杆菌和乳酸杆菌的生长，减少婴儿腹泻的发生。④母乳中钙、磷的比例为 2:1，利于钙的吸收，防止发生低钙血症。⑤母乳中矿物质含量较低，适宜小儿不成熟的肾脏代谢功能，且吸收率高，如母乳铁的吸收率为 50%，牛乳仅为 10%，故母乳喂养儿不易发生缺铁性贫血。

（2）增强婴儿免疫力：母乳中含较多的免疫成分，特别是初乳中含量更高，如丰富的 SIgA、大量免疫活性细胞、溶菌酶、乳铁蛋白等，故母乳喂养儿较少发生消化道、呼吸道和皮肤感染。此外，母乳中含有牛磺酸、激素样蛋白、干扰素等生长调节因子，对细胞增殖和发育具有重要作用。

（3）喂哺方便、经济：母乳的温度适宜，不易污染，省时、省力，既经济又方便。

（4）增加母婴的情感交流：在母乳喂养过程中，母亲与婴儿通过皮肤的接触、拥抱、爱抚及对视等，使婴儿获得安全满足感，有利于母婴间情感交流。

（5）有利于乳母产后恢复：哺乳可刺激催乳素分泌，促进子宫收缩，有助于子宫复原。同时哺乳期可抑制排卵、使月经推迟，减少再受孕，实现自然生育调节。此外，哺乳的母亲乳腺癌和卵巢癌的发生率降低。

2. 母乳的成分变化　可分为初乳、过渡乳、成熟乳和晚乳。

（1）初乳：产后 4d 内分泌的乳汁，量较少、略稠而色微黄，含较多蛋白质、各种微量元素及免疫物质，脂肪少，特别适合新生儿的需要。

（2）过渡乳：产后 5~14d 的乳汁，含脂肪高而蛋白质和矿物质逐渐减少。

（3）成熟乳：产后 14d~9 个月的乳汁，营养成分稳定，量随婴儿增长而增加，每日泌乳量可达 700~1 000ml。

（4）晚乳：10 个月以后的乳汁，各种营养成分逐渐下降，量也减少。

3. 母乳喂养的护理

（1）鼓励母乳喂养，宣传母乳喂养的优点。

（2）重视乳母健康，保证乳母精神愉快，营养合理，活动适量，睡眠充足。

（3）指导乳母乳头保健：妊娠后期每日用清水擦洗乳头，如遇乳头内陷者指导其用两手拇指从不同角度按捺乳头两侧并向周围牵拉，每日 1 次至数次；乳头皲裂者，嘱其暂停哺乳，用吸乳器将乳汁吸出，用鱼肝油软膏涂抹皲裂处。

（4）哺乳方法指导：①喂哺前，先做好清洁准备，给婴儿更换尿布，母亲洗手，清洁乳头。②喂哺时母亲多采取坐位，斜抱婴儿，婴儿头、肩置于母亲哺乳侧肘弯部，另一手呈 C 形托住乳房（图 5-1），使婴儿含住乳头和大部分乳晕而不致堵鼻。如奶流过速，为防止婴儿出现呛咳及溢乳，可采取食、中指轻夹乳晕两旁的

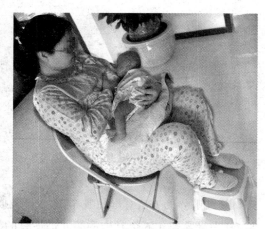

图 5-1　坐位哺乳姿势

"剪刀式"喂哺姿势。每次哺乳婴儿均应吸吮两侧乳房,先吸空一侧,再吸另一侧;每次开始哺喂的乳房要交替进行,防止出现乳房不等大。③喂后将婴儿竖抱,头部靠在母亲肩上,轻拍背部,使空气逸出,防止溢乳,保持右侧卧位,以防呕吐造成窒息。

(5)哺乳时间:新生儿生后半小时内即可开奶,2个月以内婴儿,提倡按需哺乳,不规定时间和次数,以促进乳汁分泌。随婴儿逐渐成长,吸奶量增多,可开始采取定时喂养,3~4个月大约每日6次,4~5个月时每日5次,每次哺乳时间为15~20min,以吃饱为度。

(6)母乳充足表现:每次哺乳能听到吞咽声,喂完后小儿能安静入睡,每天有1次量多或多次少量的大便,小便正常,体重增长正常。

(7)母乳喂养的注意事项:母亲感染HIV、患有严重疾病如慢性肾炎、恶性肿瘤、心功能不全、精神病、癫痫、糖尿病等应停止母乳喂养。

(8)断奶:4~6个月起婴儿应逐渐添加一些辅食,以减少喂乳次数,为将来断奶做准备。一般于10~12个月应完全断奶,世界卫生组织(WHO)建议,纯母乳喂养6个月,母乳喂养至2周岁。如遇炎热夏季或婴儿患病时可延迟断奶。

(二)部分母乳喂养

部分母乳喂养指采用母乳与牛(羊)乳或其他代乳品混合使用的一种喂养方法。有两种方法:①补授法,指因母乳不足时,先喂母乳,将两侧乳房吸空后,再补充乳品或代乳品。②代授法,指乳母因某些原因不能按时哺乳时,用乳品或代乳品代替一次或数次母乳喂养。建议母乳喂养每日不少于3次,以防乳汁分泌减少。

(三)人工喂养

4~6个月内的婴儿完全由牛(羊)乳或代乳品喂养,称为人工喂养。

1. 配方奶 是以牛乳为原料加工改造调配的乳制品,其营养成分接近母乳,在降低酪蛋白和无机盐含量的基础上加入乳清蛋白、不饱和脂肪酸、乳糖等,使其适合婴儿的消化能力和肾功能,且补充适量的维生素和微量元素。配方奶营养全面均衡、容易消化,可为人工喂养儿首选,使用时按年龄选用,严格按产品说明方法冲调。其种类有:

> 考点提示:人工喂养首选奶粉

(1)婴儿配方奶粉:营养接近母乳。

(2)早产儿奶粉:为适应早产儿胃肠消化吸收功能不成熟,并需要供给较多热量和特殊营养素而调配的奶粉。

(3)无乳糖配方奶:应用于对乳糖不耐受的婴儿,以蔗糖、葡萄糖聚合体、麦芽糖糊精、玉米糖浆为碳水化合物来源,适用于先天性乳糖酶缺陷或慢性腹泻导致肠黏膜乳糖酶缺乏的婴儿。

(4)水解蛋白配方奶:确诊对牛奶蛋白过敏的婴儿使用,多用于急性或长期腹泻的婴儿。

(5)其他:低苯丙氨酸配方奶,用于确诊苯丙酮尿症的婴儿使用。另外还有强化铁奶粉、强化维生素D奶粉等。

2. 鲜牛乳

(1)鲜牛乳的特点:是人工喂养常用的代乳品,与人乳相比有一定的缺点和不足,营养成分不及母乳且易被污染。①牛乳中蛋白质以酪蛋白为主,入胃后形成的乳凝块较大,不易消化。②不饱和脂肪酸含量较低,脂肪颗粒大且缺乏脂肪酶,不易消化吸收。③乳糖含量较少,以甲型乳糖为主,有利于大肠埃希菌生长,易发生腹泻。④矿物质较多,易加重肾脏负担。⑤钙磷比例不适宜,钙吸收率低。⑥缺乏各种免疫因子,易患感染性疾病。

(2)鲜牛乳的配制方法

考点提示:鲜牛乳配制方法

①稀释:有利于降低酪蛋白、矿物质的浓度,帮助婴儿消化吸收。生后不满 2 周采用 2:1 奶(2 份牛乳加 1 份水),以后过渡到 3:1 或 4:1 奶,满月后可用全奶。②加糖:牛乳中糖含量低,加糖可以改变其营养成分的比例,有利于吸收、软化大便,防止便秘,一般 100ml 牛乳加糖 5~8g。③煮沸:可达到灭菌的目的,同时使乳凝块变小,利于消化。

(3)8% 糖牛乳量的估算:以每日所需总能量和总液量计算,婴儿每日能量需要为 100kcal(418kJ)/kg,每日需水量 150ml/kg。100ml 牛奶加 8g 糖可产生能量 100kcal(418kJ),故婴儿每日需要 8% 糖牛奶 100ml/kg。一般全日喂补鲜牛奶量不宜超过 800ml。

例如:某婴儿体重 5kg,给 8% 糖牛乳的配制方法

每日需喂 8% 糖牛乳的量:100ml/kg × 5kg=500ml。

每日应补水:150ml/kg × 5kg − 500ml=250ml。

以上奶量及水分,平均分次喂补。

3. 羊乳 营养价值与牛乳相似,但叶酸含量低,长期单独以羊乳喂养可致营养性巨幼红细胞性贫血。

4. 其他牛乳制品及代乳品

(1)全脂奶粉:将鲜牛乳浓缩、喷雾、干燥而成。喂哺时按重量 1:8(1g 奶粉加 8g 水)或按容量 1:4(1 匙奶粉加 4 匙水)计算。

(2)酸牛乳:鲜牛奶中加乳酸杆菌或乳酸等制成,利于消化吸收,适用于消化不良的儿童。

(3)代乳品:如米粉(蛋白质、脂肪含量少,一般只宜做辅助食品)、豆浆、豆浆粉(营养价值比一般谷类高,但不易消化)等。

5. 人工喂养的注意事项 ①选择适宜的奶瓶,奶头孔大小合适,奶液的温度适宜,喂哺时奶嘴中要充满乳汁,哺喂后轻拍后背,使之排出吞咽的空气。②清洁消毒所用餐具。③注意评价婴儿进食情况,记录每日摄入的乳量,观察大小便是否正常。④根据婴儿个体情况适时调整乳量。

(四)婴儿食物转换

随着婴儿的生长发育,6 个月后,无论是母乳还是人工喂养的小儿,都必须及时、逐渐的按顺序添加各种辅助食品,在保证小儿的生理需要的同时,为其转向成人饮食做准备。

1. 食物转换原则 添加辅食应遵循循序渐进的原则,由少到多、由稀到稠、由细到粗、由一种到多种。添加的食品要单独制作,不能用成人食物代替,食物要清淡,无盐或低盐,少糖和油。婴儿患病期间应避免添加新的辅食,以免引起消化不良。

考点提示:食物转换原则

2. 食物转换的具体步骤和方法 见表 5-1。

表 5-1 婴儿食物转换方法

月龄	6 个月	7~9 个月	10~12 个月
食物性状	泥状食物	末状食物	碎状食物
食物品种	强化铁的米粉、米糊、蔬菜汁、水果汁	稠粥、烂面、蛋黄、肉泥、动物血	软饭、面条、全蛋、鱼虾、鸡肉、鸭肉、红肉(猪、牛、羊)
餐次	逐渐增加至 1 餐	4~5 次奶,1~2 餐其他食物	2~3 次奶,2~3 餐其他食物
喂养技术	用勺喂养	学习用手自我喂食,学习咀嚼	学习自己用勺进食、用杯喝奶

3. 食物转换过程中常遇到的问题

(1)食物引入时间和方法不当:太早引入半固体食物会影响母乳铁的吸收,增加食物过敏、肠道

感染的概率;过晚引入又会出现错过味觉、咀嚼功能发育的关键时期,导致孩子出现不会主动咀嚼、吞咽饭菜的异常行为,也不能很好的断乳,从而引起婴儿营养不良。

(2)能量及营养素摄入不足:婴儿后期消化功能发育较成熟,能接受能量密度较高的成人固体食物,如经常食用能量密度低的食物或摄入流质食物过多,婴儿会表现为进食后不满足,体重增长缓慢,影响婴儿的生长发育。

(3)进食频繁:婴儿每日进食超过 7~8 次容易引起胃排空不足,影响婴儿食欲,一般安排一日 6 次进食有利于形成饥饿性的生物循环。

(4)喂养困难:婴儿不能接受食物的味道及性状的改变,表现为喂养不配合、喂养困难,引起生长发育落后。

二、儿童膳食安排

儿童膳食应根据其不同的年龄分期特点,合理安排饮食,满足生长发育所需的能量。

(一)幼儿期膳食

幼儿牙齿逐渐出齐,食物需多样化,以优质蛋白为主,能量要充分。由于幼儿期生长速度较婴儿期减慢,需要量也减少,对周围环境有很大兴趣而对食物的兴趣降低,因此食物制作要做到细、烂、软、碎、易于咀嚼,同时注意色、香、味、形,促进小儿食欲。此期是培养习惯的关键期,应注意培养幼儿的良好饮食习惯和进食技能,指导家长掌握合理喂养的方法和技巧。每日以 5~6 餐为宜。

(二)学龄前期小儿膳食

饮食接近成人,食品制作要多样化,做到粗、细、荤、素食品搭配。由于小儿仍处于生长发育阶段,对各种营养素的需求相对高于成人,要保证能量及蛋白质的摄入。进餐时要保持愉悦、宽松的氛围,使用儿童喜欢的餐具和桌椅。家长要为儿童树立健康的饮食习惯和良好的进餐礼仪的榜样,养成不挑食、不偏食的良好习惯。每日以 4~5 餐为宜。

(三)学龄期小儿膳食

与成人食物基本一致,但因其体格、智力发育加快,学习紧张,活动量大,故对营养素和能量的需求仍比成人相对较多。在合理补充能量的同时注意避免营养过剩。家长在安排饮食时可允许孩子参与到制订食谱和准备工作中,以促进其食欲,尤其要重视早餐。

(四)青春期少年膳食

青春期少年体格发育进入第二高峰期,同时脑力劳动和体力运动消耗较大,食欲通常较旺盛,对各种营养素和总能量的需要量明显增加,应以优质蛋白为主,须合理搭配。此外,女孩因月经来潮,应补充足够铁剂,防止出现营养性贫血。

第三节 蛋白质 - 能量营养障碍

一、蛋白质 - 能量营养不良

> 📖 **案例**
>
> 某日,儿童保健门诊接诊一名患儿,男,2 岁,近一段时间体重下降明显,时有腹泻,情绪不好。经询问患儿挑食严重,每日只进食少量稀饭。相关体格检查后医生初步判断该患儿患有"蛋

白质 - 能量营养不良"。

请问：

1. 如何正确评估该患儿的身体状况并作出护理诊断？

2. 如何指导家长对患儿进行正确的饮食护理？

蛋白质 - 能量营养不良（protein-energy malnutrition，PEM）又称营养不良，是指因长期缺乏能量和 / 或蛋白质引起的一种营养缺乏症，多见于 3 岁以下的婴幼儿。主要临床特点为体重不增、体重减轻、皮下脂肪减少和水肿，常伴有各系统器官不同程度的功能紊乱。临床常见 3 种类型：以能量供应不足，消瘦为特征的消瘦型；以蛋白质供应不足，水肿为特征，外观虚胖的水肿型；介于两者之间的消瘦 - 水肿型。

> 考点提示：营养不良好发的年龄

【概述】

1. 病因

（1）喂养不当：是营养不良最主要的原因。如奶粉配制不合理；该添加辅食而未及时添加；长期喂哺单纯淀粉食物，缺乏蛋白质和脂肪；不良的饮食习惯，如进食不定时、厌食、偏食等。

> 考点提示：营养不良最重要的原因

（2）消化吸收障碍：迁延性或慢性腹泻、某些消化道先天畸形（如唇裂、腭裂、先天性肥大性幽门狭窄等），以及严重的先天性心脏病等，均可影响食物的消化和吸收。

（3）需要量增加：急、慢性传染病后的恢复期，早产及多（双）胎，生长发育迅速的时期等，都可导致需要增加而出现营养不良。

2. 病理生理

（1）新陈代谢异常：糖原不足或消耗过多导致的低血糖症；体内脂肪大量消耗，使血清胆固醇下降，当体内脂肪消耗超过肝脏的代谢能力时可引起肝脏脂肪浸润性变性；蛋白质供给不足或消耗增加，形成负氮平衡，致血清蛋白下降，严重时出现低蛋白性水肿。细胞外液常呈低渗状态，血钙、血钾偏低。

（2）各系统功能低下：消化液及各种酶分泌减少，活性减低，影响各种营养素消化吸收，易发生腹泻；心肌收缩力减弱，心输出量减少，血压偏低，脉搏细弱；肾小管重吸收能力减低，尿比重下降；神经系统调节功能失常，反应迟钝，记忆力减退；特异性和非特异性免疫功能低下，易并发各种感染。

【护理评估】

1. 健康史 评估患儿是否有喂养不当史，是否有消化系统解剖或功能上的异常及其他疾病史，是否有早产、多（双）胎等。

> 考点提示：营养不良的早期表现及皮下脂肪消减的顺序

2. 身体状况

（1）临床表现：营养不良的早期表现为体重不增，随后出现体重减轻，严重者皮下脂肪逐渐减少或消失。皮下脂肪消减的顺序是腹部、躯干、臀部、四肢、面部。皮肤干燥、苍白，皮肤弹性逐渐减低，额部出现皱纹。肌张力逐渐下降，肌肉松弛、萎缩，呈"皮包骨"样。重度者可有精神萎靡、反应差、消化功能紊乱、体温低等，可出现重要脏器器官功能的损害。部分患儿由于血浆白蛋白的明显降低出现凹陷性水肿。临床上依据各种症状的程度将营养不良分为轻、中、重三度，见表 5-2。

表 5-2 婴幼儿不同程度营养不良的临床特点

	轻度（Ⅰ度）	中度（Ⅱ度）	重度（Ⅲ度）
体重低于正常均值	15%~25%	25%~40%	40% 以上
腹壁皮下脂肪厚度	0.8~0.4cm	<0.4cm	消失
身长	正常	稍低	明显低于正常
皮肤颜色及弹性	正常	苍白、弹性差	苍白、无弹性
肌张力	正常	降低	低下、肌肉萎缩
消瘦	不明显	明显	"皮包骨"样
精神状态	正常	烦躁不安	萎靡、反应低下、抑制与烦躁交替

（2）并发症：①营养不良小儿常因缺乏造血物质而并发营养性贫血，以缺铁性贫血最常见。②多种维生素缺乏，以维生素 A 缺乏最常见，可出现眼干燥症、口腔炎及末梢神经炎等。③感染，由于免疫力低，易患各种感染，如呼吸道感染、腹泻、尿路感染等。④自发性低血糖，是最严重的并发症，若不及时诊治，可致死亡。

> **考点提示**：营养不良常见并发症

知识拓展

眼 干 燥 症

眼干燥症是维生素 A 在重度缺乏阶段的经典表现。夜盲和暗中视物不清是最早表现，持续数周后，开始出现外观眼结膜、角膜干燥，失去光泽，自觉痒感，泪液减少，眼部检查可见结膜近角膜边缘处干燥起皱褶，角化上皮堆积形成泡沫状白斑，称结膜干燥斑或毕脱斑。继而角膜发生干燥、浑浊、软化，自觉畏光、眼痛，常用手揉搓眼部易导致感染，严重时可发生角膜溃疡、坏死，引起穿孔，虹膜、晶状体脱出，导致失明。

对于眼部的局部治疗，为预防发生结膜和角膜的继发感染，可采用抗生素眼药水（0.25% 氯霉素）或眼膏（0.5% 红霉素）治疗，每日 3~4 次，以减轻结膜和角膜的干燥不适。如果角膜出现软化和溃疡时，可采用抗生素眼药水和消毒鱼肝油交替滴眼，约 1h 1 次，每日不少于 20 次。治疗时动作要轻柔，勿压迫眼球，以免角膜穿孔，虹膜、晶状体脱出。

3. 心理 - 社会状况　评估患儿父母对育儿知识的掌握情况及对疾病的认识程度，评估父母角色是否称职及其家庭的经济状况。

> **考点提示**：辅助检查最具特征性的改变

4. 辅助检查　最具特征性的改变是血清白蛋白浓度降低，但因半衰期长而不够灵敏。血浆胰岛素样生长因子 -1 降低是蛋白质营养不良早期诊断灵敏且可靠的指标。多种血清酶活力下降。血糖、胆固醇降低，维生素及微量元素缺乏。

5. 治疗要点　本病无特异性的治疗方法，多采取综合性措施，包括去除病因，调整饮食，促进消化功能，治疗并发症。

（1）去除病因：积极治疗原发病，如消化道畸形、感染性疾病及消耗性疾病，改善喂养方法。

（2）调整饮食：根据患儿病情程度、消化功能及对食物的耐受程度，由低到高逐步调整。水肿型要多补充蛋白质，消瘦型要多补充能量。食物要从流质、半流质到普通饮食，添加辅食要从少量开始。

进食困难者,必要时可鼻饲喂养。

1) 能量的供给:①轻度营养不良患儿,可从每日 250~330kJ (60~80kcal)/kg 开始,逐渐增加至每日 585kJ(140kcal)/kg,一般 体重可获满意增长,待体重接近正常后,再逐渐恢复正常能量

> **考点提示**:不同程度营养不 良患儿开始供给能量时的量

的供应。②中、重度营养不良患儿,先从每日 165~230kJ(40~55kcal)/kg 开始,可逐步小量增加至每日 500~727kJ(120~170kcal)/kg,待生长发育接近正常后,恢复正常生理需要量。

2) 蛋白质的供给:从每日 1.5~2.0g/kg 开始,逐步增加到 3.0~4.5g/kg。可给予蛋类、肝泥、肉末等高蛋白的食物。

(3) 促进消化功能:①可口服胃蛋白酶助消化。②肌内注射苯丙酸诺龙,每次 10~25mg,每周 1~2 次,连用 2~3 周,用药同时注意供给足够蛋白质和能量。③食欲极差者可试用葡萄糖疗法:胰岛素皮下注射 2~3U,每日 1 次,注射前口服葡萄糖 20~30g 或静脉注射 25% 的葡萄糖 40~60ml,以防止出现低血糖,1~2 周为 1 个疗程。④锌制剂有增进食欲的作用,可每日口服元素锌 0.5~1mg/kg。此外,可配合中医中药、捏脊、推拿等来促进消化吸收。

(4) 治疗并发症:积极治疗各种继发感染及并发症,纠正水、电解质紊乱,注意补充液体总量,控制输液速度,防止出现心力衰竭。维生素及微量元素缺乏者注意补充。

【常见护理诊断 / 问题】

1. 营养失调:低于机体需要量 与能量和 / 或蛋白质不足有关。

2. 有感染的危险 与免疫功能低下有关。

3. 潜在并发症:低血糖、营养性缺铁性贫血、维生素 A 缺乏。

4. 有发育迟缓的危险 与营养物质缺乏,不能满足生长发育的需要有关。

5. 知识缺乏:患儿家长缺乏合理喂养知识。

【护理措施】

1. 调整饮食,增加营养 饮食的量和食物的种类应根据患儿的消化能力和病情调整,原则为由少到多、由稀到稠、循序渐进,直至恢复正常饮食。应选高蛋白、高能量、易消化且富含维生素和微量元素的饮食。母乳喂养者可根据患儿的食欲按需哺乳,人工喂养儿从稀释奶开始,适应后逐渐增加奶量和浓度并注意按时添加辅食,年龄大的儿童要及时纠正偏食、挑食的不良的饮食习惯。

2. 改善食欲,促进消化吸收 遵医嘱给予各种消化酶及维生素 B 族,用苯丙酸诺龙促进机体蛋白质合成,用胰岛素或锌制剂促进食欲,必要时可给予静脉营养,当患儿体液量需要相对较多而心、肾功能较差时,输液速度宜慢。

3. 防治感染 进行保护性隔离,防止交叉感染,室内空气新鲜、清洁,保持皮肤清洁干净。

4. 病情观察 密切观察患儿的病情变化,及时纠正水、电解质紊乱,防止出现低血糖,定期测体重、身高及皮下脂肪厚度。

5. 健康指导 向患儿家长介绍营养不良的相关知识,帮助家长为患儿安排合理的生活作息制度,纠正不良的饮食习惯,坚持户外运动,保证充足的睡眠,按时接种,预防感染,做好生长发育监测,有先天畸形患儿要及时手术治疗。

二、儿童单纯性肥胖症

儿童单纯性肥胖症(obesity)是由于长期的能量摄入超过人体的消耗,使体内脂肪蓄积过多,体重超过参考范围的一种营养障碍性疾病,约占儿童肥胖 95% 以上,不仅影响小儿健康,还是成人肥

胖症、高血压、冠心病、糖尿病等的诱因。

【概述】

1. 病因

(1)营养素摄入过多:是肥胖的主要原因。摄入过多的高热量和高脂肪食物,超过机体代谢需要而转化成脂肪储存在体内,导致肥胖。

(2)活动过少:患儿缺少活动及适当的体育锻炼,不能将多余的能量消耗掉也是引起肥胖的原因。

(3)遗传和环境因素:肥胖有高度的遗传性,双亲或单亲有肥胖者则其子女肥胖症的发生率远较双亲无肥胖者为高。家庭环境中父母不良的饮食习惯直接导致孩子出现不良的饮食习惯。因此,遗传和环境的相互影响也导致肥胖的产生。

(4)出生体重:新生儿出生时体重≥4 000g的儿童中,有超过1/3以上超重或肥胖,提示高出生体重是儿童肥胖的一个重要危险因素。

(5)其他:进食过快、精神创伤和心理因素等均可引起肥胖。

2. 病理生理　引起儿童单纯性肥胖症最根本的病理变化是脂肪代谢紊乱,由脂肪细胞的数量增多和/或体积增大引起。人体脂肪细胞数目的增多主要在出生前3个月、生后1年及青春期3个阶段,这3个阶段肥胖特点为脂肪细胞数量增多且体积增大,治疗较为困难,并且容易复发。这3个阶段之外发生的肥胖,脂肪细胞体积增大但数目正常,治疗较易见效,且不易复发。

患儿有体温调节和能量代谢改变,温度觉不敏感,产热消耗小,低体温倾向。脂类代谢常有血浆甘油三酯、胆固醇、极低密度脂蛋白增加,故成年后易发生动脉硬化、冠心病、胆石症等疾病。蛋白质主要是嘌呤代谢异常,血尿酸水平增高,易发生痛风。同时伴内分泌系统甲状腺激素、甲状旁腺激素、生长激素、性激素、糖皮质激素、胰岛素等分泌的变化。

【护理评估】

1. 健康史　应详细评估患儿的饮食及生活习惯,评估家族中有无肥胖的亲人,评估患儿有无精神创伤和心理障碍。

2. 身体状况

(1)症状:单纯肥胖症可发生在小儿的任何年龄阶段,婴儿期、5~6岁及青春期多见。患儿常表现为食欲旺盛,进食量多,喜食甜食、高脂肪食物,不喜活动。重度肥胖小儿由于胸廓及膈肌活动受限,使肺通气不足,肺泡换气量减少,可引起低氧血症、气急、发绀,甚至出现心脏增大及充血性心力衰竭以致死亡,称肥胖-换氧不良综合征。

(2)体征:可见皮下脂肪多,以大腿、腹部为甚,可出现白色或紫色皮纹。性发育较早,男孩可见阴茎掩藏在脂肪中而显得过小,乳房因脂肪较多似女性。女孩月经初潮提前。由于体重过重,患儿长期行走可形成扁平足、膝内翻或膝外翻。

(3)肥胖分度:当体重超过同性别、同身高儿童正常标准的10%~19%为超重,超过20%的诊断为肥胖症。①轻度肥胖:超过正常标准的20%~29%。②中度肥胖:超过正常标准的30%~49%。③重度肥胖:超过正常标准的50%。

3. 心理-社会状况　评估患儿是否因体形肥胖、怕被人讥笑而出现自卑、胆怯、孤独等心理障碍,评估患儿家长是否对肥胖症引起的危害有足够认识。

4. 辅助检查　可有血胰岛素水平增高,血清甘油三酯、胆固醇增高,肝脏B超检查可有脂肪肝。

5. 治疗要点　单纯性肥胖的治疗原则是减少产热能食物的摄入,增加机体对热能的消耗,使体内脂肪不断减少,从而达到控制体重的目的。饮食治疗和运动疗法是最主要的措施。

(1)饮食疗法:多推荐低脂肪、低糖类和高蛋白、高微量营养素、适量纤维素食谱。以每日每公斤体重蛋白质的供应不少于 2g 为原则,以瘦肉、鱼及豆制品为主。主食量逐渐减少,开始时可减少 1/3,逐步达到 200~250g/d。限制主食后可多吃蔬菜、水果和杂粮,防止儿童感到饥饿。

(2)运动疗法:适当的运动能促使脂肪分解,减少胰岛素分泌,使脂肪合成减少,蛋白质合成增加,促进肌肉发育。选择患儿喜欢的活动,每天坚持至少 30min,运动时要循序渐进,不要突然增加运动量,防止出现食欲亢进而不能达到控制饮食的目的。

(3)行为矫正和心理治疗:纠正儿童不良的饮食习惯应首先改变家庭不良的生活方式,养成晚餐不过饱、不吃零食、不吃宵夜等好习惯,同时减慢进食速度,细嚼慢咽。父母要关心、鼓励、帮助患儿树立信心,必要时可与患儿设立目标,相互监督,一起努力,以增强患儿减肥的动力。

(4)药物治疗:一般不主张应用。

【常见护理诊断 / 问题】

1. 营养失调:高于机体需要量　与摄入高能量食物过多和 / 或运动过少有关。

2. 体像紊乱　与肥胖引起自身形体改变有关。

3. 社会交往障碍　与肥胖造成心理障碍有关。

4. 知识缺乏:患儿及家长缺乏合理营养知识。

【护理措施】

1. 控制饮食　选择高蛋白、低脂肪、低碳水化合物的食物,如蔬菜、豆制品、瘦肉、鱼、蛋等,避免油煎食品及甜食,培养良好的饮食习惯,避免过饱,但要注意控制饮食量及种类的同时必须满足基本营养和生长发育需要。

2. 增加活动　鼓励患儿进行体育运动,选择患儿喜欢且容易坚持的活动,如采取散步、慢跑、跳绳等不剧烈的体育锻炼,逐渐增加运动量和运动时间,以运动后轻松愉快,不感到疲劳为原则。

3. 心理护理　鼓励患儿建立信心,消除因肥胖带来的自卑、焦虑心理,避免对患儿不良的进食习惯经常进行指责而引起患儿精神紧张,避免看电视、玩游戏时间过长,创造机会鼓励其参加力所能及的活动,增加社会交往。

4. 健康指导　母孕期时要强调不应摄入过多的营养品,防止出现胎儿体重过大,造成胎儿生后肥胖。向患儿及家长讲解肥胖带来的危害,讲解科学喂养知识,同时强调改变家庭不良的生活习惯的重要性,鼓励家长培养小儿良好的饮食习惯,认识到肥胖是一个长期过程,必须长期坚持饮食和运动相配合治疗。

第四节　维生素 D 缺乏性疾病

一、维生素 D 缺乏性佝偻病

📖 案例

宝宝,女,10 个月,近一个月妈妈发现宝宝经常无诱因出现哭闹,夜间尤甚,汗多,至今不能扶站。经询问患儿自出生到现在纯母乳喂养,未添加辅食,户外活动较少,经做相关检查后医生初步诊断为"维生素 D 缺乏性佝偻病"。

请问：

1. 如何正确评估该患儿的身体状况？

2. 如何指导家长对患儿进行正确护理？

维生素 D 缺乏性佝偻病（rickets of vitamin D deficiency），简称佝偻病，是由于小儿体内维生素 D 缺乏导致钙、磷代谢紊乱，造成以骨骼病变为特征的一种全身慢性营养性疾病。本病常见于 2 岁以下的婴幼儿，是我国儿科重点防治的四病之一。北方地区发病率高于南方。

【概述】

1. 维生素 D 的来源、转化及生理功能

（1）维生素 D 的来源：有内源性和外源性两种。①人类皮肤中的 7- 脱氢胆固醇经日光紫外线的照射，变为内源性维生素 D_3（胆骨化醇），是人类维生素 D 的主要来源。②食物中获取的维生素 D 是外源性来源，其中动物性食物提供维生素 D_3，植物食物提供维生素 D_2（麦角骨化醇），但含量都很少。③胎儿通过胎盘从母体中获得。

（2）维生素 D 的转化：维生素 D_2 和 D_3 都无活性，需要在肝脏和肾脏进行 2 次羟化作用，最后生成 1,25- 二羟基胆骨化醇才能被人体所利用。

（3）维生素 D 的生理功能：①促进肠道对钙、磷的吸收。②促进旧骨溶解，释放钙、磷，增加肾小管对钙、磷的重吸收。③刺激成骨细胞，促进钙盐沉着。

2. 病因

（1）日光照射不足：是最主要的原因。长期不在户外运动的儿童，即使室内阳光充足，但玻璃可阻挡紫外线的照射，城市高楼、尘埃、雾霾等阻挡阳光的照射，冬季日光照射时间短及小儿穿衣较厚等都可导致本病的发生。

> **考点提示**：佝偻病最重要的病因

（2）摄入量不足：食物中及母乳中维生素 D 含量很少，不能满足小儿生长发育的需要，若不及时补充维生素 D，易发生本病。

（3）生长发育迅速，需要量多：婴儿期、早产儿、双胞胎生长速度快，维生素 D 需要量大，容易发生缺乏。

（4）疾病和药物的影响：胃肠疾病、肝胆疾病及肾脏疾病可影响到维生素 D 的吸收与利用；长期抗惊厥药物的应用可加速维生素 D 的分解和代谢，糖皮质激素有对抗维生素 D 对钙的转运作用。

（5）围生期维生素 D 储存不足：如母亲患有严重营养不良、慢性腹泻及早产、双胎等可使婴儿维生素 D 储存不足。

3. 发病机制　当维生素 D 缺乏时，肠道对钙、磷的吸收减少，血钙降低，刺激甲状旁腺分泌功能亢进，甲状旁腺激素促进骨盐溶解，钙磷释放到血中，使血钙暂时恢复正常。但甲状旁腺激素抑制肾小管对磷的再吸收，造成磷大量经肾排出，使血磷和钙、磷乘积下降，导致骨样组织钙化障碍，成骨细胞代偿增生，局部骨样组织堆积，碱性磷酸酶分泌增加，出现一系列骨骼变化及血生化异常（图 5-2）。

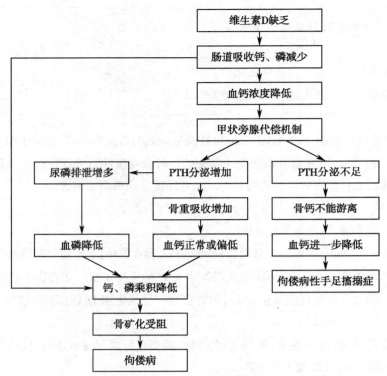

图 5-2 维生素 D 缺乏性佝偻病及手足搐搦症的发病机制

【护理评估】

1. 健康史 评估患儿的喂养方法、生活环境及户外活动情况;评估患儿是否有胃肠、肝、肾疾病及药物应用史;是否早产、双胎;询问孕母妊娠期是否补充维生素 D 制剂。

2. 身体状况 多见于 3 个月~2 岁的婴幼儿,先出现神经精神症状,随后出现骨骼改变伴肌肉松弛,临床上分为四期。

(1)初期(早期):多见于 6 个月以内,特别是 3 个月以内的小婴儿。以非特异性神经精神症状为主要表现,如小儿易激惹、烦躁、睡眠不安、易惊、多汗。由于头部多汗致婴儿常摇头擦枕,可出现枕秃(图 5-3)。

> 考点提示:佝偻病初期表现

(2)活动期(激期):此期神经精神症状更为明显,主要表现是骨骼改变和运动功能发育迟缓。

> 考点提示:佝偻病骨骼改变

1)骨骼改变

①头部:颅骨软化(多见于 3~6 个月的婴儿),按压枕骨或顶骨后部有如按乒乓球样感觉;方颅,7~8 个月婴儿易发生额骨和顶骨双侧骨样组织增生的对称性隆起,称为"方颅"(图 5-4);前囟增宽、闭合迟;出牙延迟,严重患儿牙齿排列不齐,牙釉质发育不良。

②胸部畸形:多见于 1 岁左右儿童。肋骨与肋软骨交界区呈钝圆形隆起如串珠状,称为肋骨串珠,以第 7~10 肋最为明显;因肋骨软化呼吸时被膈肌牵拉而向内凹陷,形成肋膈沟,也称郝氏沟(图5-5);肋骨与胸骨相连处软化内陷,胸骨柄前突,形成鸡胸;胸骨剑突部内陷,形成漏斗胸。

③四肢:腕、踝部膨大,由于骨样组织增长而致腕、踝部呈钝圆形隆起,称"手镯"(图 5-6)、"脚镯"征;下肢畸形,由于骨质软化和肌肉关节松弛造成儿童站立、行走后形成 O 形腿或 X 形腿(图 5-7,图 5-8),严重者可发生病理性骨折。

④脊柱侧弯或后突畸形,严重者会出现扁平骨盆,女性患儿成年后可致难产。

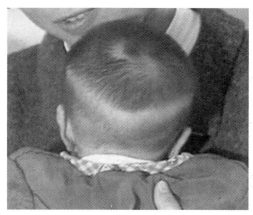

图 5-3 枕秃

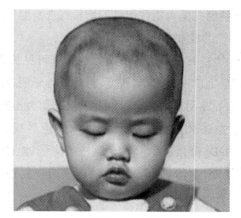

图 5-4 方颅

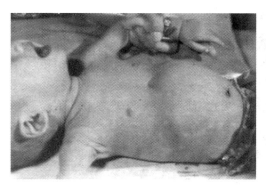

图 5-5 肋膈沟

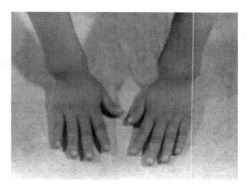

图 5-6 手镯征

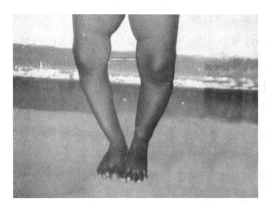

图 5-7 O 形腿

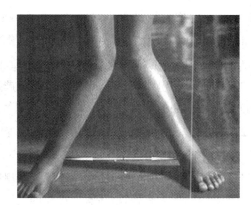

图 5-8 X 形腿

2)运动功能发育迟缓:全身肌张力低下,韧带松弛,小儿颈项软弱无力,坐、站、行等发育较晚,腹肌张力减退时,腹部膨隆而呈蛙腹状。

3)神经、精神发育迟缓:重症患儿条件反射形成慢,情感、语言及动作发育落后,免疫功能低下,易并发感染。

(3)恢复期:经适当治疗后,患儿临床症状及体征逐渐减轻及消失。

(4)后遗症期:多见于 2 岁以后小儿。此期临床症状消失,只留下不同程度的骨骼畸形。

3. 心理 - 社会状况 评估患儿父母对本病的认识程度,对患儿出现的骨骼变化有无焦虑;还应注意评估患儿是否随着年龄的增长对自身形象产生自卑等不良心理活动。

4. 辅助检查

(1)骨骼X线改变:初期,X线检查可见长骨骨骺端钙化带正常或稍模糊;活动期,钙化带消失,干骺端呈毛刷样、杯口状改变,骨骺软骨带明显增宽,骨质密度减低,可有骨干弯曲或青枝骨折;恢复期,骨骼异常明显改善;后遗症期,仅遗留有不同程度的骨骼畸形。

(2)血生化检查:初期,血钙浓度正常或稍低,血磷浓度降低,碱性磷酸酶正常或增高,血清25-(OH)D$_3$降低;活动期,血钙浓度降低,血磷降低明显,钙磷乘积降低,常小于30,碱性磷酸酶增高;恢复期,血清钙、磷、钙磷乘积逐渐恢复正常,碱性磷酸酶下降;后遗症期,各项血生化检查均为正常。

知识拓展

两种特殊类型佝偻病

1. 先天性佝偻病　常由于孕母体内维生素D的极度缺乏,新生儿出生后就有典型佝偻病症状,前囟过大,骨缝增宽,后囟未闭,常伴低钙惊厥。血钙、磷降低,碱性磷酸酶增高,X线检查有典型佝偻病改变。

2. 晚发性佝偻病　多见于北方地区,发病年龄以12、13岁最多见,以下肢酸痛、无力为主要症状,还有多汗、疲倦、下肢麻木、腓肠肌痉挛及睡眠不安等表现,其主要原因为日光照射不足。X线检查有典型佝偻病骨骼的改变。维生素D治疗有效。

---

5. 治疗要点　治疗目的是控制激期,防止骨骼畸形。

考点提示:活动期口服维生素D剂量及预防量

(1)活动期:以口服补充维生素D为主、加强营养、多晒太阳为主要措施。每日50~125μg(2 000~5 000IU)或者1,25-(OH)$_2$D$_3$ 0.5~1.0μg口服,连用4~6周后,改为预防量,每日400~800IU。重症或伴有其他疾病不能坚持口服者,可肌内注射维生素D$_3$ 30万IU或维生素D$_2$ 40万IU,视病情2~4周后可重复一次,注射后2~3个月用预防量口服。有低钙血症表现、严重佝偻病和营养不良时,注意补充钙剂,防止出现血钙浓度降低引起的抽搐。

(2)恢复期:一般可通过多晒太阳、改善营养即可。在寒冷的冬季和阳光不是很充足的春季可口服维生素D预防量防止复发。

(3)后遗症期:主要是矫形治疗。轻度骨骼畸形在治疗后可自行恢复或在生长过程中自行矫正。患有严重骨骼畸形如鸡胸、漏斗胸等可在佝偻病治愈后加强体格锻炼,如扩胸运动、抬头运动等。严重的下肢畸形至3岁后仍未自行纠正而影响行走者可考虑手术矫正。

(4)合理的营养供给:提供富含维生素D和钙剂的食物,每天到户外运动,多晒太阳,但应避免长期大量应用维生素D制剂,防止出现维生素D的中毒。

【常见护理诊断/问题】

1. 营养失调:低于机体需要量　与维生素D摄入不足及日光照射不足有关。

2. 潜在并发症:维生素D中毒及骨骼畸形。

3. 有感染的危险　与免疫功能低下有关。

4. 知识缺乏:患儿及家长缺乏佝偻病的预防和护理知识。

【护理目标】

1. 患儿及时得到维生素 D 的补充,临床症状减轻或消失,辅助检查恢复正常。

2. 患儿发生维生素 D 的中毒及骨骼畸形时能得到及时发现并处理。

3. 患儿不发生感染。

4. 家长能说出佝偻病的预防措施和护理要点。

【护理措施】

1. 补充维生素 D

(1)增加日光照射:坚持户外活动,尽量多暴露皮肤。

(2)饮食调整:提倡母乳喂养,按时添加辅食,尽量选用富含维生素 D 的食物,如蛋黄、牛奶、动物肝脏及瘦肉等。

(3)按医嘱给予维生素 D 制剂:注意密切观察病情,防止出现维生素 D 中毒。

(4)积极治疗影响维生素 D 代谢的相关疾病。

2. 并发症处理

(1)密切观察有无维生素 D 中毒的情况:早期有厌食、烦躁、恶心、呕吐、顽固性便秘、低热、体重下降等症状。重症可出现惊厥、血压升高、心律不齐、尿频及酸中毒等。一旦出现,及时与医生联系。

📖 **知识拓展**

维生素 D 中毒原因及治疗

近年来屡有维生素 D 中毒的报道,已经引起儿科医师的重视。维生素 D 中毒原因有以下几点:①短期内多次大剂量应用维生素 D 治疗佝偻病。②预防量过大,每日过多摄入,或大剂量维生素 D 数月内反复肌内注射。③误将其他骨骼代谢性疾病或内分泌疾病诊断为佝偻病而长期大剂量摄入维生素 D。一般小儿每日服用 500~1 250μg(2 万 ~5 万 IU),或每日每公斤体重 50μg(2 000IU),连用数周或数月即可引起中毒。部分敏感小儿每日 100μg(4 000IU),连用 1~3 个月即可中毒。

疑维生素 D 过量中毒即应停服维生素 D,如血钙过高应限制钙的摄入,同时限制富含钙的食物摄入。口服氢氧化铝或依地酸二钠,减少肠道对钙的吸收,口服泼尼松抑制肠内钙结合蛋白的生成,也可试用降钙素。注意保持水和电解质的平衡。

---

(2)预防骨骼畸形及骨折:衣着应柔软、宽松,床铺松软,避免久坐、早坐、早站和早行走,以防骨骼畸形。护理操作时动作应轻柔,避免强力牵拉。对已有的骨骼畸形可向患儿家长示范矫正的方法,如胸廓畸形可做俯卧位抬头展胸运动;O 形腿按摩外侧肌群,X 形腿按摩内侧肌群;必要时可行外科手术矫治。

3. 预防感染　保持室内空气新鲜,避免去人多的场所,防止交叉感染;加强皮肤护理。

4. 心理护理　向患儿家长讲解本病可能出现的并发症,引导其正确面对,防止出现焦虑等消极情绪。

5. 健康指导　主要是指导患儿家长如何预防佝偻病。

(1)胎儿期预防:妊娠后期,胎儿对维生素 D 和钙、磷的需要量不断增加,因此孕妇要经常到户外活动,多晒太阳,多食富含维生素 D、钙、磷食物,对患有低钙血症或骨软化症的孕妇要积极治疗,对于冬季妊娠或体质较差孕妇,在妊娠后期可补充维生素 D 和钙剂以预防先天性佝偻病。

(2)0~18 岁健康儿童的预防:多晒太阳是预防维生素 D 缺乏性佝偻病的有效措施,应保证儿童每天平均户外活动时间 1~2h,对于年龄较小的婴儿应注意户外晒太阳要循序渐进,逐渐增加接受阳光的皮肤面积。补充维生素 D 制剂,推荐剂量为 400IU/d。

(3)早产儿预防:对于出生体重小于 1 800~2 000g 的早产儿,母乳强化剂或早产儿专用配方奶的使用对预防佝偻病的发生非常重要;当患儿体重大于 1 500g 且能够耐受全肠道喂养,可口服补充维生素 D 400IU/d,最大量 1 000IU/d,3 个月后改为维生素 D 400~800IU/d。

【护理评价】

1. 患儿体内维生素 D 的含量是否增加;出现维生素 D 的中毒及骨骼畸形时是否能及时发现并正确处理;是否发生感染。

2. 家长是否能说出本病的预防和护理知识并能正确应用。

二、维生素 D 缺乏性手足搐搦症

维生素 D 缺乏性手足搐搦症(tetany of vitamin D deficiency)又称佝偻病性低钙惊厥,主要是由于维生素 D 缺乏而甲状旁腺代偿功能不足,引起血钙浓度降低,导致神经肌肉兴奋性增高,出现惊厥、喉痉挛、手足搐搦等表现。本病以 6 个月以内婴儿为多。

维生素 D 缺乏使血钙浓度降低,甲状旁腺代偿性分泌增加,维持血钙浓度正常。当甲状旁腺功能代偿性分泌不足时,血钙浓度低于正常,当血清钙浓度低于 1.75~1.88mmol/L(7.0~7.5mg/dl),或游离钙降至 1.0mmol/L(4mg/dl)时,可引起神经肌肉兴奋性增高的表现。因此,血清离子钙浓度降低是引起本病的直接原因。

【护理评估】

1. 健康史 评估患儿有无维生素 D 缺乏的病史、户外活动情况、喂养史等。

2. 身体状况

(1)典型症状:血清钙浓度通常低于 1.75mmol/L。①惊厥:最常见的症状,多见于小婴儿。为突发面部肌肉痉挛及四肢抽搐,两眼上翻,神志不清,持续发作数秒至数分钟,发作次数可

> 考点提示:维生素 D 缺乏性手足搐搦症典型症状

数日 1 次或 1 日数次。发作停止后入睡,醒后活泼如常,一般不发热。发作轻时患儿表现仅有短暂的双眼上翻、面肌抽动,神志清楚。②手足搐搦:最典型的表现,多见于较大婴幼儿,表现为突然手足肌肉痉挛呈弓状,手腕部屈曲,手指伸直,拇指贴近掌心(图 5-9);踝关节伸直,足趾同时向下弯曲,呈"芭蕾舞足"(图 5-10)。发作停止后活动自如。③喉痉挛:最严重的表现,多见于婴儿,由于声门和喉部肌肉突然痉挛,出现吸气性呼吸困难,严重者可发生窒息,甚至死亡。

(2)隐性体征:血清钙浓度通常在 1.75~1.88mmol/L,无典型症状时,体检可见神经肌肉兴奋性增高的体征。①面神经征:以手指尖或叩诊锤叩击患儿颧弓与口角间的面颊部引起眼睑和口角抽动为面神经征阳性。新生儿可出现假阳性。②陶瑟征:用血压计的袖带包裹上臂,打气后使血压维持在收缩压与舒张压之间,5min 之内该手出现痉挛为阳性。③腓反射:用诊锤叩击膝下外侧腓骨小头上方腓神经处,引起足向外侧收缩即为阳性。

3. 心理 - 社会状况 评估患儿家长对本病的认识程度,评估患儿及家长有无焦虑和恐惧心理。

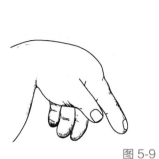
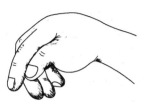
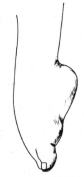

图 5-9 "助产士"手　　　　图 5-10 芭蕾舞足

4. 辅助检查　血清钙浓度低于 1.75~1.88mmol/L(7.0~ 7.5mg/dl),游离钙低于 1.0mmol/L(4mg/dl),血磷正常或升高。

> 考点提示:惊厥或喉痉挛的急救处理

5. 治疗要点　控制惊厥及喉痉挛,补充钙剂和维生素 D。

(1)急救处理:①控制惊厥和喉痉挛,可针刺人中、合谷、百会等穴位,缓慢静脉注射地西泮,每次 0.1~0.3mg/kg,或 10% 的水合氯醛保留灌肠,每次 40~50mg/kg。②惊厥时立即吸氧,喉痉挛者快速将舌拉出口外,进行人工呼吸或加压给氧,必要时气管插管,保持呼吸道通畅。

(2)钙剂治疗:惊厥或喉痉挛发作时,可将 10% 葡萄糖酸钙 5~10ml 加入 10% 的葡萄糖溶液 (10~20ml)稀释后缓慢静脉注射(需 10min 以上),重症可重复 2~3 次。惊厥停止后可改为口服钙剂,按元素钙(200~500)mg/d 给予。

(3)维生素 D 治疗:症状控制后按维生素 D 缺乏性佝偻病补充维生素 D。

> ### 知识拓展
>
> **维生素 D 缺乏性手足搐搦症的诊断及常见鉴别诊断**
>
> 1. 诊断　婴儿出现反复发作的无热惊厥,发作后神志清楚,无神经系统阳性体征;较大婴幼儿及儿童出现手足搐搦者要先考虑本病。有佝偻病症状或体征者有助于诊断。测定血清钙低于 1.75mmol/L 或离子钙低于 1.0mmol/L 时可确诊。惊厥发作时静脉注射钙剂有效可作为诊断性试验治疗。
>
> 2. 常见鉴别诊断
>
> (1)低血糖症:有惊厥症状,血糖常低于 2.2mmol/L,口服糖水或静脉注射葡萄糖后立即好转。
>
> (2)低镁惊厥:血清镁低于 0.58mmol/L,一般在临床上对钙剂治疗无效的无热惊厥,要考虑到低镁惊厥的可能。
>
> (3)原发性甲状旁腺功能减退:多见于较大儿童,临床表现为间歇性惊厥和手足搐搦,主要特点是低血钙、高血磷、碱性磷酸酶正常或降低。

【常见护理诊断 / 问题】

1. 有窒息的危险　与惊厥、喉痉挛有关。

2. 有受伤的危险　与惊厥、手足搐搦有关。

3. 营养失调:低于机体需要量 与维生素 D 缺乏有关。

4. 知识缺乏:家长缺乏对小儿惊厥及喉痉挛的护理知识。

【护理措施】

1. 预防窒息 惊厥发生时,使患儿立即平卧,头偏向一侧,清除呼吸道分泌物及呕吐物;喉痉挛发作时,将舌拉出口外,必要时行人工呼吸或气管插管,密切观察呼吸状况。

2. 预防受伤 惊厥发作时应就地抢救,避免将患儿紧抱、摇晃、强行牵拉患儿肢体等以免外伤。创造安全的环境,病床两侧加护栏,床周围可用柔软护围保护,以防惊厥或搐搦发生摔伤。上下牙齿之间可垫牙垫或缠有纱布的压舌板,防止舌咬伤。

3. 遵医嘱合理补充维生素 D,定期进行户外活动,补充富含维生素 D 的食品。

4. 健康指导 向家长讲解本病病因及预后,以取得家长的配合与理解。讲解患儿抽搐时的正确处理方法,讲解坚持每日户外活动,合理喂养,补充维生素 D、钙剂的重要性。指导患儿家长出院后按医嘱给小儿补充维生素 D 和钙剂,并强调口服钙剂时应与乳类分开,最好在两餐间服用,以免影响钙的吸收。

第五节 锌 缺 乏 症

锌缺乏症(zinc deficiency)是指各种原因引起的儿童体内锌缺乏,导致患儿出现食欲减退、生长发育迟缓、皮炎及异食癖为主要临床表现的营养素缺乏性疾病。锌为人体必需的微量元素之一,仅次于铁,主要存在于骨、牙齿、毛发、肝脏及肌肉中。2 岁以下儿童多见。

【概述】

1. 病因

(1)摄入不足:是锌缺乏的主要原因。动物性食物的锌含量及生物利用率均高于植物性食物,长期素食易发生锌的缺乏。

(2)吸收减少或丢失过多:由于疾病所造成,如腹泻可减少锌的吸收;反复腹泻、外伤、发热等,可使锌丢失过多;牛乳含锌量与母乳相似,但牛乳锌吸收率远低于母乳锌,故长期纯牛乳喂养也可致锌缺乏。

(3)需要量增加:生长发育迅速的婴儿对锌的需求相对较多,早产或低出生体重儿出生时储存锌不足及生后快速的生长,对锌的需求也高于正常的足月儿,因此可能发生相对的锌缺乏。

2. 发病机制 锌影响蛋白质的合成,会引起生长发育的迟缓;锌可以提高免疫功能,缺乏时可导致免疫功能受损;可影响味觉功能,出现食欲减退及厌食;也可与胰岛素形成复合物,延迟降血糖作用,从而出现内分泌功能异常。

【护理评估】

1. 健康史 评估患儿喂养情况、疾病史、食欲情况及生长发育情况。

2. 身体状况 消化功能减退,可表现食欲缺乏、厌食、异食癖;生长发育落后、体格矮小、性发育迟延;缺锌使脑 DNA 和蛋白质合成障碍,出现智能落后;免疫功能低下,可出现反复口腔溃疡、伤口愈合延迟、发生各种感染;也可出现脱发、夜盲等。

3. 心理 - 社会状况 评估家长对锌缺乏知识的认识程度,是否产生焦虑心理。评估患儿是否因为身材矮小出现自卑情绪。

4. 辅助检查 空腹血清锌低于 10.07μmol/L(65μg/dl)是 10 岁以下儿童的正常下限。餐后血清锌浓度反应试验(PICR)>15% 提示缺锌。发锌、尿锌不作为缺锌的可靠指标。

5. 治疗要点

(1)积极治疗原发病,如腹泻。

(2)进食含锌较丰富的食物,如肉类、全谷、豆类和甲壳类动物等。

(3)口服锌制剂,如葡萄糖酸锌口服液,按每日锌元素(0.5~1.0)mg/kg,相当于葡萄糖酸锌(3.5~7)mg/kg 的剂量给予,一般疗程为 4 周;早产儿一般按元素锌每日 0.3mg/kg 补给。儿童患腹泻病时,应常规补充锌20mg/d(小于 6 个月 10mg/d),补充 10~14d。锌剂毒性很小,但要注意锌剂剂量过大可引起胃部不适、恶心、呕吐等消化道刺激症状,甚至出现脱水和电解质紊乱。

【常见护理诊断 / 问题】

1. 营养缺乏:低于机体需要量　与锌摄入不足、吸收障碍及丢失过多有关。

2. 有感染的危险　与锌缺乏致机体免疫功能降低有关。

3. 知识缺乏:家长缺少相关知识。

【护理措施】

1. 合理补锌　婴儿应母乳喂养,按时添加肝、鱼、瘦肉、动物血等富含锌的辅食。纠正儿童偏食、挑食的习惯。按医嘱补充锌剂。

2. 预防感染　保持室内空气清新,注意个人卫生,做好食具消毒,如发生口腔溃疡者做好口腔护理,同时防止出现消化道及呼吸道的感染。

3. 健康指导　向患儿及家长讲解锌缺乏症的相关知识,讲解锌的需要量,鼓励母乳喂养,按时添加辅食,选择含锌较多且易吸收的食物,培养儿童良好的饮食习惯。

(邢晓红)

扫一扫,
看总结

思考与练习

1. 患儿,男,1 周岁。体重 6.3kg,身长 72cm,部分母乳喂养,没有添加辅食。查体:T 36.3℃,P 106 次 /min,R 35 次 /min,精神烦躁不安,皮肤弹性差,腹部皮下脂肪 0.3cm。

(1)应考虑哪种疾病? 从哪些方面进行评估?

(2)该患儿主要护理措施有哪些?

2. 患儿,女,4 个月。部分母乳喂养,户外活动极少,近日烦躁不安,易激惹,夜啼,头部多汗。查体:可见枕秃,顶骨后部指压时有乒乓样感,无骨骼畸形。X 线检查无明显异常,诊断为佝偻病。

(1)该患儿处于佝偻病哪一期? 如何进行口服维生素 D 的治疗?

(2)如何对患儿家长进行健康宣教?

3. 患儿,女,4 个月。人工喂养,户外活动少,体质弱,长期头部多汗,今晨起突然出现惊厥症状,两眼上翻,肢体抽搐伴意识障碍,持续 1min 自行缓解后活泼如常,不发热。

(1)该患儿抽搐的原因是什么?

(2)该患儿出现抽搐时,如何进行急救?

扫一扫,
测一测

第六章 消化系统疾病患儿的护理

> 💡 **学习目标**
>
> 1. 掌握口炎、腹泻病和肠套叠患儿的身体状况、护理诊断、护理措施及儿童液体疗法与护理。
> 2. 熟悉口炎、腹泻病和肠套叠的病因、治疗原则及儿童常见水、电解质和酸碱平衡紊乱。
> 3. 了解儿童消化系统解剖生理特点、儿童体液平衡特点及常见消化系统疾病的发病机制、辅助检查。
> 4. 具备按照护理程序对常见消化系统疾病患儿实施整体护理的能力。
> 5. 能利用相关知识与患儿及家长进行有效的沟通,实施心理疏导,并开展口炎、腹泻病和肠套叠的健康教育。

第一节 儿童消化系统解剖生理特点

(一) 口腔

足月新生儿出生时已有舌乳头,唇肌、咀嚼肌、两颊脂肪垫发育良好,故生后即具有较好的吸吮和吞咽功能,早产儿则较差。新生儿及婴幼儿口腔黏膜薄嫩,血管丰富,唾液腺发育差,唾液分泌少,口腔黏膜干燥,易受损伤和感染。3~4个月婴儿唾液分泌开始增多,5~6个月明显增多,由于口底浅,不能及时吞咽所分泌的全部唾液,常出现生理性流涎。3个月以下婴儿唾液中淀粉酶含量低,故不宜喂淀粉类食物。

(二) 食管

新生儿和婴儿食管呈漏斗状,黏膜薄嫩、腺体缺乏、弹力组织和肌层尚不发达,食管下端贲门括约肌发育不成熟、控制能力差,常发生胃食管反流,一般在8~10个月时症状消失。各年龄期儿童食管长度:新生儿为8~10cm,1岁为12cm,5岁为16cm,学龄儿童为20~25cm。

(三) 胃

婴儿胃呈水平位,贲门和胃底部肌张力低,而幽门括约肌发育较好,易发生幽门痉挛,吸乳时又常吸入空气,故易发生溢乳和呕吐。各年龄期儿童胃容量:新生儿为30~60ml,1~3个月为90~150ml,1岁为250~300ml,5岁为700~850ml。因哺乳后不久幽门即开放,胃内容物逐渐流入十二指肠,故实际哺乳量常超过上述胃容量。胃排空时间因食物种类不同而异:水为 1.5~2h,母乳为 2~3h,牛乳为 3~4h。早产儿胃排空慢,易发生胃潴留。

(四)肠道

婴儿肠道相对较成人长,一般为身长的 5~7 倍。肠黏膜血管丰富,小肠绒毛发育较好,有利于消化吸收;但肠壁薄、通透性高、屏障功能差,故肠内毒素、消化不全产物及变应原等可经肠黏膜吸收进入体内,引起全身性感染和变态反应性疾病。肠黏膜肌层发育差,肠系膜柔软而长,升结肠与后壁固定差,肠活动度大,易发生肠套叠和肠扭转。

(五)肝脏

年龄越小肝脏相对越大,正常婴幼儿肝脏可在右肋下 1~2cm 触及,6~7 岁后则不易触及。婴儿肝脏结缔组织发育较差,肝细胞再生能力强,不易发生肝硬化;但肝细胞发育未完善,肝功能不成熟,解毒能力差,在感染、缺氧、中毒、药物等因素影响下易发生肝肿大和变性。婴儿期胆汁分泌较少,故对脂肪的消化和吸收功能较差。

(六)胰腺

出生时胰液分泌少,3~4 个月时胰腺发育较快,分泌量随年龄增长而增多。新生儿和婴幼儿胰脂肪酶和胰蛋白酶的活性均较低,对脂肪和蛋白质的消化和吸收功能较差,易发生消化不良。婴幼儿胰液及其消化酶的分泌易受天气和疾病影响而被抑制,易发生消化不良。

(七)肠道细菌

胎儿肠道内无菌,生后数小时细菌即从口、鼻、肛门侵入肠道,主要分布在结肠和直肠。肠道菌群受食物成分影响,母乳喂养儿以双歧杆菌为主;混合喂养和人工喂养儿肠内的大肠埃希菌、嗜酸杆菌、双歧杆菌及肠球菌所占比例几乎相等。正常肠道菌群对侵入肠道的致病菌有一定的拮抗作用,但婴幼儿肠道正常菌群脆弱,易受许多因素影响而致菌群失调,引起消化功能紊乱。

(八)健康儿童粪便

1. 胎粪　呈墨绿色,黏稠,无臭味,不含细菌,是由胎儿肠道脱落的上皮细胞、浓缩的消化液及吞下的羊水组成,多数于生后 12h 内开始排,约 2~3d 排完。若生后 24h 内无胎粪排出,应注意检查有无肛门闭锁等先天性消化道畸形。

2. 母乳喂养儿粪便　呈黄色、金黄色或绿色,多为均匀糊状或较稀薄,偶有细小乳凝块,不臭,呈酸性反应。每日排便 2~4 次,一般在添加辅食后次数减少。

3. 人工喂养儿粪便　呈淡黄色或灰黄色,较干稠,含乳凝块较多,有臭味,呈中性或碱性反应。每日排便 1~2 次,易发生便秘。

4. 混合喂养儿粪便　粪便与人工喂养者相似,但质地较软、颜色较黄。添加谷类、蛋、肉、水果、蔬菜等辅食后,粪便性状逐渐接近成人,每日排便 1 次。

第二节　口　　炎

📖 案例

某日,护士小李接诊一出生 20d 的宝宝。经询问,近 3d 宝宝的口腔黏膜出现白色乳凝块样小点,融合成片,不易擦去,吃奶不受影响,无烦躁、哭闹、流涎、发热,大小便正常。小李告知家长,宝宝患有鹅口疮。

请问:

1. 如何正确对宝宝进行口腔清洗和局部涂药?

2. 如何对家长进行鹅口疮相关知识的健康宣教?

疱疹性口炎
(微课)

口炎(stomatitis)是指口腔黏膜的炎症,若病变仅局限于舌、齿龈、口角亦可称为舌炎、齿龈炎或口角炎,大多由病毒、细菌、真菌引起,亦可因局部受理化因素刺激而引起。本病多见于婴幼儿,可单独发病,亦可继发于急性感染、腹泻、营养不良、维生素 B 或 C 缺乏等全身性疾病。食具消毒不严、口腔卫生不良或由于各种疾病导致机体抵抗力下降等因素均可诱发本病。

临床常见的口炎有鹅口疮、疱疹性口炎,溃疡性口炎已少见。

【护理评估】

1. 健康史 评估患儿有无急性感染、腹泻、营养不良等疾病史;有无长期应用广谱抗生素或糖皮质激素史;患儿家长有无乳具消毒的习惯;评估患儿有无发热、流涎等症状及出现的时间等。

2. 身体状况

(1)鹅口疮(thrush;oral candidiasis):又称雪口病,为白色念珠菌感染所致,多见于新生儿及营养不良、腹泻、长期应用广谱抗生素或激素的患儿,新生儿多由产道感染或因哺乳时乳头不

> 考点提示:三种口炎的病原体及口腔黏膜特点

洁、奶具污染而感染。本病特征是在口腔黏膜上出现白色乳凝块样小点或小片状物,可融合成片,不易擦去,强行剥离后可见局部潮红、粗糙、溢血。患儿一般无全身症状,患处不痛,不流涎,不影响吃奶。鹅口疮以颊黏膜最常见,其次是舌、齿龈、上腭。重者可向呼吸道和消化道蔓延,出现呕吐、吞咽困难、声音嘶哑或呼吸困难。

(2)疱疹性口炎(herpetic stomatitis):由单纯疱疹病毒 I 型感染所致,多见于婴幼儿,无明显季节性,传染性强,常在卫生条件差的家庭及集体托幼机构中感染传播,引起小流行。起病时发热,体温达 38~40℃,齿龈红肿,触之易出血,继而在口腔黏膜上出现单个或成簇的小疱疹,直径 2~3mm,周围有红晕,迅速破溃后形成浅表溃疡,表面有黄白色纤维素性分泌物覆盖,多个小溃疡可融合成大溃疡,有疼痛、烦躁、哭闹、拒食、流涎等症状,常伴颌下淋巴结肿大。疱疹常见于齿龈、口唇、舌、颊黏膜,有时累及上腭和咽部。病程 1~2 周,淋巴结肿大可持续 2~3 周。本病需与疱疹性咽峡炎鉴别,后者由柯萨奇病毒引起,多发生于夏秋季,疱疹主要分布在咽部和软腭,有时可见于舌,但不累及齿龈和颊黏膜,颌下淋巴结常无肿大。

(3)溃疡性口炎(ulcerative stomatitis):主要由链球菌、金黄色葡萄球菌、肺炎链球菌、铜绿假单胞菌或大肠埃希菌等引起,多见于婴幼儿,常发生于急性感染、长期腹泻等机体抵抗力下降时,口腔不洁更有利于细菌繁殖而致病。口腔各部位均可发生,起病时口腔黏膜充血水肿,继而形成大小不等的糜烂或溃疡,表面有纤维素性炎性分泌物形成的灰白色或黄色假膜覆盖,易擦去,露出溢血创面,有疼痛、烦躁、哭闹、拒食、流涎等症状,发热时体温可达 39~40℃,局部淋巴结肿大,严重者可出现脱水和酸中毒。

3. 心理 - 社会状况 口炎患儿常因疼痛而烦躁、哭闹,家长对本病的病因、护理方法不了解,常有焦虑情绪;疱疹性口炎传染性强,可在托幼机构引起小流行,应注意评估托幼机构有无采取预防口炎的相关措施。

4. 辅助检查 ①鹅口疮:取白膜涂片,加 10% 氢氧化钠 1 滴镜检可见真菌的菌丝和孢子。②疱疹性口炎:血白细胞计数正常或减少,继发细菌感染时可增多。③溃疡性口炎:血白细胞计数和中性粒细胞增多。

5. 治疗要点 治疗以保持口腔清洁、局部涂药、对症处理为主(表 6-1),注意补充水分及营养,细菌感染或继发细菌感染者使用抗生素。

📌 考点提示:三种口炎的口腔清洁与局部涂药

表 6-1 三种口炎的口腔清洁与局部涂药

	鹅口疮	疱疹性口炎	溃疡性口炎
口腔清洁	2% 碳酸氢钠溶液	3% 过氧化氢溶液或 0.1% 依沙吖啶(利凡诺)溶液	3% 过氧化氢溶液或 0.1% 依沙吖啶(利凡诺)溶液
局部涂药	10 万~20 万 U/ml 制霉菌素鱼肝油混悬溶液	碘苷(疱疹净)、锡类散、2.5%~5% 金霉素鱼肝油、2% 利多卡因等	锡类散、2.5%~5% 金霉素鱼肝油、2% 利多卡因等

【常见护理诊断 / 问题】

1. 口腔黏膜受损 与口腔感染有关。

2. 体温过高 与感染有关。

3. 疼痛 与口腔黏膜糜烂和溃疡有关。

4. 营养失调:低于机体需要量 与疼痛引起拒食有关。

5. 知识缺乏:患儿家长缺乏口炎的预防和护理知识。

【护理措施】

1. 促进口腔黏膜愈合

(1)口腔护理:鼓励患儿多饮水,进食后漱口,以保持口腔黏膜湿润和清洁。根据不同病因选择不同溶液清洁口腔,年长儿可用含漱剂。对流涎者,及时清除分泌物,保持皮肤清洁、干燥,避免引起皮肤湿疹及糜烂。

(2)正确涂药:为确保局部用药达到目的,涂药前应先用纱布或干棉球放在颊黏膜腮腺管口处或舌系带两侧,以隔断唾液,防止药物被冲掉;然后再用干棉球将病变部位表面吸干后再涂药,动作要轻、快、准;涂药后嘱患儿闭口 10min 后取出纱布或棉球,并嘱患儿不可立即漱口、饮水或进食。

2. 维持体温正常 密切监测体温变化,体温 >38.5℃时给予物理降温,必要时药物降温,同时做好皮肤护理。

3. 饮食护理 供给高热量、高蛋白、高维生素的温凉流质或半流质食物,避免摄入刺激性和粗硬食物。对因口腔黏膜糜烂、溃疡引起疼痛影响进食者,可在进食前局部涂 2% 利多卡因。对不能进食者,可给予肠道外营养,以确保能量与液体的供给。

4. 心理护理 安抚患儿,减轻患儿哭闹。与家长多沟通,消除家长焦虑情绪,取得理解与配合。

5. 健康指导 向家长讲解口炎发生的原因、影响因素及口腔护理知识;指导家长食具专用,定期煮沸消毒;纠正患儿吮指、不刷牙等不良习惯,养成进食后漱口的卫生习惯;宣传均衡饮食对提高机体抵抗力的重要性,培养良好的饮食习惯,避免偏食、挑食;疱疹性口炎具有较强的传染性,应注意隔离,以防传播。

第三节 腹 泻 病

> **📖 案例**
>
> 　　11月的某日凌晨5时,一对夫妇抱着9个月大的宝宝急匆匆来到儿科急诊室就诊。值班护士小王立即上前询问得知:孩子昨天下午开始发热,随后出现呕吐、腹泻,晚上加重,已解蛋花汤样便10多次,量多,凌晨1时开始一直未解小便。小王同时发现孩子表情淡漠,口唇、皮肤极干燥,眼窝、前囟极凹陷,哭无泪,四肢凉。
>
> 　　请问:
>
> 　　1. 如何正确评估患儿的脱水程度?
>
> 　　2. 如何为患儿制订合理的补液方案?

　　腹泻病(diarrhea)是一组由多种病原、多种因素引起的以大便次数增多和大便性状改变为特点的消化道综合征,严重者可引起水、电解质和酸碱平衡紊乱,以6个月~2岁婴幼儿多见,1岁以内约占半数。一年四季均可发病,以夏秋季发病率最高。本病是我国儿科重点防治的四病之一,是造成儿童营养不良、生长发育障碍的主要原因之一。

【概述】

　　1. 病因

　　(1)易感因素

　　1)消化系统发育不成熟:胃酸和消化酶分泌不足,消化酶活性低,对食物质和量变化的耐受性差。

　　2)生长发育快:对营养物质的需求相对较多,消化道负担较重。

　　3)机体防御功能差:婴儿胃酸、血清免疫球蛋白、胃肠道SIgA均较低,对感染的防御能力差。

　　4)肠道菌群失调:新生儿出生后尚未建立正常肠道菌群,或因滥用广谱抗生素导致肠道菌群失衡,使正常菌群对入侵肠道致病微生物的拮抗作用丧失而引起肠道感染。

　　5)人工喂养:由于人工喂养儿缺乏从母乳中获取SIgA、乳铁蛋白、巨噬细胞、粒细胞、溶菌酶等抗肠道感染作用的免疫活性物质,而且动物乳中的免疫物质在加热过程中被破坏,以及食物、食具易被污染,故人工喂养儿肠道感染发生率明显高于母乳喂养儿。

> **🔒 考点提示:**秋冬季腹泻的病原体

　　(2)感染因素

　　1)肠道内感染:可由病毒、细菌、真菌、寄生虫引起,以病毒和细菌多见。①病毒感染:寒冷季节的婴幼儿腹泻80%由病毒感染引起,尤以轮状病毒引起的秋冬季腹泻最为常见,其次有星状病毒、杯状病毒和肠道病毒(包括埃可病毒、柯萨奇病毒、肠道腺病毒等)。②细菌感染(不包括法定传染病):以致腹泻大肠埃希菌最常见,包括致病性、产毒性、侵袭性、出血性和黏附-集聚性大肠埃希菌五大组;其次是空肠弯曲菌和耶尔森菌等。③真菌感染:以白色念珠菌多见;④寄生虫感染:常见的有蓝氏贾第鞭毛虫、阿米巴原虫和隐孢子虫等。

　　2)肠道外感染:患中耳炎、上呼吸道感染、肺炎、泌尿道感染、皮肤感染等感染性疾病时,由于发热及病原体毒素作用使消化功能紊乱而产生腹泻。

（3）非感染因素

1）饮食因素

①喂养不当：多为人工喂养儿，如过早添加辅食、喂养不定时、喂养量过多等。

②过敏因素：如对牛奶蛋白或大豆蛋白等过敏而引起腹泻。

③其他因素：乳糖酶活力降低或双糖酶缺乏导致肠道对糖的不耐受而引起腹泻。

📖 知识拓展

乳糖不耐受性腹泻

乳糖不耐受是由于乳糖酶分泌少，不能完全消化分解母乳或牛乳中的乳糖所引起的非感染性腹泻，又称乳糖酶缺乏症。婴幼儿腹泻后因肠道黏膜受损，会使小肠黏膜上的乳糖酶遭到破坏，导致奶中乳糖消化不良，引起乳糖不耐受性腹泻。特别是轮状病毒性肠炎后，容易继发乳糖不耐受。

母乳和牛乳中的糖类主要是乳糖，小肠尤其是空肠黏膜表面绒毛的顶端乳糖酶的分泌量减少或活性不高就不能完全消化和分解乳汁中乳糖，部分乳糖被结肠菌群酵解成乳酸、氢气、甲烷和二氧化碳。乳酸刺激肠壁，增加肠蠕动而出现腹泻。二氧化碳在肠道内产生胀气和增加肠蠕动，使儿童表现为烦躁不安，偶尔还可能诱发肠痉挛出现肠绞痛。

乳糖不耐受患儿食用含双糖（包括乳糖、蔗糖、麦芽糖）的饮食可使腹泻加重，所以应采用无乳糖配方奶粉。

2）气候因素：气候突然变冷，腹部受凉使肠蠕动增加；天气过热致消化液分泌减少或口渴，喝奶过多，均可诱发消化功能紊乱而引起腹泻。

2. 发病机制

（1）感染性腹泻：病原微生物通过污染的水、食物、日用品、手、玩具等进入消化道，当机体防御功能下降时，大量病原微生物侵袭肠道并产生毒力，可引起腹泻。

1）病毒性肠炎：病毒侵入肠道后，侵袭小肠绒毛上成熟的上皮细胞，小肠黏膜回吸收水、电解质能力下降，肠液在肠腔内大量积聚而引起腹泻。同时继发的双糖酶分泌不足，使食物中的糖类消化不完全而积聚在肠腔内，肠道内细菌分解，使肠液的渗透压增高，进一步造成水和电解质的丧失，加重腹泻（图6-1）。

2）细菌性肠炎：①肠毒素性肠炎，主要是产生肠毒素的细菌侵入肠道后黏附于小肠黏膜上皮细胞上，进行繁殖和产生肠毒素，使小肠液总量增多，超过结肠吸收的限度而产生腹泻，排出大量无脓血的水样便，导致脱水和电解质紊乱（图6-2）；②侵袭性肠炎，主要是侵袭性细菌侵入肠黏膜组织，引起充血、水肿、炎症细胞浸润、溃疡和渗出等病变，排出含有大量白细胞和红细胞的菌痢样大便。

（2）非感染性腹泻：主要由饮食不当引起。当进食过量或食物成分不恰当时，食物不能被充分消化吸收而积滞在小肠上部，使肠腔内酸度降低，有利于肠道下部细菌上移和繁殖，使食物发酵和腐败而产生短链有机酸，致肠腔内渗透压增高，并协同腐败性毒性产物刺激肠壁使肠蠕动增加而引起腹泻，出现水、电解质和酸碱平衡紊乱（图6-3）。

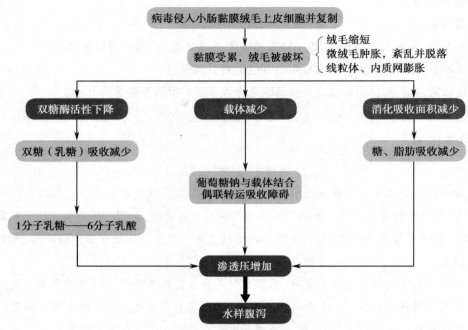

图 6-1　病毒性肠炎发病机制

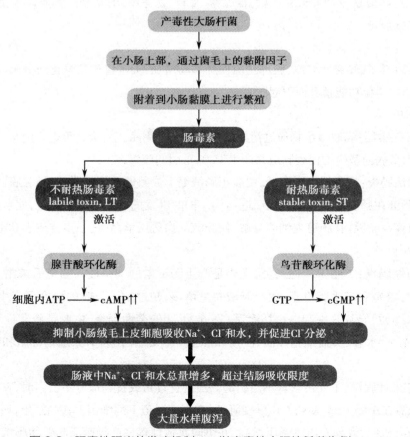

图 6-2　肠毒性肠炎的发病机制——以产毒性大肠埃希菌为例

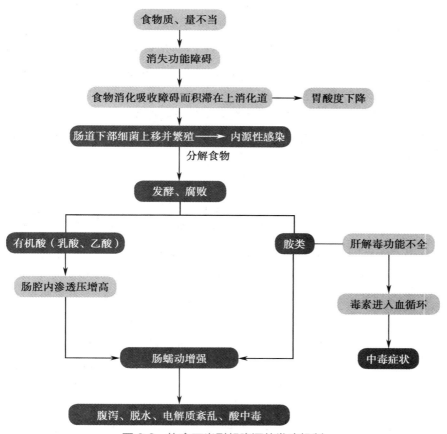

图 6-3 饮食不当引起腹泻的发病机制

3. 分类 见表 6-2。

表 6-2 腹泻病的临床分类

分类方法	种类及内容	
病因	感染性腹泻:包括肠道内感染和肠道外感染 非感染性腹泻:包括食饵性腹泻、过敏性腹泻及症状性腹泻等	
病程	急性腹泻:病程 <2 周;迁延性腹泻:病程 2 周~2 个月;慢性腹泻:病程 >2 个月	
病情	轻型腹泻:以胃肠道症状为主,一般无水、电解质、酸碱平衡紊乱及全身中毒症状 重型腹泻:除胃肠道症状外,还伴有水、电解质、酸碱平衡紊乱及全身中毒症状	

【护理评估】

1. 健康史 评估患儿的喂养史,包括喂养方式、次数和量,添加辅食及断乳情况;有无不洁饮食史和食物过敏史;有无其他疾病史及长期使用抗生素或激素史;评估腹泻开始时间,大便次数、颜色、性状、量及气味,有无发热、呕吐、腹痛、腹胀等。

2. 身体状况

(1)轻型腹泻:多由饮食因素或肠道外感染引起,以胃肠道症状为主,一般无脱水及全身中毒症状,多在数天内痊愈。主要表现为食欲缺乏,偶有溢乳或呕吐,大便次数增多,一般每日多在 10 次以下,每次大便量不多,稀薄或带水,呈黄色或黄绿色,有酸味,常见白色或黄白色奶瓣和

🔖 考点提示:轻型腹泻和重型腹泻的诊断

泡沫。

(2)重型腹泻:多由肠道内感染引起,也可由轻型腹泻逐渐加重而来。

1)胃肠道症状:腹泻频繁,大便每日 10 余次至数十次,呈黄绿色水样或蛋花样便,量多,含少量黏液,少数患儿可有少量血便。常伴食欲低下、呕吐(严重者可吐咖啡色液体)、腹痛、腹胀、肛周皮肤发红或糜烂。

2)全身中毒症状:发热、精神烦躁或萎靡、嗜睡、意识模糊甚至昏迷、休克等。

3)水、电解质和酸碱平衡紊乱症状:主要表现为脱水、低钾血症、低钙血症、低镁血症及代谢性酸中毒(参见本章第四节)。

(3)几种常见类型肠炎的临床特点

1)轮状病毒肠炎:好发于秋冬季,以秋季流行为主,故又称秋季腹泻。经粪-口途经传播,也可通过气溶胶形式经呼吸道感染而致病。多见于 6 个月~2 岁的婴幼儿,潜伏期 1~3d。起病急,常伴有发热和上呼吸道感染症状,一般无明显感染中毒症状。病初即出现呕吐,随后出现腹泻,大便次数多、量多、水分多,呈黄色或淡黄色,水样或蛋花汤样,无腥臭味,常并发脱水、酸中毒和电解质紊乱。本病为自限性疾病,自然病程约 3~8d。

> **考点提示**:轮状病毒肠炎的临床特点

2)大肠埃希菌肠炎:好发于夏季。①致病性大肠埃希菌和产毒性大肠埃希菌肠炎:两者临床表现基本相似,主要为腹泻蛋花汤样或水样便,混有黏液,常伴呕吐,严重者可伴发热、脱水、电解质紊乱和酸中毒。②侵袭性大肠埃希菌肠炎:常引起志贺杆菌性痢疾样病变,腹泻黏液脓血便,常伴高热、恶心、呕吐、腹痛和里急后重,可出现严重的全身中毒症状甚至休克。大便镜检有大量白细胞及数量不等的红细胞,大便细菌培养可找到相应的致病菌。③出血性大肠埃希菌肠炎:大便开始为黄色水样便,后转为血水便,有特殊臭味,常伴腹痛。大便镜检有大量红细胞,一般无白细胞。

3)抗生素相关性腹泻(antibiotic-associated diarrhea,AAD):是指应用抗生素之后发生的、与抗生素有关的腹泻。除一些抗生素可降低糖类的运转和乳糖酶水平外,抗生素的使用破坏了肠道正常菌群,是引起腹泻的最主要原因。①金黄色葡萄球菌肠炎:多继发于使用大量抗生素后,与肠道菌群失调有关。表现为发热、呕吐、腹泻,典型大便为暗绿色、量多、带黏液、腥臭,少数为血便。有不同程度中毒症状、脱水和电解质紊乱,甚至休克。大便镜检有大量脓细胞和革兰氏阳性球菌,细菌培养有葡萄球菌生长。②真菌性肠炎:多为白色念珠菌感染所致,常并发于其他感染如鹅口疮。大便次数增多,黄色稀便,泡沫较多,带黏液,有时见豆腐渣样细块(菌落)。大便镜检有真菌的孢子和菌丝。③伪膜性小肠结肠炎:由难辨梭状芽孢杆菌引起。主要症状为腹泻,轻者每日数次,停用抗生素后很快痊愈;重者腹泻频繁,呈黄绿色水样便,可有毒素致肠黏膜坏死所形成的伪膜排出,大便厌氧菌培养、组织培养法检测细胞毒素可协助诊断。

(4)迁延性腹泻和慢性腹泻:多与营养不良和急性期治疗不彻底有关,以营养不良和人工喂养儿多见。表现为腹泻迁延不愈,病情反复,大便次数和性质不稳定,严重时可出现水、电解质紊乱。由于营养不良患儿腹泻时易迁延不愈,持续腹泻又加重了营养不良,两者互为因果,形成恶性循环,最终引起免疫功能低下,继发感染,导致多脏器功能异常。

(5)生理性腹泻:多见于 6 个月以下虚胖婴儿,常有湿疹。表现为生后不久即腹泻,但除大便次数增多外,无其他症状,精神、食欲及生长发育正常。添加辅食后大便即逐渐转为正常,不需特殊治疗。

3. 心理-社会状况 评估家长对疾病的认识程度及心理反应;家长的文化程度及喂养、护理知识水平;患儿家庭的居住环境、卫生习惯、经济状况等。

4. 辅助检查

(1)血常规:细菌感染时白细胞计数及中性粒细胞增多;寄生虫感染和过敏性腹泻时嗜酸性粒细胞增多。

(2)大便检查:①大便常规,镜检有较多白细胞者常由各种侵袭性细菌感染引起,无或偶见白细胞者常为侵袭性细菌以外的病因引起。②大便病原学检查,细菌性肠炎大便培养可检出致病菌,真菌性肠炎大便镜检可见真菌的孢子和菌丝,疑为病毒性肠炎可做病毒分离。

(3)血生化检查:血钠测定可了解脱水性质,血钾、血钙等测定可了解有无低钾、低钙血症等,血气分析可了解体内酸碱平衡紊乱的性质和程度。

5. 治疗要点

(1)调整饮食:强调继续进食,根据疾病的特殊病理生理状况、个体消化吸收功能和平时的饮食习惯进行合理调整,以满足生理需要,补充疾病消耗,缩短康复时间。

(2)纠正水、电解质和酸碱平衡紊乱:参见本章第四节。

(3)药物治疗:①控制感染,水样便者(约占70%)多为病毒

考点提示:腹泻病的药物治疗

及非侵袭性细菌所致,一般不用抗生素,以调整饮食和液体疗法为主;黏液脓血便者(约占30%)多为侵袭性细菌感染,应根据临床特点,针对病原经验性选用抗生素,再根据大便细菌培养和药敏试验结果进行调整。②肠道微生态疗法,常用双歧杆菌、嗜酸乳杆菌等制剂,有助于恢复肠道正常菌群的生态平衡。③肠黏膜保护剂,常用蒙脱石粉(思密达),能吸附病原体和毒素,保护肠黏膜。④避免用止泻剂,止泻会增加毒素的吸收。⑤补锌治疗,可缩短病程。

(4)预防并发症:迁延性、慢性腹泻常伴营养不良或其他并发症,必须采取综合治疗。

【常见护理诊断/问题】

1. 腹泻 与感染、喂养不当、肠道功能紊乱等有关。

2. 体液不足 与腹泻、呕吐致体液丢失过多和摄入不足有关。

3. 营养失调:低于机体需要量 与腹泻、呕吐丢失过多和摄入不足有关。

4. 体温过高 与肠道感染有关。

5. 有皮肤完整性受损的危险 与大便次数增多刺激臀部皮肤有关。

6. 知识缺乏:患儿家长缺乏喂养知识及相关的护理知识。

【护理目标】

1. 患儿腹泻、呕吐次数逐渐减少至停止,大便性状正常。

2. 患儿水、电解质和酸碱平衡紊乱得以纠正,体重恢复正常。

3. 患儿能得到充足营养。

4. 患儿体温逐渐恢复正常。

5. 患儿臀部皮肤保持完整、无破损。

6. 家长能掌握儿童喂养知识及腹泻的预防、护理知识。

【护理措施】

1. 调整饮食 继续进食以满足生理需要,缩短病程,促进

考点提示:腹泻病的饮食护理

恢复。

(1)母乳喂养者可继续哺乳,减少哺乳次数,缩短每次哺乳时间,暂停辅食。

(2)人工喂养者可喂米汤、酸奶、脱脂奶等,宜少量多餐,由米汤、粥、面条等逐渐过渡到正常

饮食。

(3) 严重呕吐者可暂时禁食 4~6h (不禁水),待好转后继续喂食,由少到多,由稀到稠。

(4) 病毒性肠炎多有双糖酶(主要是乳糖酶)缺乏,不宜用蔗糖,并暂停乳类喂养,改为豆类代乳品、发酵奶或去乳糖配方奶粉喂养。

(5) 腹泻停止后,逐渐恢复营养丰富的饮食,并每日加餐一次,共 2 周。

2. 维持水、电解质和酸碱平衡　参见本章第四节。

3. 维持体温正常

(1) 控制体温:监测患儿体温变化,体温过高时应给患儿多饮水、擦干汗液、及时更换汗湿的衣服,并给予头枕冰袋等物理降温,必要时给予药物降温。

(2) 控制感染:①根据医嘱合理使用抗生素;②严格执行消毒隔离制度,感染性腹泻与非感染性腹泻患儿应分室居住,护理患儿前后认真洗手,患儿用过的尿布、便盆应分类消毒,以防交叉感染。

4. 维持臀部皮肤完整性

(1) 选用吸水性强的柔软布类或一次性纸尿片,勤更换,避免使用不透气塑料布或橡皮布。

> **考点提示**:腹泻病的臀部皮肤护理

(2) 每次便后用温水清洗臀部并擦干,以保持皮肤清洁、干燥。

(3) 局部皮肤发红处涂以 5% 鞣酸软膏或 40% 氧化锌油并按摩片刻,促进局部血液循环。

(4) 局部皮肤糜烂或溃疡者可采用:①暴露法,臀下仅垫尿布,不包扎,使臀部皮肤暴露于空气中或阳光下;②灯泡照射,每次 20~30min,每日 1~2 次,应专人守护,避免烫伤。

5. 密切观察病情

(1) 监测生命体征:如神志、体温、脉搏、呼吸、血压等。

(2) 观察大便情况:观察并记录大便次数、颜色、气味、性状、量,标本采集时应注意采集有黏液脓血部分并及时送检,做好动态比较,为治疗和输液方案提供可靠依据。

(3) 观察水、电解质和酸碱平衡紊乱症状:如脱水、低钾血症、低钙血症、代谢性酸中毒等表现。

6. 心理护理　关心爱护患儿,做好家长饮食卫生、喂养知识宣教,提高家长对疾病的防护能力,促进患儿康复,消除家长的焦虑、紧张情绪。对慢性腹泻患儿的家长,给予鼓励和心理支持。

7. 健康指导

(1) 护理指导:向家长解释腹泻的病因、潜在并发症及相关治疗措施;指导家长正确配制和使用口服补液盐(ORS)溶液,强调应少量多次饮用;指导家长对患儿进行饮食调整,观察脱水表现,监测出入量。

(2) 预防指导:宣传母乳喂养优点,指导家长合理喂养;注意饮食卫生,食物要新鲜,食具要定时消毒;教育儿童饭前便后洗手,勤剪指甲,培养良好的卫生习惯;避免长期滥用广谱抗生素,以免造成肠道菌群失调;指导家长加强患儿体格锻炼,进行户外活动;注意气候变化,防止受凉或过热。

【护理评价】

1. 患儿大便次数是否减少;脱水及电解质、酸碱平衡紊乱是否得到纠正,尿量是否增加;体温及体重是否恢复正常;臀部皮肤是否完整无破损。

2. 家长能否掌握儿童喂养知识及腹泻的预防、护理知识。

第四节 儿童体液平衡及液体疗法

一、儿童体液平衡的特点

体液是人体的重要组成部分,保持体液平衡是维持生命的重要条件。体液平衡包括维持水、电解质、酸碱度及渗透压的正常,主要依赖于神经、内分泌系统、肺、肾等器官的正常调节功能。儿童由于各器官功能发育不成熟、体液调节功能差等特点,较易发生体液平衡紊乱。

(一)体液的总量和分布

体液包括细胞内液和细胞外液,细胞外液由血浆和间质液组成。体液的总量和分布与年龄有关,年龄越小,体液总量相对越多,主要变化的是间质液且所占比例较大,而血浆和细胞内液的比例基本稳定,与成人相近(表6-3)。

表6-3 不同年龄儿童的体液分布(占体重的百分比)

年龄	细胞内液 /%	细胞外液 /%		体液总量 /%
		血浆	间质液	
足月新生儿	35	6	37	78
1 岁	40	5	25	70
2~14 岁	40	5	20	65
成人	40~45	5	10~15	55~60

(二)体液的电解质组成

除新生儿在生后数天内血钾、氯、磷、乳酸偏高及血钠、钙、碳酸氢盐偏低外,儿童体液的电解质组成与成人相似。细胞内液和细胞外液的电解质组成有显著差别(表6-4)。因 Na^+ 对维持细胞外液的渗透压起主要作用,故临床上常可通过测定血钠来估算血浆渗透压,即血浆渗透压(mmol/L)=(血钠 +10)× 2。

表6-4 细胞内液和细胞外液的电解质组成

	细胞内液	细胞外液
主要阳离子	K^+、Ca^{2+}、Mg^{2+},K^+ 占该区阳离子总量的78%,对维持细胞内液的渗透压起主要作用	Na^+,占该区阳离子总量的90% 以上,对维持细胞外液的渗透压起主要作用
主要阴离子	蛋白质、HPO_4^{2-}	Cl^-、HCO_3^-

(三)水的代谢特点

1. 水的需要量相对较多,交换率高 由于儿童生长发育快,新陈代谢旺盛,需水量相对较多,同时体表面积相对较大、呼吸频率快等因素使不显性失水相对较多,因此年龄越小,每日需水量相对越多(表6-5)。另外,儿童排泄水的速度也较成人快,婴儿每日水的交换量约为细胞外液的 1/2,而成人仅为 1/7,婴儿水的交换率比成人快 3~4 倍,故婴儿对缺水的耐受力比成人差,在病理情况下较成人更易发生脱水。

表 6-5　儿童每日水的需要量

年龄/岁	需水量/(ml/kg)	年龄/岁	需水量/(ml/kg)
<1	120~160	4~9	70~110
1~3	100~140	10~14	50~90

儿童常见水、电解质和酸碱平衡紊乱（微课）

2. **体液平衡调节功能不成熟**　肾脏对于体液平衡起着重要作用，正常情况下，水分排出的多少主要靠肾脏的浓缩和稀释功能调节。儿童肾功能发育不成熟，肾小球滤过率低，肾脏的浓缩和稀释功能差，处理水、钠的能力不完善，年龄越小，肾脏排钠、排酸、产氨能力越差，故容易发生水、电解质和酸碱平衡紊乱。

二、水、电解质和酸碱平衡紊乱

（一）脱水

脱水（dehydration）是指水分摄入不足或丢失过多导致体液总量尤其是细胞外液量的减少。除失水外，还有钠、钾等电解质的丢失。

> 🔖 考点提示：脱水程度的判断

1. **脱水程度**　指患病以来累积的体液损失量，常以丢失液体量占体重百分比表示。临床上常根据病史和前囟、眼窝、皮肤弹性、尿量、循环情况等临床表现进行综合分析判断，将脱水分为轻度、中度、重度（表 6-6）。

表 6-6　三种不同程度脱水的临床表现

	轻度	中度	重度
失水占体重比例	3%~5%(30~50ml/kg)	5%~10%(50~100ml/kg)	10%~12%(100~120ml/kg)
精神状态	稍差或略烦躁	萎靡或烦躁	淡漠或昏迷
前囟和眼窝	稍凹陷	明显凹陷	极凹陷
眼泪	稍少	少	无
口腔黏膜	稍干燥	明显干燥	极干燥或干裂
口渴	轻	明显	极明显、烦渴
尿量	稍减少	明显减少	极少或无尿
皮肤	稍干燥、弹性稍差	干燥、苍白、弹性差	极干燥、有花纹、弹性极差
四肢	温	稍凉	厥冷
周围循环衰竭	无	不明显	明显
代谢性酸中毒	无	较轻	较重

注：判断周围循环衰竭（休克）时应重点观察有无皮肤花纹、四肢厥冷、脉搏细弱、血压下降、极度少尿或无尿等表现。

2. **脱水性质**　指体液渗透压的改变，反映水和电解质的相对丢失量。

由于钠是决定细胞外液渗透压的主要成分，所以临床上根据血清钠的浓度将脱水分为等渗性、低渗性、高渗性脱水三种（表 6-7）。临床上以等渗性脱水最常见，其次为低渗性脱水，高渗性脱水少见。

> 🔖 考点提示：脱水性质的判断

表 6-7　三种不同性质脱水的临床特点

	等渗性脱水	低渗性脱水	高渗性脱水
主要原因	常见于病程短、营养状况好的腹泻患儿	营养不良伴慢性腹泻、补非电解质过多	高热、大量出汗、腹泻、补含钠液过多
水、电解质丢失比例	水、电解质成比例丢失	电解质丢失多于水	水丢失多于电解质
血钠（mmol/L）	130~150	<130	>150
渗透压（mmol/L）	280~320	<280	>320
主要丧失液区	细胞外液	细胞外液	细胞内脱水
口渴	明显	不明显	极明显
皮肤弹性	稍差	极差	尚可
血压	低	很低,易发生休克	正常或稍低
精神状态	精神萎靡	嗜睡或昏迷、惊厥	烦躁、肌张力增高、惊厥

(二) 低钾血症

人体内钾主要存在于细胞内,正常血清钾浓度为 3.5~5.5mmol/L。当血清钾 <3.5mmol/L 时为低钾血症。

1. 病因　①钾摄入不足:长期禁食或进食少,液体疗法时补钾不足等。②钾丢失过多:呕吐、腹泻及长期应用利尿剂等。③钾分布异常:碱中毒、胰岛素治疗等,钾向细胞内转移。

2. 临床表现　①神经肌肉兴奋性减低:精神萎靡、反应低下、全身肌无力、腹胀、肠鸣音减弱或消失、腱反射减弱或消失等。②心脏损害:心率增快、心肌收缩无力、血压降低、心音低钝、心律失常、心力衰竭等,心电图显示 ST 段降低、T 波低平、出现 U 波、QT 间期延长等。③肾脏损害:口渴、多饮、多尿、夜尿等。

> 考点提示:低钾血症的临床表现及诊断

(三) 低钙、低镁血症

1. 病因　进食少、吸收不良及腹泻,均可使体内钙、镁减少,多见于腹泻、营养不良和活动性佝偻病患儿。

2. 临床表现　在脱水和酸中毒时,由于血液浓缩和离子钙向细胞外转移,可不出现低钙症状。当脱水和酸中毒纠正后,血清钙降低,可出现手足搐搦、惊厥等表现。极少数久泻和营养不良的患儿输液后出现震颤、惊厥等,应用钙剂治疗无效时应考虑有低镁血症的可能。

> 考点提示:低钙血症的临床表现及诊断

(四) 代谢性酸中毒

儿童正常血 pH 为 7.35~7.45,当超出此正常范围即出现酸碱平衡紊乱。临床上以代谢性酸中毒最常见,血 pH<7.35,主要因代谢紊乱使细胞外液中 HCO_3^- 浓度降低或 H^+ 浓度增高所致。

1. 病因　①呕吐、腹泻丢失大量碱性物质;②热量摄入不足使体内脂肪分解增加,产生大量酮体;③血容量减少,血液浓缩,血流缓慢,使组织灌注不良、缺氧致乳酸堆积;④肾血流量不足,尿量减少,使酸性代谢产物在体内堆积;⑤氯化钙、氯化镁等酸性物质摄入过多。

2. 临床表现　临床根据血 HCO_3^- 的测定结果来判断代谢性酸中毒,正常血 HCO_3^- 为 18~27mmol/L,当血 HCO_3^-<18mmol/L 时为代谢性酸中毒,分为轻、中、重三度(表6-8)。中、重度脱水

> 考点提示:代谢性酸中毒的临床表现及诊断

往往伴有不同程度的代谢性酸中毒。

表 6-8　三种不同程度代谢性酸中毒的临床表现

	轻度	中度	重度
HCO_3^-	13~18mmol/L	9~13mmol/L	<9mmol/L
临床表现	症状、体征不明显	精神萎靡或烦躁,呼吸深长,口唇樱桃红色等	恶心呕吐,心率增快,呼吸深快、节律不齐,呼气有丙酮味(烂苹果味),口唇发绀,昏睡或昏迷等

注:新生儿及小婴儿呼吸改变不典型,常表现为精神萎靡、面色苍白、拒乳等。

0604

儿童液体疗法
常用溶液及配
制(微课)

三、液体疗法常用溶液及配制

溶液中电解质所产生的渗透压为张力,与血浆渗透压相等时为 1 个张力,即等张或等渗,低于血浆渗透压时为低张或低渗,高于血浆渗透压时为高张或高渗。

(一) 非电解质溶液

常用 5% 葡萄糖溶液(为等渗液)和 10% 葡萄糖溶液(为高渗液),但葡萄糖输入体内后很快被氧化为二氧化碳和水,失去其渗透压的作用,因此在液体疗法时视各种浓度的葡萄糖溶液为零张力液体,主要用于补充水分和部分热量。

(二) 电解质溶液

主要用于补充丢失的体液和所需的电解质,纠正体液的渗透压和酸碱平衡失调。

1. 0.9% 氯化钠溶液(生理盐水)　为等张液,Na^+ 和 Cl^- 均为 154mmol/L,与血浆渗透压近似。Na^+ 接近于血浆中浓度 (142mmol/L),而 Cl^- 较血浆中浓度(103mmol/L)高,故输入过多可致高氯性酸中毒。

> 考点提示:临床常用的等张溶液

2. 复方氯化钠溶液(Ringer 溶液)　为等张液,其组成为 0.86% 氯化钠、0.03% 氯化钾和 0.03% 氯化钙,其作用和缺点与 0.9% 氯化钠溶液基本相同,但大量输注不会发生稀释性低血钾和低血钙。

3. 碱性溶液　主要用于纠正酸中毒。①碳酸氢钠溶液:临床最常用,5% 碳酸氢钠溶液为高张液,用 5% 或 10% 葡萄糖溶液稀释 3.5 倍即为 1.4% 碳酸氢钠溶液(为等张液)。②乳酸钠溶液:需在有氧条件下经肝脏代谢产生 HCO_3^- 而起作用,显效缓慢,因此在肝功能不全、缺氧、休克、新生儿期及乳酸潴留性酸中毒时不宜使用;11.2% 乳酸钠为高张液,用 5% 或 10% 葡萄糖溶液稀释 6 倍即为 1.87% 乳酸钠溶液(为等张液)。

4. 氯化钾溶液　用于纠正低钾血症。常用 10% 氯化钾溶液,静脉滴注时需稀释成 0.2%~0.3% 浓度,禁止直接静脉推注,以免发生心肌抑制而导致死亡。

(三) 混合溶液

为了满足不同情况液体疗法的需要,临床上常将几种溶液按一定比例配制成不同的混合液。几种常用混合溶液的组成见表 6-9。

> 考点提示:常用混合溶液的组成及张力

表 6-9　几种常用混合溶液的组成

溶液种类	0.9% 氯化钠	5% 或 10% 葡萄糖	1.4% 碳酸氢钠	张力
1:1 含钠液	1 份	1 份	—	1/2
1:2 含钠液	1 份	2 份	—	1/3
1:3 含钠液	1 份	3 份	—	1/4
1:4 含钠液	1 份	4 份	—	1/5
2:3:1 含钠液	2 份	3 份	1 份	1/2
4:3:2 含钠液	4 份	3 份	2 份	2/3
2:1 等张含钠液	2 份	—	1 份	1

(四) 口服补液盐

口服补液盐(oral rehydration salts,ORS)是世界卫生组织(WHO)推荐用于治疗急性腹泻合并脱水的一种口服溶液,临床应用已取得良好效果。一般适用于腹泻时脱水的预防及轻、中度脱水而无明显呕吐、腹胀者。2002 年 WHO 推荐使用的新配方为:氯化钠 2.6g,枸橼酸钠 2.9g,氯化钾 1.5g,葡萄糖 13.5g,临用前以温开水 1 000ml 溶解,总渗透压为 245mmol/L。

口服补液盐主要用于补充累积损失量和继续损失量。口服补液量:轻度脱水 50~80ml/kg,中度脱水 80~100ml/kg。应少量多次喂服,于 8~12h 内补足累积损失量。一旦脱水纠正应及时停服,以免引起高钠血症。在口服补液过程中,如呕吐频繁或腹泻、脱水加重者,应改为静脉补液。

> 考点提示:口服补液盐的临床应用

四、液体疗法及护理

(一) 液体疗法的实施

液体疗法的目的是纠正水、电解质和酸碱平衡紊乱,恢复机体正常的生理功能。在实施过程中应遵循"三定"(定量、定性、定速)(表 6-10)、"三先"(先盐后糖、先浓后淡、先快后慢)、"三补"(见尿补钾、见惊补钙、见酸补碱)的补液原则。

表 6-10　液体疗法的定量、定性和定速

		累计损失量	继续损失量	生理需要量
定量	轻度脱水	30~50ml/kg	10~40ml/kg (30ml/kg)	60~80ml/kg
	中度脱水	50~100ml/kg		
	*重度脱水	100~120ml/kg		
定性	低渗性脱水	2/3 张	1/3~1/2 张	1/4~1/5 张
	等渗性脱水	1/2 张		
	高渗性脱水	1/3~1/5 张		
定速		*于 8~12h 内输入 (每小时 8~10ml/kg)	在补充完累计损失量后的 12~16h 内输入 (每小时 5ml/kg)	

*注:重度脱水时应先扩容。

1. 第 1 天补液

(1) 定量:根据脱水程度决定补液总量。第 1 天补液总量

> 考点提示:第 1 天补液总量计算

包括:①累积损失量,指发病后至补液时水和电解质的丢失量,约为总量的 1/2;②继续损失量,指补液开始后因呕吐、腹泻等继续丢失的液量;③生理需要量,指补充机体基础代谢所需的液量。以上 3 部分合计,第 1 天补液总量为:轻度脱水 90~120ml/kg,中度脱水 120~150ml/kg,重度脱水 150~180ml/kg。

(2)定性:根据血钠浓度来判断脱水性质,决定补液种类。等渗性脱水补 1/2 张液体(2∶3∶1 含钠液),低渗性脱水补 2/3 张液体(4∶3∶2 含钠液),高渗性脱水补 1/3~1/5 张液体(1∶2~1∶4 含钠液)。因等渗性脱水在临床最为常见,故脱水性质尚未确定前,一般可先按等渗性脱水处理。

> **考点提示:**三种脱水的补液种类

(3)定速:取决于脱水程度,遵循先快后慢原则。累积损失量一般于前 8~12h 内补足,每小时 8~10ml/kg。继续损失量和生理需要量在后 12~16h 内输入,每小时 5ml/kg。重度脱水伴周围循环衰竭(休克)患儿应先迅速扩容,用 2∶1 等张含钠液 20ml/kg(总量不超过 300ml),于 0.5~1h 内静脉推注或快速滴入。

> **考点提示:**重度脱水伴休克的补液

(4)纠正低钾血症:监测血钾浓度,观察低钾血症表现,及时纠正低血钾,但必须严格掌握补钾的原则:①见尿补钾,或补液前 6h 内排过尿可予补钾;②能口服者尽量口服,口服更安全;③禁止直接静脉推注,以免发生高血钾而引起心搏骤停;④静脉滴注时钾的浓度 ≤ 0.3%(即 100ml 液体中最多加 10% 氯化钾 3ml),静滴时间不少于 8h,每日补钾总量为 200~300mg/kg;⑤补钾时间一般需持续 4~6d 或更长。总之,请牢记补钾"五不宜":不宜过早、不宜静推、不宜过浓、不宜过快、不宜过量。

> **考点提示:**补钾的原则

(5)纠正低钙血症和低镁血症:出现低钙血症时应及时补充钙剂,常用 10% 葡萄糖酸钙 5~10ml 加 5% 或 10% 葡萄糖稀释 1~3 倍后静脉滴注或缓慢推注(不少于 10min),注意药液切勿漏出血管外,以免引起剧痛和局部组织坏死。补钙无效者应考虑低镁血症,需深部肌内注射 25% 硫酸镁。

(6)纠正酸中毒:一般主张血 pH<7.3 时给予碱性溶液,临床首选碳酸氢钠。5% 碳酸氢钠的计算方法:①根据血气分析结果,5% 碳酸氢钠溶液的毫升数 = (22−HCO_3^-)× 体重(kg)或(−BE)× 体重(kg)× 0.5,临床应用时一般先给计算量的 1/2,稀释为等张液体,复查血气后调整剂量;②若无条件测定血气分析或重度酸中毒时,先用 5% 碳酸氢钠 5ml/kg,可提高血浆 HCO_3^- 5mmol/L。

2. 第 2 天及以后的补液　主要补充继续损失量和生理需要量(表 6-10),继续补钾,供给能量。病情好转可改口服补液。

📖 **知识拓展**

营养不良伴腹泻的液体疗法

营养不良与腹泻病常互为因果,易形成恶性循环。营养不良患儿的体液代谢特点:①因皮下脂肪少,皮肤弹性差,其脱水程度容易估计偏重;②腹泻有脱水时多为低渗性脱水;③心功能较差,输液过多或过快时易发生心力衰竭;④补液过程中易发生低钾、低钙、低镁血症;⑤肝糖原储存不足,易发生低血糖。因此,儿童营养不良伴腹泻在补液时应注意:①补液总量应减少 1/3 或降级补液;②常用 2/3 张含钠液;③补液速度宜稍慢,一般为每小时 3~5ml/kg,以免加重心、肺负担;④见尿后尽早补钾,补钾应持续 7d 以上,早期补钙、补镁;⑤注意补充能量和蛋白质。

（二）液体疗法的护理

1. 补液前的准备　全面了解患儿的病史、病情、补液目的及临床意义；向家长解释补液目的、补液需要的时间及可能发生的情况，以取得配合；对年长儿也应做好鼓励和解释工作，以消除其恐惧心理，不合作者可加以适当约束或给予镇静剂。

2. 输液过程中的护理

（1）按医嘱进行补液：按医嘱要求全面安排 24h 的液体总量，并遵循"补液原则"分期分批输入。

（2）严格掌握输液速度：明确每小时输入量，计算出每分钟输液滴数，防止输液速度过快或过缓。有条件者最好使用输液泵，以便更精确地控制输液速度。

（3）保持输液通畅：注意输液是否通畅，有无堵塞、肿胀及漏出血管外等。

（4）密切观察病情变化

1）观察生命体征：包括体温、脉搏、呼吸、血压等，若患儿出现烦躁不安、脉搏及呼吸加快等，应警惕因输液过量或过快而导致心力衰竭和肺水肿。

2）观察输液反应：注意有无输液反应，若发现应及时报告医生，并寻找原因和采取有效措施处理。

3）观察补液效果：观察患儿脱水情况，比较输液前后的变化，判断补液效果。若皮肤弹性恢复、眼窝凹陷消失、尿量增多、口舌湿润、无口渴等，说明脱水已经纠正；补液后尿多而脱水未纠正，可能是葡萄糖溶液输入过多，宜增加电解质的比例；补液后出现眼睑水肿，可能是补充钠盐过多，口服补液者此时应改服白开水或母乳。

4）观察酸中毒表现：观察患儿有无精神萎靡、呼吸深长、口唇樱红、呼气有丙酮味（烂苹果味）等酸中毒表现。

5）观察低血钾、低血钙表现：观察患儿有无全身肌无力、心音低钝、腹胀、肠鸣音减弱等低血钾表现，有无手足搐搦、惊厥等低血钙表现。尤其在酸中毒纠正后容易发生。

（5）记录 24h 液体出入量：液体入量包括口服液体量、静脉输液量及食物含水量；液体出量包括呕吐量、尿量、大便丢失的水量及不显性失水量。婴幼儿大小便不易收集，可用"称尿布法"计算液体排出量。

第五节　肠　套　叠

肠套叠（intussusception）是指部分肠管及其肠系膜套入邻近肠腔内导致的一种绞窄性肠梗阻，为婴幼儿时期常见的急腹症，多见于 2 岁以内婴幼儿，男女比例为 4 : 1，健康肥胖儿多见。

【概述】

1. 病因和发病机制　分为原发性和继发性两种。①原发性肠套叠：占 95%，多见于婴幼儿，病因尚不明确，可能与婴儿回盲部系膜固定未完善及其活动度大有关。②继发性肠套叠：占 5%，多见于年长儿，发生肠套叠的肠管有明显的机械原因，如与肠息肉、肠肿瘤等牵拉有关；饮食改变、腹泻及病毒感染等导致肠蠕动紊乱而诱发肠套叠。

2. 病理生理　肠套叠多为近端肠管套入远端肠腔内，根据套入部位不同分为回盲型（最常见）、回结型、回回结型、小肠型、结肠型、多发型。肠套叠多为顺行性套叠，与肠蠕动方向一致，套入部随肠蠕动逐渐向远端推进，套入肠管不断增长。肠套叠时，由于鞘层肠管的持续痉挛，挤压套入肠管，牵拉和压迫肠系膜，使静脉和淋巴回流受阻，套入部肠管淤血、水肿，肠壁增厚、颜色变紫，并有血性渗液和腺体黏液分泌增加,进入肠腔内形成典型的果酱样血便。随着肠壁水肿、静脉回流障碍加重,进而引起动脉供血不足,导致肠壁缺血性坏死并出现全身中毒症状,严重者可并发肠穿孔和腹膜炎。

【护理评估】

1. 健康史　评估患儿腹痛的部位、性质、持续时间及腹部包块的部位、性质;有无腹泻、感染及饮食改变史;有无肥胖。

2. 身体状况

(1)急性肠套叠

1)腹痛:因肠系膜受牵拉和套叠部发生强烈收缩,导致患

> **考点提示:急性肠套叠的临床特点**

儿突然发生剧烈的阵发性肠绞痛,伴哭闹不安、屈膝缩腹、面色苍白、出汗、拒食。持续数分钟后腹痛缓解,可安静或入睡,间歇 10~20min 又反复发作。

2)呕吐:在腹痛后数小时发生。早期为反射性呕吐(因肠系膜受牵拉所致),呕吐物初为乳汁、乳块或食物残渣,后可有胆汁;晚期为梗阻性呕吐,可吐出粪便样液体。

3)血便:为肠套叠特征性表现。约 85% 病例于发病后 6~12h 排出果酱样黏液血便,或于直肠指检时发现血便。

4)腹部包块:多数病例在右上腹部触及腊肠样肿块,表面光滑,略有弹性,稍可移动。晚期发生肠坏死或腹膜炎时,可出现腹胀、腹水、腹肌紧张及压痛,不易扪及肿块。

5)全身情况:早期一般状况尚好,体温正常,无全身中毒症状。随病程延长,病情加重,并发肠坏死或腹膜炎时,常有严重脱水、高热、嗜睡、昏迷、休克等全身中毒症状。

(2)慢性肠套叠:主要表现为阵发性腹痛,腹痛时可在上腹或脐周触及包块,缓解时腹部平坦柔软,无包块,病程有时长达 10 余日。由于年长儿肠腔较宽阔,故不易发生肠梗阻和肠坏死。呕吐少见,血便发生较晚。

3. 心理 - 社会状况　评估家长对疾病的认知程度,有无焦虑、恐惧等心理反应。

4. 辅助检查

(1)腹部 B 超:在套叠部位横断扫描可见同心圆或靶环状肿块图像,纵断扫描可见"套筒征"。

(2)B 超监视下水压灌肠:可见靶环状肿块影退至回盲部,"半岛征"由大到小,最后消失,诊断、治疗同时完成。

(3)空气灌肠:在 X 线下可见杯口阴影,能清楚看见套叠头的块状影,并同时进行复位治疗。

(4)钡剂灌肠:可见套叠部位充盈缺损和钡剂前端的杯口影,以及钡剂进入鞘部与套入部之间呈现的线条状或弹簧状阴影。该检查只用于慢性肠套叠的疑难病例。

5. 治疗要点　急性肠套叠属急症,一旦确诊需立即进行复位。

(1)非手术治疗:采用灌肠疗法,适用于起病 48h 以内,全身状况良好,无腹胀、明显脱水及电解质紊乱者,包括空气灌肠(首选)、B 超监视下水压灌肠、钡剂灌肠三种。

> **考点提示:急性肠套叠的治疗要点**

(2)手术治疗:适用于灌肠不能复位、病程超过 48~72h、疑有肠坏死或肠穿孔以及小肠型肠套叠的病例,包括单纯手法复位、肠切除吻合术、肠造瘘术等。

【常见护理诊断 / 问题】

1. 疼痛　与肠系膜受牵拉和肠管强烈收缩有关。

2. 知识缺乏:患儿家长缺乏本病的相关护理知识。

【护理措施】

1. 密切观察病情 密切观察患儿生命体征、意识状态、腹痛、呕吐、血便、腹部包块等情况,以及有无水电解质紊乱和腹膜炎等。

考点提示:灌肠复位治疗效果观察指标

2. 灌肠复位治疗效果观察

(1)治疗有效:①拔出肛管后排出大量带臭味的黏液血便或黄色粪水;②患儿安静入睡,不再哭闹和呕吐;③腹部平软,触不到原有的包块;④复位后给予活性炭口服,6~8h 后大便内有炭末排出。

(2)治疗无效:患儿仍烦躁不安,阵发性哭闹,腹部包块仍在,需考虑套叠未复位或又重新发生套叠,应立即通知医生做进一步处理。

3. 手术护理 ①术前护理:做好术前准备,向家长说明手术治疗的目的,消除其心理负担,以取得积极配合;②术后护理:注意维持胃肠减压,保持胃肠道通畅,预防感染及吻合口瘘;患儿肠道排气、排便后可拔除胃肠引流管,逐渐恢复经口进食。

(熊杰平)

扫一扫,
看总结

思考与练习

1. 患儿,女,7 个月。因反复发热、咳嗽,家长自行给予口服"头孢拉定"半月余。近 3d 发现患儿口腔颊黏膜有白色点片状乳凝块样物,不易擦去,强行擦去可见局部潮红、溢血。

(1)该患儿应考虑患了哪种口炎?

(2)引起患儿口炎的病原体是什么?

(3)为患儿做口腔清洗时应选用哪种溶液?

2. 患儿,男,9 个月。因发热、呕吐、腹泻 2d,伴口渴、少尿 12h 于 2018 年 11 月下旬入院,初步诊断为腹泻病。患儿先有发热,随即出现呕吐、腹泻,大便次数多,量多,呈黄色蛋花水样,无腥臭味,精神差,前囟、眼窝凹陷。

(1)导致该患儿腹泻最可能的病原体是什么?

(2)如何做好患儿饮食及臀部护理?

(3)如何对患儿家长进行健康指导?

3. 患儿,女,10 个月。腹泻 4d,每日 10 余次,呈水样便,量多。体温 37.8℃,精神萎靡,意识模糊,呼吸深快,口唇樱桃红色,皮肤弹性极差,前囟、眼窝极度凹陷,四肢凉,脉细弱,6h 未排尿。血生化检查:血清钠 124mmol/L,血钾 3.0mmol/L,HCO_3^- 12mmol/L。

(1)请判断该患儿的脱水程度与性质。

(2)该患儿存在哪些电解质和酸碱平衡紊乱?

(3)应首先选择哪种液体为该患儿补液?

(4)静脉补钾应遵循怎样的原则?

4. 患儿,男,10 个月。阵发性哭闹 6h,呕吐 3 次,解果酱样黏液血便 1 次,右上腹部可触及腊肠样包块,考虑为急性肠套叠。

(1)为进一步确诊需做哪些辅助检查?

(2)请列出该患儿目前的主要护理问题。

(3)作为责任护士应采取哪些护理措施?

扫一扫,
测一测

第七章　呼吸系统疾病患儿的护理

扫一扫，
自学汇

1. 掌握急性上呼吸道感染、急性感染性喉炎、肺炎及支气管哮喘患儿的身体状况、护理诊断及护理措施。

2. 熟悉急性上呼吸道感染、急性感染性喉炎、肺炎及支气管哮喘的病因、治疗原则。

3. 了解儿童呼吸系统解剖生理特点、肺炎的发病机制、辅助检查及支气管哮喘的诊断标准。

4. 具备按照护理程序对呼吸系统疾病患儿实施整体护理的能力。

5. 能利用相关知识与患儿及家属进行有效的沟通，实施心理疏导，并开展上呼吸道感染、急性感染性喉炎、肺炎及支气管哮喘的健康教育。

第一节　儿童呼吸系统解剖生理特点

(一) 解剖特点

呼吸系统以环状软骨下缘为界划分为上、下呼吸道。上呼吸道包括鼻、鼻窦、咽、咽鼓管、会厌、喉；下呼吸道包括气管、支气管、毛细支气管、呼吸性细支气管、肺泡管及肺泡。

1. 上呼吸道

(1) 鼻和鼻窦：婴幼儿鼻腔相对短小且后鼻道狭窄，鼻黏膜柔嫩，血管丰富，表面无鼻毛，因此易受感染。感染时黏膜充血肿胀，易发生堵塞，导致呼吸困难和吸吮困难。鼻窦黏膜与鼻腔黏膜相延续，且鼻窦口相对较大，故急性鼻炎时可累及鼻窦。

(2) 鼻泪管和咽鼓管：婴幼儿鼻泪管较短，开口接近于内眦部，且瓣膜发育不全，故鼻腔感染时易累及眼结合膜，引起结膜炎。婴幼儿咽鼓管宽、直、短，呈水平位，故鼻咽炎时易致中耳炎。

(3) 咽部：咽部较狭窄且垂直。咽扁桃体生后 6 个月已发育，腭扁桃体 1 岁末逐渐增大，4~10 岁时发育达高峰，14~15 岁时逐渐退化，故扁桃体炎常见于年长儿，婴儿少见。

(4) 喉：儿童喉部呈漏斗形，相对较窄，软骨柔软，黏膜柔嫩，富有血管及淋巴组织，故炎症时可引起充血、水肿、狭窄，出现声音嘶哑和吸气性呼吸困难。

2. 下呼吸道

(1) 气管和支气管：婴幼儿气管和支气管管腔相对狭窄；软骨柔软，缺乏弹力组织，支撑作用小；黏膜血管丰富，黏液腺分泌不足，气道较干燥，纤毛运动差，清除能力弱，易因感染而导致呼吸道阻塞。右侧支气管为气管的直接延伸，粗短且走向垂直，故异物较易进入右侧支气管，引起肺不张或肺气肿。

(2) 肺：儿童肺泡数量较少，弹力组织发育较差，血管丰富，间质发育旺盛，使肺含血量丰富而含气量相对较少，故易发生肺部感染，感染时易引起间质性炎症、肺气肿和肺不张等。

3. 胸廓和纵隔 婴幼儿胸廓上下径较短，前后径相对较长，呈圆桶状；肋骨呈水平位，膈肌位置较高；呼吸肌发育差。呼吸时胸廓运动幅度小，肺不能充分扩张进行通气和换气，易因缺氧和二氧化碳潴留而出现青紫。儿童的纵隔相对较成人大，因而肺的扩张易受到限制。纵隔周围组织松软，富有弹性，故在气胸或胸腔积液时易发生纵隔移位。

(二) 生理特点

1. 呼吸频率和节律 儿童年龄越小，呼吸频率越快。婴儿由于呼吸中枢发育尚不成熟，呼吸调节功能不完善，易出现呼吸节律不齐，甚至呼吸暂停，尤以早产儿、新生儿最为明显。各年龄段儿童呼吸和脉搏频率见表 7-1。

表 7-1 各年龄段儿童呼吸和脉搏频率 /(次 /min)

年龄	呼吸	脉搏
新生儿	40~45	120~140
1 个月 ~1 岁	30~40	110~130
1~3 岁	25~30	100~120
4~7 岁	20~25	80~100
8~14 岁	18~20	70~90

2. 呼吸类型 婴幼儿呼吸肌发育不全，胸廓活动范围小，呈腹式呼吸。随着年龄的增长，呼吸肌逐渐发育，膈肌和腹腔脏器下降，肋骨由水平位变为斜位，开始出现胸腹式呼吸。7 岁以后以混合式呼吸为主。

3. 呼吸功能 因儿童肺活量、潮气量、每分通气量和气体弥散量均较成人低，而气道阻力大于成人，所以儿童各项呼吸功能储备能力均较低，患呼吸道疾病时易发生呼吸功能不全。

4. 血气分析 新生儿和婴幼儿的肺功能检查难以进行，但可通过血气分析了解血氧饱和度水平和血液酸碱平衡状态，为诊断和治疗提供依据。儿童血气分析正常值见表 7-2。

表 7-2 儿童动脉血气分析正常值

项目	新生儿	~2 岁	>2 岁
pH	7.35~7.45	7.35~7.45	7.35~7.45
PaO_2/kPa	8~12	10.6~13.3	10.6~13.3
$PaCO_2$/kPa	4.00~4.67	4.00~4.67	4.67~6.00
SaO_2/%	90~97	95~97	96~98
HCO_3^-/(mmol/L)	20~22	20~22	22~24
BE/(mmol/L)	−6~+2	−6~+2	−4~+2

小儿呼吸系统
解剖生理特点
（视频）

（三）免疫特点

儿童呼吸道的非特异性免疫功能和特异性免疫功能均较差。婴幼儿肺泡巨噬细胞功能不足，SIgA、IgG、IgM 含量较低，乳铁蛋白、溶菌酶、干扰素及补体等的数量和活性不足，故婴幼儿时期易患呼吸道感染。

第二节　急性上呼吸道感染

> 📖 **案例**
>
> 　　3 岁男孩儿明明，2d 前外出受凉后出现发热、鼻塞、烦躁不安、食欲缺乏等症状，傍晚时妈妈发现明明精神不好，测体温 39℃，妈妈急忙带明明来到医院急诊就诊。
>
> 　　请问：
>
> 　　1. 如何指导家长做好患儿高热的护理？
>
> 　　2. 如何正确评估患儿的身体状况？

【概述】

急性上呼吸道感染（acute upper respiratory infection，AURI）系由各种病原引起的上呼吸道的急性感染，简称上感，俗称"感冒"，是儿童最常见的疾病。本病主要侵犯鼻、咽和喉部，根据主要感染部位的不同可诊断为急性鼻炎、急性咽炎、急性扁桃体炎等。本病一年四季均可发生，以冬春季节及气候骤变时多见。

各种病毒和细菌均可引起急性上呼吸道感染，但 90% 以上为病毒，主要包括鼻病毒、呼吸道合胞病毒、流感病毒、副流感病毒、腺病毒、柯萨奇病毒、冠状病毒等。病毒感染后可继发细菌感染，最常见的细菌是溶血性链球菌，其次为肺炎链球菌、流感嗜血杆菌等。

> 🕐 **考点提示**：急性上呼吸道感染最常见的病原体

婴幼儿由于呼吸道的解剖生理和免疫特点易患本病。若儿童患有维生素 D 缺乏性佝偻病、营养不良、先天性心脏病、贫血等疾病，或儿童生活环境不良，如居室拥挤、通风不良、空气严重污染、被动吸烟、护理不当、冷暖失调等容易诱发本病。

【护理评估】

1. **健康史**　询问患儿发病前是否有"受凉"史，有无类似疾病接触史；是否有维生素 D 缺乏性佝偻病、营养不良、先天性心脏病、贫血病史；有无反复上呼吸道感染史；有无发热、畏寒、流涕、鼻塞、打喷嚏等症状。

2. **身体状况**　临床症状轻重不一，与年龄、病原体及机体抵抗力不同有关。

（1）一般类型的上感：病程一般为 3~4d。

1）症状：年长儿症状较轻，以局部症状为主，无全身症状或全身症状较轻，婴儿病情大多较重，常有明显的全身症状。①局部症状：头痛、鼻塞、流涕、打喷嚏、干咳、咽部不适、咽痛等。②全身症状：发热、畏寒、烦躁不安、拒乳、乏力等，部分患儿可伴呕吐、腹泻、腹痛，甚至热性惊厥。腹痛多为脐周阵发性腹痛，无压痛，可能与发热所致肠痉挛或并发急性肠系膜淋巴结炎有关。

2）体征：可见咽部充血、扁桃体肿大，有时可见颌下和颈淋巴结肿大、触痛。肺部听诊一般正常。

部分肠道病毒感染的患儿可见不同形态的皮疹。

（2）两种特殊类型上感

1）疱疹性咽峡炎（herpangina）：病原体为柯萨奇 A 组病毒，好发于夏秋季。起病急，有高热、咽痛、流涎、拒食、呕吐等。体检可见咽充血，在咽腭弓、悬雍垂、软腭等处可见多个直径约

2~4mm 大小的灰白色疱疹，周围有红晕，疱疹破溃后形成小溃疡。病程 1 周左右。

2）咽 - 结合膜热（pharyngo-conjunctival fever）：病原体为腺病毒，好发于春夏季，以发热、咽炎、结合膜炎为特征，可在集体儿童机构中流行。临床表现为发热、咽痛、眼睛刺痛、一侧或双侧眼结合膜炎及颈部或耳后淋巴结肿大。病程 1~2 周。

（3）并发症：上呼吸道感染可并发鼻窦炎、中耳炎、咽后壁脓肿、颈淋巴结炎、支气管炎、支气管肺炎等，其中肺炎是婴幼儿时期最严重的并发症。年长儿若有溶血性链球菌感染可并发急性肾小球肾炎、风湿热。

3. 心理 - 社会状况　家长在患儿起病初多不重视，当患儿出现严重表现后，因担心病情恶化，而产生焦虑、抱怨等情绪。另外，有些上呼吸道感染与当地空气污染及被动吸烟有关，应做好社区及家庭生活环境的评估。

4. 辅助检查　病毒感染时白细胞计数偏低或正常，淋巴细胞计数相对增高；细菌感染时白细胞计数和中性粒细胞增高。

5. 治疗要点　病毒性上呼吸道感染为自限性疾病，无须特殊治疗，注意休息、多饮水，对症治疗，做好呼吸道隔离，预防并发症的发生。病毒感染者早期可应用抗病毒药物，常用利巴韦林；细菌感染者，可选用青霉素类、头孢菌素类、大环内酯类抗菌药物等；如为链球菌感染或既往有肾炎或风湿热病史者，应用青霉素或红霉素 10~14d。高热者给予物理或药物降温，热性惊厥者给予镇静、止惊处理；咽痛者可给予咽喉含片。

【常见护理诊断 / 问题】

1. 体温过高　与上呼吸道感染有关。

2. 舒适度减弱：咽痛、鼻塞　与上呼吸道炎症有关。

3. 潜在并发症：热性惊厥。

【护理措施】

1. 维持体温正常

（1）保持室内温湿度适宜，空气新鲜，每日定时通风，但应避免空气对流；患儿卧床休息，保持安静，衣被不可过厚，以免影响机体散热。

（2）保证充足的营养和水分：给予富含营养、易消化的清淡饮食，应少食多餐，鼓励患儿多饮水，入量不足者进行静脉补液。

（3）密切观察体温变化：发热患儿每 4h 测量体温一次并准确记录，如为超高热或有热性惊厥史者每 1~2h 测量一次，退热处置 1h 后复测体温。体温超过 38.5℃ 时给予降温措施，若有热性惊厥病史者则应及早给予处置，防止热性惊厥的发生。

（4）遵医嘱用药，使用解热剂后应注意多饮水，以免大量出汗引起虚脱；热性惊厥患儿使用镇静剂时，应注意观察效果及药物不良反应；使用青霉素等抗生素时，应注意观察有无发生过敏反应。

0703
疱疹性咽峡炎
（图片）

0704
咽 - 结合膜热
（图片）

0705
急性上呼吸道
感染身体状况
（微课）

📖 **知识拓展**

流行性感冒

由流感病毒、副流感病毒引起,简称流感,有明显的流行病学史,潜伏期一般1~3d,起病初期传染性最强。典型流感,呼吸道症状可不明显而全身症状重,如发热、肌肉酸痛、全身乏力等,可引起支气管炎、中耳炎、肺炎等并发症,及恶心、呕吐等呼吸道外的各种病症。体检可见眼结膜外眦充血、咽部充血、软腭上滤泡。若为流行性感冒病毒感染,可在病初应用磷酸奥司他韦口服,该药为神经氨酸酶抑制剂,对甲、乙型流感病毒均有效,每次2mg/kg,每日两次,口服,疗程5d。

2. 促进舒适

(1)注意休息,减少活动:如有高热者应卧床休息,并经常更换体位,各项治疗、护理操作集中进行,保证患儿有足够休息时间。

(2)保持口腔清洁:婴幼儿饭后喂少量的温开水以清洗口腔,年长儿饭后漱口。

(3)及时清理分泌物,保持呼吸道通畅:①及时清除鼻腔及咽喉部分泌物和干痂,保持鼻孔周围的清洁,并用凡士林、液体石蜡等涂抹鼻翼部的黏膜及鼻部皮肤,以减轻分泌物的刺激。②婴儿因鼻塞而妨碍吸吮,可在哺乳前15min用0.5%麻黄碱液滴鼻,使鼻腔通畅,以利吸吮。③嘱患儿及家长不要用力擤鼻,以免炎症经咽鼓管蔓延引起中耳炎。

(4)咽部不适时可给予润喉片或雾化吸入。

3. 病情观察　密切观察病情变化,注意体温变化,警惕热性惊厥的发生;注意咳嗽的性质及神经系统症状,口腔黏膜改变及皮肤有无皮疹等,以便能早期发现麻疹、猩红热、百日咳、流行性脑脊髓膜炎等急性传染病;注意观察咽部充血、水肿、化脓情况,疑有咽后壁脓肿时,应及时报告医生,防止脓肿破溃后脓液流入气管引起窒息。

4. 健康指导　指导家长学习预防上感的知识,掌握相应的处理措施。儿童居室应宽敞、整洁、明亮,经常开窗通风,保持室内空气新鲜;增强体质,提倡母乳喂养,按时预防接种,加强体育锻炼,多进行户外活动,多晒太阳;气候骤变时,应及时增减衣服,避免过热或过冷;高发季节,避免带儿童到人群拥挤的公共场所,体弱儿童建议注射流感疫苗,增加对感染的防御能力。

第三节　急性感染性喉炎

急性感染性喉炎(acute infectious laryngitis)是指喉部黏膜的急性弥漫性炎症,以犬吠样咳嗽、声嘶、喉鸣和吸气性呼吸困难为临床特征。冬春季多发,常见于婴幼儿。

本病由病毒或细菌感染引起,亦可并发于麻疹、流感、百日咳等急性传染病。由于儿童喉部解剖特点,炎症时易充血、水肿而出现喉梗阻。

【护理评估】

1. 健康史　询问患儿近期有无上呼吸道感染、传染病接触史、过敏史;有无过度用声、异物及外伤;有无受凉、过度劳累、机体抵抗力下降等诱因。

2. 身体状况　起病急、症状重。可有发热、犬吠样咳嗽、声音嘶哑、吸气性喉鸣和三凹征。哭闹及烦躁常使喉鸣及气道

🎯 **考点提示:**急性感染性喉炎的典型症状

梗阻加重,出现发绀、烦躁不安、面色苍白、心率加快等症状。体检可见咽部充血,喉镜检查可见喉部、声带有不同程度的充血、水肿。一般白天症状轻,夜间入睡后因喉部肌肉松弛、分泌物阻塞而症状加重,喉梗阻者若不及时抢救,可窒息死亡。

按吸气性呼吸困难的轻重,将喉梗阻分为4度,见表7-3。

表 7-3　喉梗阻分度

分度	临床特点	体征
Ⅰ度	患儿安静时无症状,仅在活动或哭闹后出现吸气性喉鸣和呼吸困难	听诊肺部呼吸音及心率均正常
Ⅱ度	患儿安静时有喉鸣和吸气性呼吸困难	肺部听诊可闻及喉传导音或管状呼吸音,心率增快
Ⅲ度	除上述喉梗阻症状外,患儿因缺氧出现烦躁不安,口唇及指、趾发绀,双眼圆睁,惊恐万分,头面部出汗	肺部呼吸音明显减弱,心率快,心音低钝
Ⅳ度	患儿呈衰竭状态,昏睡或昏迷,面色苍白或发灰,由于无力呼吸,三凹征可不明显	肺部听诊呼吸音几乎消失,仅有气管传导音,心律不齐,心音低钝

3. 心理 - 社会状况　评估患儿及家长是否因缺乏相关疾病知识、对病情认识不足、未及时就诊及贻误治疗时机而产生愧疚、悔恨心理;评估在患儿发生喉梗阻时,患儿及家长是否因担心呼吸困难危及生命而出现紧张、恐惧情绪;评估其家庭经济状况及支持系统等。

4. 治疗要点　主要以防止喉阻塞、及时解除呼吸困难为主。

(1)保持呼吸道通畅:缺氧者给予吸氧,可用糖皮质激素雾化吸入,消除黏膜水肿。

(2)控制感染:病毒感染者给予利巴韦林等抗病毒;细菌感染者选择敏感抗生素,一般给予青霉素、头孢菌素类或大环内酯类药物。

(3)糖皮质激素治疗:可口服泼尼松,Ⅱ度以上喉梗阻者应给予静脉滴注地塞米松或氢化可的松。

(4)对症治疗:烦躁不安者要及时镇静;痰多者可选用祛痰剂。经上述处理仍严重缺氧或有Ⅲ度以上喉梗阻者,应及时行气管切开术。

【常见护理诊断 / 问题】

1. 有窒息的危险　与急性感染性喉炎所致喉梗阻有关。

2. 体温过高　与喉部感染有关。

3. 恐惧　与呼吸困难和窒息有关。

4. 知识缺乏:患儿及家长缺乏有关急性感染性喉炎的预防和护理知识。

【护理措施】

1. 改善呼吸功能,预防窒息的发生

(1)保持室内温湿度适宜,空气清新,减少对喉部的刺激。

(2)置患儿于舒适体位,保持患儿安静,各项护理操作集中进行,减少对患儿的刺激。

(3)有缺氧症状时给予氧气吸入;雾化吸入可迅速消除喉头黏膜水肿,恢复呼吸道通畅;避免直接检查咽部,以防喉部突然痉挛引起喉梗阻。

(4)遵医嘱应用抗生素、糖皮质激素及镇静剂,并观察药物的疗效和副作用。

2. 维持体温正常　参见本章第二节。

3. 病情观察　密切观察病情变化,根据患儿喉鸣、发绀、烦躁及三凹征等表现,准确判断喉梗阻的程度,随时做好气管切开的准备。

4. 心理护理 由于起病急,症状重,患儿恐惧、紧张、烦躁不安,护士应守护在床旁,轻轻抚摸背部,并通过诱导、暗示等方法使患儿情绪逐渐趋于稳定;允许患儿家长陪护,避免患儿产生分离性焦虑;病情稳定后,通过讲故事、做游戏等活动来转移注意力,使其主动配合治疗及护理;耐心解答家长的疑问,并适时开展健康指导,提高家长对本病的应对能力。

5. 健康指导 指导家长学习患儿喉炎发作时的应对措施。由于夜间空气干燥,患儿夜间或睡眠时病情可突然加重,应立即给予吸入温暖、湿润的空气,减轻喉部水肿,并建议家长喉炎急性发作缓解后,在居室内使用加湿器等。其他内容参见本章第二节。

第四节 肺 炎

📖 案例

清晨 6 时,王女士抱着 1 岁的儿子来医院就诊。她焦急地向急诊医生诉说,孩子在 1 周前开始咳嗽、有点低热,在家服用"感冒药"不见好转。今晨开始高热,测体温 39.2℃,咳嗽很剧烈,并且有气喘。医生结合相关检查初步诊断患儿为"急性肺炎"。

请问:

1. 如何正确评估该患儿的身体状况?

2. 该患儿病情观察应该注意哪些要点?

肺炎(pneumonia)是指各种不同病原体或其他因素(如吸入羊水、过敏反应等)所引起的肺部炎症。临床上以发热、咳嗽、气促、呼吸困难和肺部固定性中、细湿啰音为主要临床表现。肺炎是婴幼儿时期的常见病,一年四季均可发病,以冬、春寒冷季节及气候骤变时多见,本病不仅发病率高,病死率也高,占我国儿童死亡疾病的第一位,是我国儿童保健重点防治的"四病"之一。

肺炎尚无统一分类法,目前常用以下几种分类方法:

(1)按病理分类:大叶性肺炎、支气管肺炎和间质性肺炎。

(2)按病因分类:感染性肺炎,如病毒性肺炎、细菌性肺炎、支原体肺炎、衣原体肺炎、原虫性肺炎、真菌性肺炎等;非感染性肺炎,如吸入性肺炎、过敏性肺炎等。

(3)按病程分类:①急性肺炎,病程在 1 个月以内者。②迁延性肺炎,病程在 1~3 个月者。③慢性肺炎,病程在 3 个月以上者。

(4)按病情分类:①轻症肺炎,以呼吸系统症状为主,无全身中毒症状。②重症肺炎,除呼吸系统严重受累外,其他系统亦受累,全身中毒症状明显。

(5)按临床表现典型与否分类:分为典型肺炎和非典型肺炎。

📘 知识拓展

非典型肺炎

非典型肺炎常见病原体为肺炎支原体、衣原体、军团菌、病毒等。2002 年冬季至 2003 年春季在我国发生了一种传染性非典型肺炎(infectious atypical pneumonia),经认定是新型冠状病毒引起,世界卫生组织(WHO)将其命名为严重急性呼吸道综合征(severe acute respiratory syndrome,简称SARS),以肺间质病变为主,传染性强,病死率较高。儿童患者临床表现较成人轻,病死率亦较低。近年也有高致病性禽流感病毒所致的肺炎。

(6)按肺炎发生的地点分类:分为社区获得性肺炎和医院获得性肺炎。

临床上如病原体明确,则按病因分类,有助于指导治疗,否则按病理或其他方法分类。

支气管肺炎(bronchopneumonia)是儿童时期最常见的肺炎,故本节重点介绍。

【概述】

1. 病因 常见病原体为病毒和细菌,或病毒与细菌"混合感染"。发达国家儿童肺炎以病毒感染为主,最常见的是呼吸道合胞病毒,其次为腺病毒、流感和副流感病毒等。发展中国家以细菌感染为主,以肺炎链球菌多见。近年来肺炎支原体、衣原体和流感嗜血杆菌肺炎日渐增多。

> 考点提示:肺炎常见的病原体

2. 病理生理 病原体常由呼吸道入侵,少数由血行入肺。其病理改变以肺组织充血、水肿及炎性细胞浸润为主,从而影响肺通气和肺换气,导致缺氧及二氧化碳潴留,加之病原体毒素和炎症产物作用,从而造成各器官系统发生一系列病理生理改变。

(1)呼吸系统:由于通气和换气障碍,可导致低氧血症和二氧化碳潴留,为代偿缺氧,患儿出现呼吸频率及心率增快;为增加呼吸深度,呼吸辅助肌也参与呼吸运动,出现鼻翼扇动和三凹征,重症者可出现呼吸衰竭。

(2)循环系统:低氧血症和CO_2潴留可使肺小动脉反射性收缩,肺循环阻力增高,形成肺动脉高压,致使右心负荷加重,加之病原体和毒素作用于心肌,可引起中毒性心肌炎,导致心力衰竭。肺动脉高压和中毒性心肌炎是诱发心力衰竭的主要原因。重症患儿还可出现微循环障碍、休克等。

(3)神经系统:缺氧和CO_2潴留可使脑毛细血管扩张,血流减慢,毛细血管壁通透性增加,引起脑水肿。病原体和毒素的作用亦可引起脑水肿。

(4)消化系统:低氧血症和病原体毒素的作用使胃肠功能发生紊乱,出现腹泻、呕吐,严重者可出现中毒性肠麻痹和消化道出血。

(5)酸碱平衡失调:严重缺氧时体内需氧代谢障碍,酸性代谢产物增加,加之高热、进食少等因素,常引起代谢性酸中毒。同时,由于CO_2潴留可发生呼吸性酸中毒。因此,重症肺炎常出现混合性酸中毒。

肺炎病理生理
(图片)

【护理评估】

1. 健康史 新生儿应询问出生史,有无缺氧、羊水或胎粪吸入史。婴幼儿应了解近期有无上呼吸道感染或麻疹、百日咳等呼吸道传染病接触史。询问发病时间、起病急缓、病情轻重及病程长短等。患儿生长发育是否正常,有无营养不良、维生素D缺乏性佝偻病、先天性心脏病及免疫功能低下等病史。

2. 身体状况 本病2岁以下的婴幼儿多见,起病大多较急,发病前数日多患有上呼吸道感染。

> 考点提示:轻症肺炎的主要表现

(1)轻症肺炎:仅表现为呼吸系统的症状和相应的肺部体征。主要表现为发热、咳嗽、气促和肺部固定的中、细湿啰音。①发热:热型不一,多数为不规则热,亦可为弛张热或稽留热,新生儿、重度营养不良儿可不发热或体温不升。②咳嗽:较频繁,初为刺激性干咳,极期咳嗽略减轻,恢复期咳嗽有痰,新生儿、早产儿可仅表现为口吐白沫。③气促:多在发热、咳嗽后出现,呼吸可达 40~80 次/min,重者可有鼻翼扇动、点头呼吸、三凹征、唇周发绀。④典型体征:肺部可听到较固定的中、细湿啰音,新生儿、小婴儿常不易闻及湿啰音。除上述症状外,患儿常有精神不振、食欲减退、烦躁不安、轻度腹泻或呕吐等全身症状。

(2)重症肺炎:除全身中毒症状及呼吸系统的症状加重外,常出现循环、神经、消化等系统的功能障碍。

1)呼吸系统:重症肺炎可发生急性呼吸衰竭,主要表现为不同程度的呼吸困难,早期呼吸频率多增快,晚期呼吸减慢且无力。因缺氧可出现发绀、烦躁、意识模糊甚至昏迷、惊厥,严重时血压下降、心率减慢、心音低钝、心律失常。

2)循环系统:重症肺炎可合并心肌炎、心力衰竭。心肌炎主要表现为面色苍白、心动过速、心音低钝、心律不齐及心电图 ST 段下移、T 波平坦或倒置。心力衰竭主要表现为:①安静状态下呼吸频率突然加快,婴儿 >60 次/min、幼儿 >50 次/min、儿童 >40 次/min。②安静状态下心率突然增快,婴儿 >180 次/min、幼儿 >160 次/min、儿童 >150 次/min。③突然极度烦躁不安,明显发绀,面色苍白或发灰。以上三项不能用发热、肺炎本身和其他合并症解释。④心音低钝、奔马律,颈静脉怒张。⑤肝脏短期内迅速增大。⑥少尿或无尿,眼睑或双下肢水肿。

📖 考点提示:肺炎合并心力衰竭的指征

3)神经系统:轻症表现为精神萎靡、烦躁不安或嗜睡。脑水肿时,出现意识障碍、惊厥、前囟膨隆,可有脑膜刺激征,呼吸不规则,瞳孔对光反射迟钝或消失。

4)消化系统:轻者表现为食欲减退、呕吐、腹泻、腹胀等,重者可发生中毒性肠麻痹,表现为频繁呕吐,严重腹胀,呼吸困难加重,听诊肠鸣音消失。有消化道出血时,可吐咖啡渣样物,大便潜血试验阳性或柏油样便。

早期合理治疗者并发症少见,若延误诊断或病原体致病力强者,可引起脓胸、脓气胸及肺大疱等。

(3)几种不同病原体所致肺炎的特点,见表 7-4。

肺炎临床表现(视频)

重症肺炎临床表现(微课)

表 7-4　几种不同病原体所致肺炎的特点

	呼吸道合胞病毒肺炎	腺病毒肺炎	金黄色葡萄球菌肺炎	肺炎支原体肺炎
病原体	呼吸道合胞病毒	腺病毒(3 型、7 型)	金黄色葡萄球菌	肺炎支原体
好发年龄	<2 岁,2~6 个月多见	6 个月~2 岁多见	婴幼儿多见	学龄儿多见
临床特点	起病急,干咳、中低度发热、喘憋为突出表现,迅速出现呼吸困难及缺氧症状	起病急,全身中毒症状明显,稽留热,咳嗽频繁,可出现喘憋、呼吸困难、发绀等,易发生心肌炎、心衰、中毒性脑病等	起病急,进展快,全身中毒症状重,呈弛张热,皮肤常见猩红热样皮疹,易并发休克、败血症、化脓病灶等	起病缓慢,常有发热,可持续 1~3 周,以刺激性咳嗽为突出表现
肺部体征	肺部听诊以哮鸣音为主,肺底可闻及细湿啰音	肺部体征出现较晚,多在高热 3~7d 后才出现湿啰音	肺部体征出现较早,可闻及中、细湿啰音	肺部体征常不明显,少数可闻及干、湿啰音
实验室检查	白细胞总数大多正常	白细胞数总数正常或偏低	白细胞总数及中粒细胞增多,可伴核左移	白细胞数正常或增多,血清冷凝集试验多呈阳性
胸部 X 线	小点或片状薄阴影,不同程度梗阻性肺气肿及支气管周围炎	大小不等的片状阴影或融合成大病灶,多伴有肺气肿	小片浸润阴影,可很快出现肺脓肿、肺大疱或脓胸等	支气管肺炎改变,或间质性肺炎改变,或肺门阴影增浓
治疗	抗病毒药物	抗病毒药物	苯唑西林钠等抗生素	大环内酯类抗生素

3. 心理 - 社会状况　评估患儿是否有因发热、缺氧等不适及对环境陌生而产生焦虑和恐惧心理。评估家长的心理状态,家长是否有因患儿住院时间长、知识缺乏等产生焦虑不安、抱怨的情绪。了解患儿既往是否有住院的经历,父母对本病的认识程度及家庭经济状况。

4. 辅助检查

(1)外周血检查:病毒性肺炎白细胞大多正常或降低,可见异型淋巴细胞;细菌性肺炎白细胞总数及中性粒细胞常增高,并有核左移,胞质中可见中毒颗粒。细菌感染时,血清 C- 反应蛋白(C-reactive protein,CRP)浓度多升高,非细菌性感染时则上升不明显。

(2)病原学检查:可取鼻咽拭子或气管分泌物等标本做病毒分离或细菌培养,有助于明确病原体。

(3)胸部 X 线检查:早期可见肺纹理增粗,透光度下降,逐渐出现大小不等的斑片状阴影,可融合成片,以双肺下野、中内带多见,可伴有肺气肿、肺不张。

5. 治疗要点　综合治疗,原则为控制感染、改善通气功能、对症治疗、防治和治疗并发症。

(1)控制感染:确诊为细菌感染或病毒感染继发细菌感染者,根据不同病原体选择抗生素。

1)原则:①根据病原菌选用敏感药物。②选用的药物在肺组织中应有较高的浓度。③早期用药。④联合用药。⑤足量、足疗程,重者宜静脉联合用药。

> 📖 **考点提示**:肺炎的用药原则

2)根据不同病原选择药物:①肺炎链球菌:首选青霉素或阿莫西林。②金黄色葡萄球菌:首选苯唑西林钠,耐药者选用万古霉素。③流感嗜血杆菌:首选阿莫西林加克拉维酸(或加舒巴坦)。④肺炎支原体或衣原体肺炎:首选大环内酯类抗生素,如阿奇霉素、红霉素等。⑤病毒性肺炎应选用利巴韦林(病毒唑)、α- 干扰素等抗病毒药物。

3)用药时间:抗生素一般用至体温正常后5~7d,临床症状、体征消失后 3d。支原体肺炎至少用药 2~3 周。

(2)对症治疗:降温、祛痰、止咳,缺氧者吸氧,纠正水、电解质及酸碱平衡紊乱。

(3)其他:全身中毒症状明显或严重喘憋、脑水肿、感染性休克、呼吸衰竭者,可短期应用激素,疗程 3~5d;防治心力衰竭、中毒性脑病、中毒性肠麻痹等,积极治疗脓胸、脓气胸等并发症;恢复期可用红外线照射、超短波治疗等物理疗法促进肺部炎症吸收。

【常见护理诊断 / 问题】

1. 气体交换受损　与肺部炎症有关。

2. 清理呼吸道无效　与呼吸道分泌物过多、痰液黏稠、体弱无力排痰有关。

3. 体温过高　与病原体感染有关。

4. 营养失调:低于机体需要量　与摄入不足、消耗增加有关。

5. 潜在并发症:呼吸衰竭、心力衰竭、中毒性脑病、中毒性肠麻痹等。

【护理目标】

1. 患儿气促、发绀症状逐渐改善以至消失,呼吸平稳。

2. 患儿能顺利咳出痰液,呼吸道通畅。

3. 患儿住院期间体温恢复正常。

4. 患儿住院期间能得到充足的营养。

5. 患儿不发生并发症或并发症发生时得到及时发现和处理。

【护理措施】

1. 改善呼吸功能

(1)环境:保持病室环境安静、舒适,室内空气新鲜,定时开窗通风换气(避免空气对流),保持室温在 18~22℃,湿度在 55%~65% 为宜;根据不同病原体或病情轻重分室居住,定期空气消毒,防止交叉感染。

(2)休息:嘱患儿卧床休息,避免哭闹,减少活动;被褥要轻暖,穿衣不要过多,内衣应宽松,以免影响呼吸;勤换尿布,保持皮肤清洁,使患儿感觉舒适,以利于休息;各项护理操作应集中进行,尽量使患儿安静,以减少机体氧耗。

氧疗(视频)

(3)氧疗:出现低氧血症表现,如气促、口唇发绀者应及早给氧。一般采用鼻前庭导管给氧,氧流量为 0.5~1L/min,氧浓度不超过 40%;缺氧明显者用面罩或头罩给氧,氧流量为 2~4L/min,氧浓度不超过 40%,氧气应湿化;出现呼吸衰竭时,应使用人工呼吸器或机械辅助通气给氧。吸氧过程中应加强巡视,经常检查导管是否通畅,患儿缺氧症状是否改善,发现异常及时处理。对于新生儿、婴幼儿,不主张持续高流量吸氧,以免发生氧中毒。

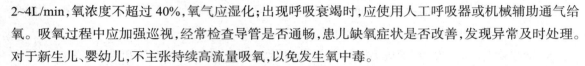

考点提示:肺炎患儿如何合理氧疗

(4)用药:遵医嘱给予抗生素和抗病毒药物,以消除肺部炎症,改善呼吸功能,用药时注意观察药物的疗效和不良反应。

考点提示:肺炎患儿如何保持呼吸道通畅

2. 保持呼吸道通畅 及时清除患儿口鼻分泌物。根据病情采取相应的体位,并经常更换体位,可采用半卧位或高枕卧位,以利于呼吸运动和上呼吸道分泌物排出;经常协助患儿翻身拍背以助排痰,指导患儿进行有效咳嗽,排痰前协助转换体位,帮助清除呼吸道分泌物;对于痰液黏稠者给予雾化吸入,指导患儿深呼吸以达最佳雾化效果,使痰液变稀薄以利于咳出,必要时可用吸痰器吸出痰液,但吸痰不宜过于频繁,且不宜在患儿进食后 1h 内进行,以免引起恶心、呕吐;遵医嘱给予祛痰剂、平喘剂。

3. 维持体温正常 密切监测体温变化,采取相应的护理措施(参见本章第二节)。

4. 补充营养及水分 给予营养丰富、维生素和蛋白质足量、易消化的流质或半流质饮食,应少量多餐,鼓励患儿多饮水,哺喂婴儿时应耐心,以免呛入气管发生窒息;重症进食有困难者,可遵医嘱给予静脉补充营养,并准确记录 24h 出入量,输液时严格控制输液速度和输液量,最好使用输液泵,保持液体均匀滴入,以免发生心力衰竭。

5. 密切观察病情

(1)密切观察患儿呼吸、血压、心率及意识变化。当患儿出现呼吸困难、发绀、烦躁、血压下降、心率减慢、意识模糊甚至昏迷,应考虑出现急性呼吸衰竭,应立即报告医生并遵医嘱用药,对于危重或昏迷患者可配合医生气管插管或气管切开,使用机械辅助通气。

(2)密切观察患儿神志、面色、呼吸、心率等变化。当患儿出现烦躁不安、面色苍白、喘憋加重、呼吸 >60 次 /min、心率 >180 次 /min、心音低钝、奔马律、肝脏短时间内迅速增大时,应

考点提示:肺炎合并心力衰竭如何处理

考虑肺炎合并心力衰竭,应立即报告医生,并给予半坐卧位、吸氧、减慢输液速度,做好抢救的准备。若患儿咳粉红色泡沫样痰为肺水肿的表现,可给患儿吸入经 20%~30% 乙醇湿化的氧气,但每次吸入不宜超过 20min。

(3)密切观察患儿意识、瞳孔、囟门及肌张力变化。若患儿出现烦躁或嗜睡、惊厥、昏迷、呼吸不规则、肌张力增高等颅内高压表现时,应考虑中毒性脑病,应立即报告医生,并遵医嘱使用镇静、止惊和减轻脑水肿的药物。

(4)观察有无腹胀、肠鸣音是否减弱或消失,观察呕吐物的性质、是否有便血,以便及时发现中毒

性肠麻痹及胃肠道出血。

(5)若患儿病情突然加重,出现剧烈咳嗽、呼吸困难、烦躁不安、面色青紫、胸痛等表现,应考虑并发脓胸或脓气胸,应立即报告医生,并配合医生做好胸穿或胸腔闭式引流。

6. 健康指导 指导家长合理喂养,培养儿童良好的饮食和卫生习惯;经常户外运动锻炼身体,增强体质,提高机体的抗病能力;注意保暖,避免受凉;营养不良、维生素 D 缺乏性佝偻病、贫血的患儿应积极治疗原发病,少去人多的公共场所,减少呼吸道感染的发生;教会家长处理呼吸道感染的方法,使患儿在疾病早期能得到及时处理;按时预防接种,定期健康检查。

【护理评价】

患儿气促、发绀症状是否改善以至消失,呼吸是否平稳;是否能有效咳出痰液,并保持呼吸道通畅;住院期间体温是否恢复正常;是否能得到充足的营养;有无发生并发症或并发症发生时是否被及时发现并得到妥善处理。

第五节 支气管哮喘

支气管哮喘(bronchial asthma)简称哮喘,是儿童时期最常见的慢性呼吸道疾病,是由嗜酸性粒细胞、肥大细胞和 T 淋巴细胞等多种细胞参与的气道慢性炎症性疾病。这种慢性炎症导致气道反应性增加,当接触物理、化学等刺激因素时,出现广泛多变的可逆性气流受限,并引起反复发作的喘息、气促、胸闷或咳嗽等症状,常在夜间和 / 或清晨发作或加剧,多数患儿可自行缓解或经治疗缓解。以 1~6 岁儿童患病较多,大多在 3 岁以内起病。学龄前及学龄儿童近年患病率有增高的趋势。

【概述】

哮喘的病因至今尚未完全清楚,与免疫、神经、精神和内分泌、遗传因素等有关。多数患儿有婴儿湿疹、过敏性鼻炎和 / 或食物(药物)过敏史。常见的致病因子有以下几种:①室内变应原,包括尘螨、动物变应原、蟑螂变应原和真菌。②室外变应原,包括花粉和真菌。③食入变应原,如鱼、虾、奶、蛋等。④药物和食品添加剂,阿司匹林和其他非甾体类抗炎药物是引起哮喘的危险因素。⑤呼吸道感染,呼吸道病毒感染是诱发儿童反复哮喘的重要病因。⑥运动和过度通气。⑦情绪过度激动,如大哭、大笑、生气或惊恐等。⑧其他,包括空气寒冷、干燥、强烈气味(被动吸烟)、粉尘等。

【护理评估】

1. 健康史 详细询问本次发作的相关信息,如最近是否有呼吸道感染;家中是否养宠物;家具和玩具的类型。询问过去发作情况、严重程度及用药史;询问是否有湿疹、过敏史、家族史;运动后是否有呼吸短促及喘鸣现象。

2. 身体状况 哮喘的典型症状是反复发作的喘息、气促、胸闷或咳嗽,常阵发性反复发作,以夜间和 / 或清晨为重。患儿在发作间歇期可无任何症状和体征。发作前常有刺激性干

考点提示:支气管哮喘的典型症状

咳、打喷嚏、流涕、胸闷等先兆症状,随后出现咳嗽、喘息,伴有呼气性呼吸困难和喘鸣声。重症患儿呈端坐位呼吸,烦躁不安,面色青灰,鼻翼扇动,口唇及指甲发绀,呼吸困难,甚至大汗淋漓。体检可见桶状胸、三凹征,听诊两肺布满哮鸣音。严重者呼吸音明显减弱,哮鸣音可消失,称"闭锁肺",是哮喘最危险的体征。

哮喘发作在合理应用常规缓解药物治疗后,仍有严重或进行性呼吸困难者,称为哮喘危重状态(又称哮喘持续状态)。

3. 心理 - 社会状况　评估患儿有无因哮喘反复发作而产生焦虑、恐惧或抑郁;评估家长对本病的认识程度及应对的心态,有无因患儿哮喘发作导致不能正常进食及睡眠而出现焦虑、紧张、不知所措等状况;评估家庭的居住环境及经济状况。

4. 辅助检查

(1)肺功能测定:适用于 5 岁以上患儿,第 1 秒用力呼气容积/用力肺活量(FEV$_1$/FVC)比值降低,呼气峰流速(PEF)降低。

(2)胸部 X 线检查:急性期胸部 X 线正常或呈间质性改变,可有肺气肿或肺不张。

(3)变应原测试:变应原皮肤试验有助于明确变应原。

5. 治疗要点　以去除病因、控制发作和预防复发为原则,坚持长期、持续、规范、个体化治疗。①避免接触变应原,去除各种诱发因素。②急性发作期主要是解痉、抗炎、平喘治疗,以便快速缓解症状,常用药物有 β$_2$ 受体激动剂、糖皮质激素、茶碱类药物以及抗胆碱能药物等,首选吸入给药。③慢性持续期和临床缓解期应避免触发因素,坚持长期抗炎,降低气道高反应性,做好自我管理。④吸入维持量的糖皮质激素,控制气道反应性炎症,是预防复发的关键。

📖 知识拓展

儿童哮喘诊断标准

中华医学会儿科分会呼吸学组于 2008 年修订的儿童哮喘诊断标准:

(1)反复发作的喘息、咳嗽、气促、胸闷,多与接触变应原、冷空气、物理或化学性刺激、呼吸道感染、运动等有关,常在夜间和/或清晨发作或加剧。

(2)发作时在双肺可闻及散在或弥漫性以呼气相为主的哮鸣音,呼气相延长。

(3)上述症状和体征经抗哮喘治疗有效,或自行缓解。

(4)除外其他疾病所引起喘息、咳嗽、气促和胸闷。

(5)临床表现不典型者,应至少具备以下 1 项:

1)支气管激发试验阳性或运动激发试验阳性。

2)证实存在可逆性气流受限

①支气管舒张试验阳性:吸入速效 β$_2$ 受体激动剂后 15minFEV$_1$(第 1 秒用力呼气量)增加 ≥ 12%。

②抗哮喘治疗有效:使用支气管舒张剂和口服(或吸入)糖皮质激素治疗 1~2 周后 FEV$_1$ 增加 ≥ 12%。

③最大呼气峰流量(PEF)每日变异率(连续监测 2 周)≥ 20%。

符合第(1)~(4)条或第(4)(5)条者,可以诊断为哮喘。

【常见护理诊断/问题】

1. 低效性呼吸型态　与支气管痉挛、气道阻力增加有关。

2. 清理呼吸道无效　与呼吸道分泌物黏稠、体弱无力排痰有关。

3. 焦虑　与哮喘反复发作有关。

4. 知识缺乏:患儿及家长缺乏有关哮喘的防护知识。

【护理措施】

1. 环境与饮食

（1）环境：室内应安静、舒适，各项护理操作集中进行，保证患儿休息，避免情绪激动；保持室内空气清新，经常通风换气（避免空气对流），室温维持在18~22℃，湿度维持在55%~65%；避免有害气体、强光、花草、地毯、皮毛、烟及尘土飞扬等诱因。

（2）饮食：给予营养丰富、高维生素、清淡易消化的流质或半流质饮食，避免食用鱼、虾、蛋、奶等可能诱发哮喘的食物。

2. 维持气道通畅，缓解呼吸困难

（1）置患儿于坐位或半卧位，以利于呼吸；给予鼻导管或面罩吸氧，氧浓度以40%为宜。定时进行血气分析，及时调整氧流量，保持 PaO_2 在70~90mmHg（9.3~12.0kPa）。

（2）遵医嘱用药，给予支气管扩张剂和糖皮质激素，可采用吸入、口服、皮下注射或静脉滴注等方式给药，其中吸入法具有用量少、起效快、副作用小等优点，是首选的用药方法。使用方法：嘱患儿及家长充分摇匀药物，按压将药物喷于咽喉部，立即闭口屏气10s，然后用鼻呼气，最后用清水漱口。

（3）鼓励患儿多饮水，保证患儿摄入足够的水分，以降低分泌物的黏稠度，防止形成痰栓；给予雾化吸入、胸部叩击或体位引流等，以促进排痰；对痰液多而无力咳出者及时吸痰。

（4）有感染者，遵医嘱给予抗生素。

（5）教会并鼓励患儿做深而慢的呼吸运动。

3. 密切观察病情　监测生命体征，密切观察患儿呼吸困难的表现及病情变化。观察患儿有无发绀、大量出汗、心率加快、血压下降、烦躁不安、呼吸困难等表现，还应警惕哮喘危重状态的发生，出现以上表现应及时报告医生并做好抢救的准备。

4. 心理护理　哮喘发作时，守护并安抚患儿，鼓励患儿将不适及时告诉家长及医护人员，尽量满足患儿合理的要求；向患儿家长解释哮喘的诱因、治疗过程及预后，指导他们以正确的态度对待患儿，并发挥患儿的主观能动性，采取措施缓解患儿的恐惧心理。

5. 健康指导

（1）指导呼吸运动，加强呼吸肌功能：在进行呼吸运动前，应先清除呼吸道分泌物。①腹部呼吸运动方法：平躺，双手平放在身体两侧，膝弯曲，脚平放，用鼻连续吸气并放松上腹部，但胸部不扩张，缩紧双唇，慢慢吐气直到吐完，重复以上动作10次。②向前弯曲运动方法：坐在椅子上，背伸直，头向前向下低至膝部，使腹肌收缩，慢慢上升躯干并由鼻吸气，扩张上腹部，胸部保持直立不动，由口将气慢慢吹出。③胸部扩张运动：坐在椅子上，将手掌放在左右两侧的最下肋骨上，吸气，扩张下肋骨，然后由口吐气，收缩上胸部和下胸部，用手掌下压肋骨，可将肺底部的气体排出，重复以上动作10次。

（2）介绍用药方法及预防知识：指导家长为患儿增加营养，多进行户外活动，多晒太阳，增强体质，预防呼吸道感染；指导患儿及家长掌握哮喘发作的诱因，避免接触可能的变应原，去除各种诱发因素（如避免寒冷刺激、避免呼吸道感染、避免食入鱼虾等易致过敏的蛋白质等）；教会患儿及家长对病情进行监测，辨认哮喘发作的早期征象、发作表现并掌握适当的处理方法；教会患儿及家长选用长期预防与快速缓解的药物，掌握正确使用方法，安全用药，在适当时候及时就医，以控制哮喘严重发作。

扫一扫，
看总结

（刘　迎）

思考与练习

1. 患儿,女,8个月。2d来发热、咳嗽、烦躁不安、拒乳,今晨惊厥1次,急诊入院。查体:T 39.6℃,神志清楚,咽部充血,前囟平软,神经系统检查无异常。

(1)请列出该患儿的护理问题。

(2)如何维持患儿体温正常?

2. 患儿,女,1岁。因发热、咳嗽、气促3d入院。患儿入院前2d出现高热不退、咳嗽,痰多,不易咳出,入院1d前出现咳嗽加剧、烦躁不安、明显气喘。查体:体温39.2℃,脉搏182次/min,呼吸65次/min,面色苍白,呼吸急促,可见鼻翼扇动及三凹征,双肺可闻及散在哮鸣音及细湿啰音,心音低钝,肝右肋下3cm,双下肢无明显水肿。

(1)根据患儿目前的状况,可能的诊断是什么?

(2)患儿可能出现了什么并发症?

(3)列出主要护理问题及依据。

(4)对患儿应采取哪些护理措施。

3. 患儿,女,8岁。体育课跑步热身后突然发生一阵阵咳嗽,喘得厉害伴呼气费力。老师发现他大汗淋漓、面色青灰、口唇及指甲发绀,立即给家长打电话并及时将他送到医院救治。

(1)患儿可能患何种疾病。

(2)如何对患儿家长进行健康指导?

扫一扫,
测一测

第八章 循环系统疾病患儿的护理

 学习目标

1. 掌握先天性心脏病、充血性心力衰竭的护理评估、护理诊断及护理措施。

2. 熟悉先天性心脏病的分类，病毒性心肌炎的护理评估及护理措施。

3. 了解胎儿血液循环特点和出生后的改变，儿童心率、血压的特点。

4. 具备按照护理程序为循环系统疾病患儿实施整体护理的能力。

5. 能利用相关知识与患儿及家属进行有效的沟通，实施心理疏导，并开展先天性心脏病、充血性心力衰竭、病毒性心肌炎的健康教育。

扫一扫，自学汇

第一节 儿童循环系统解剖生理特点

（一）心脏的胚胎发育

原始心脏于胚胎的第 2 周开始形成，为一纵直管道。随后，在一系列基因调控下，逐渐发育成静脉窦、原始心房、原始心

> **考点提示**：心脏胚胎发育的关键时期

室、心球和动脉干等结构。胚胎第 4 周时，开始有循环作用，心房和心室之间以狭窄的房室管相连。而后，房室交界的背面和腹面长出心内膜垫，并逐渐生长相连。第 5~6 周，卵圆孔形成，右侧心房内的血液可通过卵圆孔流至左心房。第 8 周，完整房室间隔形成，发育为四个腔的心脏。心脏胚胎发育的关键时期是胚胎第 2~8 周，先天性心血管畸形的形成主要在这一时期。

（二）胎儿血液循环及出生后的改变

1. 正常胎儿血液循环 胎儿血液循环与出生后血液循环在许多方面是不同的。胎儿时期的营养代谢和气体交换通过脐血管连接胎盘与母体之间以弥散的方式完成。由胎盘来的含氧量较高的动脉血经脐静脉进入胎儿体内，在肝脏下缘分流为两支。一支约 50% 的血流入肝脏与门静脉汇合，后经肝静脉流入下腔静脉；另一支经静脉导管直接进入下腔静脉，与来自下半身的静脉血混合（以动脉血为主），流入右心房。右心房的血液，三分之一经卵圆孔流入左心房，再经左心室流入升主动脉，主要供应心脏、脑及上肢（上半身）；其余流入右心室。从上腔静脉回流来自上半身的静脉血进入右心房后，流入右心室，与来自下腔静脉的绝大部分血液共同流入肺动脉。由于胎儿肺脏无呼吸功能，

处于压缩状态,肺血管阻力高,故肺动脉中血液只有少量进入肺循环,经肺静脉回到左心房;大部分经动脉导管与来自升主动脉的血液汇合,流入降主动脉(以静脉血为主),供应腹腔器官和下肢(下半身),同时血液经脐动脉回到胎盘,再次换取营养和氧气(图8-1)。

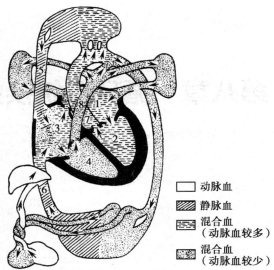

	动脉血
	静脉血
	混合血(动脉血较多)
	混合血(动脉血较少)

图8-1 正常胎儿血液循环特点

由此可见,胎儿血液循环有以下特点:

(1)胎儿的营养和气体代谢是通过脐血管、胎盘与母体进行交换的。

(2)肺循环只有少量血液流经而基本无呼吸功能,因此只有体循环而无有效的肺循环。

(3)胎儿血液循环存在静脉导管、卵圆孔和动脉导管等特殊通路。

(4)除脐静脉内是动脉血外,其余都是混合血。

(5)肝脏是血氧量最高的器官,其次为心脏、脑及上肢,而腹腔器官及下肢血氧量最低。

2. 出生后血液循环的改变

(1)脐带结扎:出生后新生儿脐血管被阻断,胎盘血液循环终止。脐血管在血流停止后约6~8周完全闭锁,形成韧带。

(2)卵圆孔关闭:呼吸建立,肺泡扩张,肺脏开始进行有效的气体交换,肺循环压力下降,从右心室经肺动脉流入肺循环的血量增多,经肺静脉回流至左心房的血流增加,左心房压力增高。当左心房压力超过右心房时,卵圆孔先在功能上关闭。生后5~7个月时,卵圆孔解剖上大多闭合遗留下卵圆窝。

(3)动脉导管关闭:有效肺循环建立且压力降低,体循环压力增高,流经动脉导管的血流减少,形成功能性关闭。约80%的婴儿于生后3个月、95%的婴儿于生后1年内形成解剖上的关闭。若持续未闭,可诊断为动脉导管未闭型先天性心脏病。

(三)儿童心脏、心率、血压的特点

1. 心脏 年龄越小,心脏相对越大。心脏的位置随年龄增长而改变,新生儿和2岁以内婴幼儿的心脏多呈横位,心尖搏动位于左侧第4肋间、锁骨中线外侧1cm;而后,心脏逐渐由横位转为斜位,5~6岁时心尖搏动在左侧第5肋间、锁骨中线处;7岁后心尖搏动位置逐渐移至锁骨中线内0.5~1cm。

> 考点提示:不同年龄儿童的心率

2. 心率 年龄越小,新陈代谢越旺盛,交感神经兴奋性越高,心率相对越快(表8-1)。

表8-1 不同年龄阶段正常小儿的心率

年龄	新生儿	1岁以内	2~3岁	4~7岁	8~14岁
心率/(次·min⁻¹)	120~140	110~130	100~120	80~100	70~90

儿童的心率不稳定,易受各种内外因素影响,如活动、进食、哭闹、发热等,故测量心率应在安静或睡眠时进行。一般体温每升高1℃,心率增加10~15次/min。若心率显著增快,且睡眠时也不减慢,

应怀疑有器质性心脏病。

3. 血压 动脉血压的高低主要取决于心搏出量和外周血管的阻力。新生儿心搏出量较少，动脉壁柔软，弹性较好，血管口径相对较大，血压偏低。随年龄增长，血压逐渐升高。新生儿收缩压平均为 60~70mmHg(8~9.3kPa)，1 岁时为 70~80mmHg(9.3~10.7kPa)，2 岁后收缩压可按公式计算。

$$收缩压(mmHg) = (年龄 \times 2 + 80)mmHg$$
$$或收缩压(kPa) = (年龄 \times 0.26 + 10.7)kPa$$

下肢血压较上肢约高 20mmHg(2.67kPa)。舒张压为收缩压的 2/3。如果收缩压高于此标准 20mmHg(2.67kPa) 为高血压，低于此标准 20mmHg(2.67kPa) 为低血压。测量血压应在安静时进行，血压计袖带的宽度以儿童上臂长度的 1/2~2/3 为宜，过宽测得血压偏低，过窄测得血压偏高。

第二节 先天性心脏病

> 📖 **案例**
>
> 欢欢，女，7 个月。出生后 3 个月出现口唇、指甲青紫，并逐渐明显。就诊于当地医院，诊断为法洛四联症。今晨，欢欢哭闹后气急，青紫加重，突然出现晕厥，被其父母紧急送入医院。
>
> 请问：
>
> 1. 如何正确评估患儿的身体状况？
>
> 2. 如何给其父母讲解预防晕厥的发生？

先天性心脏病(congenital heart disease, CHD)简称先心病，是胚胎期心脏及大血管发育异常而致的心血管畸形，是儿童最常见的心脏病，其发病率约为活产婴儿的 6‰~10‰，早产儿中的发生率为足月儿的 2~3 倍。如未经治疗，约 1/3 的患儿在生后 1 年内可因严重缺氧、心衰、肺炎等严重并发症导致死亡。近年来，心导管检查、心血管造影术、超声心动图和磁共振等的应用，体外循环及在低温麻醉和体外循环下心脏直视手术的发展，微创介入治疗(室间隔缺损封堵术、血管狭窄球囊扩张术等)的广泛应用，先心病的预后大为改观。但先心病仍为儿童先天发育异常致死的重要死因。

【概述】

1. 病因 任何影响胎儿心脏发育的因素都可以使心脏的某一部分出现发育异常，造成先天性畸形。先心病的病因尚未完全明确，目前认为 85% 以上可能是遗传和环境因素相互作用的结果。

> 🔖 **考点提示**：先天性心脏病的病因

(1)遗传因素：大多数先心病是多基因的遗传缺陷，也可能是单基因的遗传缺陷或染色体畸变。

(2)环境因素：孕早期宫内感染，特别是病毒感染，如风疹、流行性感冒、流行性腮腺炎和柯萨奇病毒感染等；孕母患有代谢性疾病，如糖尿病、高钙血症和苯丙酮尿症等；孕母接触大剂量放射线，服用抗癌、抗癫痫等药物，缺乏叶酸以及患致宫内缺氧的慢性疾病；孕母在妊娠初期酗酒或吸食毒品。

上述因素均可致胎儿心脏血管畸形。因此,加强孕期保健工作,特别是在妊娠早期积极预防风疹、流感等病毒性疾病,对预防先心病有重要意义。

2. 分类　根据左右心腔及大血管之间有无分流和临床有无青紫,分为三类。

(1) 左向右分流型(潜伏青紫型):是最常见的类型,在左、右心之间或主动脉与肺动脉之间存在异常通路和血液分流。由于体循环压力高于肺循坏,所以血液从左向右分流,不出现青紫。当屏气、剧烈哭闹或任何病理情况导致肺动脉和 / 或右心室压力增高并超过左心室时,血液从右向左分流,此时临床上出现暂时性青紫,故又称潜伏青紫型先心病。

左向右分流型
心脏病的表现
(微课)

> 考点提示:先天性心脏病的血流动力学分类

当病情加重,发展为梗阻性肺动脉高压时,右心室压力持续超过左心室,血液持续从右向左分流,青紫持续存在,称为艾森曼格综合征(Eisenmenger syndrome)。常见的有室间隔缺损、房间隔缺损和动脉导管未闭等,其中又以室间隔缺损最为多见。

> 考点提示:艾森曼格综合征

(2) 右向左分流型(青紫型):是最严重的一型,左、右心之间的异常通路及血管畸形导致右心室压力增高并超过左心室,血液从右向左分流,大量含氧量低的静脉血进入体循环,临床上出现持续性青紫,故又称青紫型先心病。常见的有法洛四联症和大动脉错位等。

(3) 无分流型(无青紫型):在左、右心之间或主动脉与肺动脉之间不存在异常通路和血液分流,临床上不出现青紫,故又称无青紫型先心病。常见的有主动脉缩窄和肺动脉狭窄等。

3. 病理生理

(1) 室间隔缺损(ventricular septal defect, VSD):是最常见的先心病,发病率约占我国先心病的50%。缺损可位于室间隔的膜周部、漏斗部、肌部,以膜周部缺损最为常见。室间隔缺损大小不同,直径小于 5mm 为小型;直径在 5~10mm 之间为中型;缺损直径大于 10mm 为大型。室间隔缺损可单独存在,也可与其他心脏畸形如肺动脉狭窄、房间隔缺损等同时存在。

根据左右心室压力差,血液自左向右分流,体循环血量减少,肺循环血量增多,缺损越大,肺循环血量越多,导致右心室、左心房和左心室的负荷加重而产生肥大。当分流血量超过肺血管床的容量限度时,出现容量性肺动脉高压;肺细小动脉持续出现反应性痉挛,管壁中层、内膜层逐渐增厚,管腔器质性变小,形成不可逆的阻力性肺动脉高压。当右室压力明显超过左室时,左向右分流转变为右向左分流,临床表现出现持续性青紫(图 8-2)。

(2) 房间隔缺损(atrial septal defect, ASD):是原始心房间隔发育异常,约占先心病发病总数的 5%~10%,儿童时期症状较轻,不少患者到成年后才被发现,为成人最常见的先天性心脏病之一。

由于左心房压力大于右心房,血液由左向右流动,体循环血量减少,肺循环血量增多,右心房和右心室舒张期负荷加重,导致右心房和右心室增大。早期肺循环细小动脉收缩压力增高,晚期导致肺细小动脉肌层及内膜增厚,管腔变得狭窄,出现梗阻性肺动脉高压,左向右分流血量逐渐减少,当右房压力高于左房时,血液由右向左分流,临床表现出现青紫(图 8-3)。

(3) 动脉导管未闭(patent ductus arteriosus, PDA):是常见的先天性心脏病类型之一,约占先天性心脏病发病总数的 10%,女性多于男性。动脉导管是存在于胎儿血液循环的特殊通道之一,出生后,因自主呼吸建立,肺循环压力降低,体循环压力增高而功能性闭合。95% 的婴儿在 1 年内解剖性关闭。若出生后动脉导管持续开放并出现左向右分流,称为动脉导管未闭。根据未闭的动脉导管大小、长短和形态,分为管型、漏斗型及窗型。

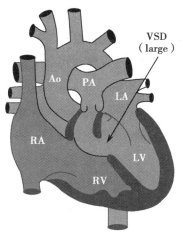

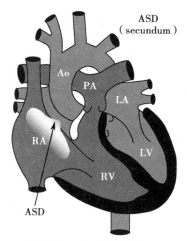

图 8-2　室间隔缺损血流
动力学改变示意图

图 8-3　房间隔缺损血流
动力学改变示意图

动脉导管未闭使主动脉和肺动脉之间存在通路,因体循环压力高于肺循环,血液持续经动脉导管自主动脉向肺动脉分流,肺循环血液量增加,左心房与左心室的回心血量也增多,左心肥大。当屏气、剧烈哭闹或肺部感染等病理情况导致肺动脉压力增高并超过主动脉时,即产生右向左分流,此时患儿呈现下半身青紫,而上半身青紫不明显的现象,称为差异性青紫(图 8-4)。

(4)法洛四联症(tetralogy of Fallot,TOF):是最常见的青紫型先心病,约占所有先心病的 12%。法洛四联症由 4 种畸形组成:肺动脉狭窄(以漏斗部狭窄多见)、室间隔缺损、主动脉骑跨(主动脉骑跨于室间隔之上)、右心室肥厚。其中以肺动脉狭窄最重要。

肺动脉的狭窄程度较轻时,右心室压力增高不明显,血液通过室间隔缺损由左向右分流,患儿可无明显青紫。肺动脉狭窄严重时,右心室压力增大,代偿性肥厚,血液出现由右向左分流,且狭窄越严重,静脉血向动脉血的分流量越多,肺循环进行气体交换的血流减少,导致青紫突出。

主动脉骑跨于左右心室之上,除接受来自左心室的动脉血外,还接受来自右心室的一部分静脉血,混合血输送至全身,临床表现为出现青紫。而肺动脉狭窄,进入肺循环进行气体交换的血量减少,机体缺氧加重,青紫的程度也随之加重,逐渐出现杵状指(趾)。缺氧又会刺激骨髓代偿性产生过多的红细胞,增加了血液的黏稠度,减慢血流的速度,易引起脑血栓,若血栓为细菌性,则导致脑脓肿(图 8-5)。

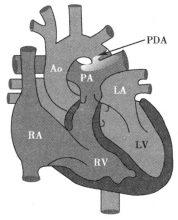

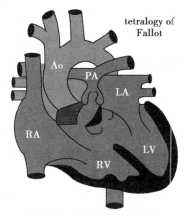

图 8-4　动脉导管未闭血流
动力学改变示意图

图 8-5　法洛四联症血流
动力学改变示意图

【护理评估】

1. 健康史 了解患儿家族中是否有先心病患者;孕母妊娠史,尤其在妊娠初期 2~3 个月内有无病毒感染史、放射线接触史、用药史、酗酒史及吸食毒品史;孕母是否患有代谢性疾病及致宫内缺氧的慢性疾病等。了解发现患儿先心病的时间,详细询问有无青紫以及出现青紫的时间;患儿体重、身高等发育的情况,与同龄儿相比活动耐力是否下降,有无反复呼吸道感染,是否喜欢蹲踞,有无阵发性呼吸困难或突然昏厥发作等病史。

2. 身体状况

(1)室间隔缺损:临床表现取决于缺损的大小和肺循环的阻力。小型室间隔缺损,患儿可无明显症状,仅在活动后稍感疲乏,不影响生长发育。大、中型室间隔缺损,症状出现早且明显,在新生儿后期及婴儿期即可出现喂养困难、吸吮时常气急、面色苍白、乏力多汗、生长发育落后等。易反复出现肺部感染,甚至引发充血性心力衰竭。若形成梗阻性肺动脉高压时,患儿可出现青紫、活动能力下降和杵状指。

> 考点提示:室间隔缺损患儿的临床表现特点

体格检查:可见心前区隆起,心界向左下扩大,胸骨左缘第 3~4 肋间可闻及Ⅲ~Ⅳ级粗糙的全收缩期杂音,向四周广泛传导,可在杂音最响处触及收缩期震颤,肺动脉第二音增强或亢进。

并发症:易并发支气管炎、支气管肺炎、充血性心力衰竭、肺水肿和感染性心内膜炎。

(2)房间隔缺损:临床表现因缺损的大小而不同。缺损小者可无症状,缺损大者影响生长发育,表现为体形瘦长,易感乏力,多汗,面色苍白。患儿活动后气促,易反复发生呼吸道感染。

> 考点提示:房间隔缺损患儿的临床表现特点

当哭闹、憋气、患肺炎或心力衰竭时,右心房压力超过左心房,血流自右向左流动,出现暂时性青紫。

体格检查:缺损小者仅在体检时发现胸骨左缘 2~3 肋间有收缩期杂音。缺损大者可见体格瘦小、心前区隆起、心尖搏动弥散,多数病例于胸骨左缘第 2~3 肋间可闻及Ⅱ~Ⅲ级收缩期喷射性杂音,肺动脉瓣区第二心音增强或亢进,呈不受呼吸影响的固定分裂。

并发症:易并发肺炎,严重者可并发心力衰竭。

(3)动脉导管未闭:临床表现由动脉导管的粗细和肺动脉与主动脉之间的压力差决定。若肺动脉压力低于主动脉,动脉导管口径较细,临床可无症状。动脉导管粗大,分流量大,患儿活动出现气急、乏力、多汗,易反复发生呼吸道感染及充血性心力衰竭,并影响生长发育。在肺动脉压力高于主动脉时,出现差异性青紫,患儿表现出下半身青紫,左上肢轻度青紫,右上肢正常。

> 考点提示:动脉导管未闭患儿的临床表现特点

体格检查:患儿体形消瘦,轻度胸廓畸形。在整个收缩期和舒张期,胸骨左缘第 2 肋间可闻及粗糙响亮的连续性机器样杂音,向左锁骨下、颈部和背部传导,伴有震颤。由于肺动脉分流使动脉舒张压降低,收缩压多正常,脉压增大[大于 40mmHg(5.3kPa)],可出现水冲脉、毛细血管搏动和股动脉枪击音等周围血管征。

并发症:易并发肺炎、感染性心内膜炎、充血性心力衰竭等。

(4)法洛四联症:临床表现取决于肺动脉狭窄的程度和室间隔缺损的大小。

> 考点提示:法洛四联症患儿的临床表现特点

1)青紫:十分突出,出现的早晚及严重程度与肺动脉狭窄程度成正相关。青紫常见于口唇、指(趾)甲床、球结合膜等毛细血管丰富的浅表部位。患儿活动耐力差,在吃奶、啼哭、情绪激动、体力劳动及寒冷等情况下,即可出现气急和青紫加重。

2）蹲踞：患儿常于活动、行走或站立过久时，因气急而主动下蹲的现象。蹲踞时下肢屈曲受压，体循环阻力增加，减少右向左分流，增加肺循环血量；同时下肢屈曲，减少静脉回心血量，减轻心脏负荷，暂时缓解缺氧症状。婴儿表现为被竖抱时喜欢将双膝屈曲，大腿紧贴腹部。

3）阵发性缺氧发作：婴儿多见，诱因多为吃奶、哭闹、情绪激动、贫血、感染等，表现为阵发性呼吸困难、烦躁、青紫加重，严重者可突然昏厥、抽搐，甚至死亡。发生原因是在肺动脉漏斗部狭窄的基础上，突然发生该处肌肉痉挛，引起一时性肺动脉梗阻，加重脑缺氧所致。年长儿发生时常诉头晕、头痛。

体格检查：患儿生长发育迟缓，智能发育可稍落后。心前区稍隆起，胸骨左缘第 2~4 肋间可闻及Ⅱ~Ⅲ级粗糙喷射性收缩期杂音，肺动脉狭窄的程度决定其响度，一般无收缩期震颤。肺动脉第二音减弱。患儿长期缺氧，持续 6 个月即可使指（趾）端毛细血管扩张增生，局部组织和骨组织也增生肥大，随后指（趾）末端膨大如槌状，称为杵状指（趾）。

并发症：长期缺氧导致红细胞增多，血液黏稠度增高，血流速度变慢，易引起脑血栓，若为细菌性栓塞，则易形成脑脓肿。也可并发感染性心内膜炎。

3. 心理 - 社会状况　评估先心病患儿是否因生长发育落后，未能按时入学，正常活动、游戏或学习都受到不同程度的限制和影响，而出现自卑、焦虑、抑郁和恐惧等心理。评估患儿家长是否因缺乏相关疾病知识，或因本病的检查和治疗比较复杂、风险较大以及给家庭带来日益沉重的经济压力，且预后难以预测等因素而出现焦虑、恐惧和悲观的心理。

4. 辅助检查

（1）血液检查：法洛四联症患儿周围血红细胞计数和血红蛋白浓度明显增高。

（2）X 线检查：常见先天性心脏病的 X 线检查见表 8-2。

表 8-2　常见先天性心脏病的 X 线检查

	室间隔缺损	房间隔缺损	动脉导管未闭	法洛四联症
房室增大	小型：无明显变化 大型：左、右室增大，左房可大	右房、右室增大 心影呈梨形	左房、左室增大	右室大，心尖上翘 心影呈靴形
主动脉弓	缩小	缩小	增宽	—
肺动脉段	凸出	凸出	凸出	凹陷
肺野	充血	充血	充血	清晰
肺门"舞蹈"	有	有	有	无

0803

先天性心脏
病 X 线检查
（组图）

（3）心电图：①室间隔中、大型缺损患儿可有左心室或左右心室肥大。②房间隔缺损患儿大多数有右心房、右心室增大，伴不完全性右束支传导阻滞。③导管口径较粗、分流量大的动脉导管未闭患儿可有不同程度左心室肥大，电轴左偏，偶有左心房肥大。④法洛四联症患儿电轴右偏，右心室肥大。

（4）超声心动图：能够清晰显示心脏内部的解剖结构，明确缺损的部位和大小，可显示血液分流的位置和方向，并能估计分流量的大小，对于先心病的诊断极有价值，且无创。

考点提示：超声心动图对先天性心脏病诊断的价值

（5）心导管检查：心导管检查和造影是在需要获取更多信息、进一步明确诊断和决定手术前的重要检查方法之一。心导管检查可以探查异常通道，测定不同部位的血氧饱和度及压力。心导管检查时注入造影剂，同时可快速摄片或摄影，明确复杂的心脏或血管畸形。

5. 治疗要点

（1）内科治疗：为了维持患儿正常生活，安全到达手术年龄而建立合理的生活制度，加强营养，控制感染，对症治疗和防治并发症。动脉导管未闭早产儿可于生后 1 周内用吲哚美辛或阿司匹林口服，促进导管关闭。

（2）介入治疗：目前，对动脉导管未闭患儿的治疗大多首选介入治疗。部分室间隔缺损和房间隔缺损的患儿也可采用。

房间隔缺损
的介入治疗
（视频）

知识拓展

先天性心脏病导管介入治疗

介入性心导管术是将特种的导管及装置由外周血管插入，到达所需治疗的心血管腔内，进行治疗，已成为除外科手术外治疗先天性心脏病的一种重要手段。通过非开胸途径，导管介入治疗可以避免体外循环的风险，缩短住院时间和康复时间，没有开胸手术留下的瘢痕。

通过介入治疗可以将原先狭小的通道变宽或关闭的结构开放，如球囊房间隔造口术及房间隔切开术、球囊肺动脉瓣成形术、球囊主动脉瓣成形术。治疗房间隔缺损、室间隔缺损、动脉导管未闭和侧支血管可用介入封堵技术，将原先开放的通道关闭。

介入治疗的应用使一些先心病的患儿免于手术治疗或延缓手术治疗的时间，但发生残余漏的可能性，介入治疗比手术治疗稍大。

（3）外科治疗：房间隔缺损和室间隔缺损患儿一般在 3~5 岁进行手术治疗，如果分流量大、症状明显或并发心功能衰竭，手术时间则不受年龄限制。动脉导管未闭患儿最适合手术的年龄为 1~6 岁。症状较轻的法洛四联症患儿于 5~9 岁行一期根治手术；临床症状明显的应在生后 6~12 个月行根治手术；重症患儿可先行姑息性分流术，于一般情况改善、肺血管发育好转后，实施根治手术。

【常见护理诊断/问题】

1. 活动无耐力　与先天心脏畸形致体循环血量减少、血氧饱和度下降有关。

2. 营养失调：低于机体需要量　与体循环血量不足导致组织缺氧、喂养困难有关。

3. 生长发育迟缓　与血氧饱和度下降或体循环血量减少有关。

4. 有感染的危险　与肺循环充血、免疫力低下有关。

5. 潜在并发症：心力衰竭、感染性心内膜炎、脑栓塞等。

6. 焦虑　与家长或患儿对疾病的知识缺乏和疾病预后有关。

【护理目标】

1. 患儿活动量适宜，能满足基本生活需求。

2. 患儿能得到充足的营养。

3. 患儿生长发育指标相对正常。

4. 患儿未发生感染。

5. 患儿未发生并发症或发生时能被及时发现并正确处理。

6. 患儿和家长获得与本病相关的医学知识及心理支持，较好地配合诊疗。

【护理措施】

1. 建立合理的生活制度　根据具体情况，合理安排患儿作息时间，保障睡眠、休息和适当的活动。无症状或轻症状者可不必限制活动；有症状者适当限制活动量，以患儿自觉不累为原则，避免剧烈运动；重症患儿应卧床休息，必要时吸氧，治疗护理操作尽量集中进行，避免患儿情

> 考点提示：先天性心脏病患儿的护理措施

绪激动和哭闹。

2. 供给充足营养 为患儿提供充足的能量、蛋白质和维生素,并注意营养搭配,保证患儿营养需要,增强体质。对喂养困难的患儿应耐心喂养,可根据患儿具体情况合理安排进餐途径,或少量多餐;避免呛咳和呼吸困难,必要时,喂养前吸氧,缓解症状再进食。心力衰竭发生时,根据患儿病情提供无盐或低盐饮食,防止水钠潴留,使病情加重。多食蔬菜、水果等粗纤维食品,有利于保持大便通畅。青紫型先心病患儿给予足够饮水量,以免脱水引起血栓形成。

3. 预防感染 维持患儿体温稳定,根据气温的变化及时增减衣服,避免受凉引起呼吸道感染。注意保护性隔离,避免交叉感染。做好预防接种。在接受扁桃体切除术及拔牙术等小手术时,应按医嘱给予足量抗生素预防感染,防止发生感染性心内膜炎;若发生感染,应积极应用抗生素治疗。住院患儿严格监测体温,及时发现感染征象;所有护理操作或侵入性操作严格按无菌技术规范执行。

4. 严密观察病情,防治并发症

(1)阵发性缺氧发作:注意观察法洛四联症患儿有无因活动、哭闹、便秘等引起缺氧发作,出现阵发性呼吸困难、昏厥及抽搐等阵发性缺氧发作的表现。一旦发生,应立即将患儿置于膝胸卧位(此体位可增加体循环阻力,减少右向左分流的血量),给予吸氧,遵医嘱给予吗啡、普萘洛尔等药物。若法洛四联症患儿在游戏或走路时出现蹲踞现象(此为缓解缺氧的一种保护性动作),不要强行拉起,让患儿自然蹲踞和起立。

(2)脑血栓:法洛四联症患儿血液黏稠度多偏高,若再丢失较多体液,可加重血液浓缩,易导致脑血栓的形成。因此在发热、夏天出汗较多、吐泻等丢失体液较多的情况下,应特别注意供给患儿充足的液体,必要时可静脉输液。

(3)充血性心力衰竭 详见本章第四节。

5. 心理护理 医护人员要关心和爱护患儿,态度和蔼,鼓励患儿进行适当的游戏和活动,重视与患儿家长沟通,建立良好的护患关系,对患儿及家长进行必要的心理咨询,向家长及患儿解释病情和检查、治疗经过,消除他们的紧张与悲观、焦虑情绪。取得他们的理解与配合,增强战胜疾病的信心与勇气,积极配合检查、治疗。

6. 健康指导 指导家长合理安排患儿适当活动,注意劳逸结合。指导患儿家长掌握先心病患儿的日常护理,合理用药,避免并发症。强调预防感染的重要性,尽量少去人多拥挤的公共场合,避免交叉感染。指导家长带患儿定期复查,使患儿安全到达手术最佳年龄。

📖 **知识拓展**

先天性心脏病导管介入治疗的护理

术前护理:手术前 1d 备皮,做好青霉素皮试及碘过敏试验;建立静脉通道,遵医嘱术前抗生素静脉注射;术前禁食 6h;对青紫型先心病患儿必要时可静脉补液;对年幼儿、体重较轻者查血型备血。

术后护理:术后回到病房,嘱患儿去枕平卧 6h,行股静脉穿刺者卧床 12h,股动脉穿刺者卧床 24h 以上;敷料外点式压迫 2h,检查伤口有无渗血,如有及时请医生重新止血、包扎;定时测量生命体征,观察穿刺侧与对侧足背动脉搏动和肢体温度的变化;遵医嘱输液给药;术后禁食 6h,或麻醉完全清醒后进食;密切观察有无残余分流、封堵器脱落、心律失常、血栓形成等并发症的发生。

【护理评价】

1. 患儿活动量是否适宜;营养是否充足;生长发育是否正常;是否发生感染;是否发生并发症,或发生时能否被及时发现并进行正确处理。

2. 患儿和家长是否获得与本病相关的医学知识及心理支持,较好地配合诊疗。

第三节 病毒性心肌炎

病毒性心肌炎(viral myocarditis)是指病毒感染心脏,导致心肌细胞局灶性或弥漫性炎性病变(坏死、变性、纤维化),可累及心包或心内膜,引起心包炎和心内膜炎。临床表现轻重不一,取决于年龄和感染的急性或慢性过程,轻者预后大多良好,重者可发展为心力衰竭、心源性休克,甚至猝死。儿童期发病率尚不确切。

> 考点提示:病毒性心肌炎的病因

引起病毒性心肌炎的病毒很多,主要是肠道病毒和呼吸道病毒,其中柯萨奇病毒 B 组约占半数以上,其次为柯萨奇病毒 A 组、埃可病毒、脊髓灰质炎病毒、腺病毒、传染性肝炎病毒、流感和副流感病毒、单纯疱疹病毒、麻疹病毒、腮腺炎病毒等。本病发病机制尚不完全清楚,一般认为早期为病毒对感染心肌细胞的直接损害,后续与病毒感染触发人体变态反应,对自体心肌细胞造成免疫损伤有关。

【护理评估】

1. 健康史 评估患儿近期有无呼吸道、肠道病毒感染史;有无传染病接触史;有无发热、乏力、心前区不适、心悸、胸闷及胸痛等症状;患儿的饮食、睡眠及活动耐力情况。

2. 身体状况

(1)前驱症状:患儿起病前数日或 1~3 周多有上呼吸道或肠道病毒感染的症状,主要表现为发热、周身不适、咽痛、肌痛、腹泻和皮疹等。

(2)心肌炎表现:轻症患儿一般无明显症状,仅表现为心电图的异常;心肌受累明显时,患儿出现心前区不适、心悸、胸闷、胸痛及疲乏无力等典型症状。少数重症患儿可出现急性心力衰竭或突发心源性休克,表现为烦躁不安、呼吸困难、面色苍白、四肢湿冷及血压下降等,可在数小时或数天内死亡。少数病例演变为慢性进程,受损心肌反复纤维化,晚期发展为扩张性心肌病。

体格检查:出现安静时心动过速、期前收缩或心动过缓、心律不齐等。若伴心包炎可闻及心包摩擦音。若发生心力衰竭有第一心音低钝、心脏扩大、奔马律等,还可伴脉搏细速、血压下降、四肢湿冷等心源性休克体征。

3. 心理-社会状况 本病病程长,患儿需卧床休息、限制活动,加之疾病的痛苦、学习受到不同程度影响等,患儿易产生焦虑、恐惧等不良心理;评估患儿家长是否因缺乏相关医学知识,担心检查、治疗和预后,产生紧张、忧虑、歉疚等不良情绪。

4. 辅助检查

(1)心肌损害的血生化指标:病程早期血清肌酸激酶(CK)及其同工酶(CK-MB)、乳酸脱氢酶(LDH)及其同工酶(LDH1)、谷草转氨酶(SGOT)均增高。心肌肌钙蛋白 T(cTnT)升高,是心肌炎诊断的特异性更强的指标,但其灵敏度不高。多有抗心肌抗体增高。

(2)心电图:心电图缺乏特异性,动态观察很重要性。可见严重心律失常,多见各种期前收缩、室上性和室性心动过速、房颤和室颤及 Ⅱ 度或 Ⅲ 度房室传导阻滞。心肌受累明显时,出现 T 波及 ST 段的改变。

(3)X线检查:无特异性,可显示心影增大。若合并大量心包积液,心影明显增大。若心功能不全,可显示肺淤血表现。

(4)心肌活体组织检查:目前是诊断的金标准,但受取样部位、患儿及其家长的依从性影响,应用还很有限。

5. 治疗要点 本病目前尚无特效治疗,为自限性疾病,主要措施是减轻心脏负担、休息和改善心功能。可应用大剂量维生素 C、辅酶 Q10、极化液、1,6- 二磷酸果糖等,改善心肌细胞代谢及促进心肌恢复。心源性休克、严重心率失常和心力衰竭等急重症病例可应用肾上腺皮质激素。

【常见护理诊断/问题】

1. 活动无耐力 与心肌收缩力下降和组织供氧不足等有关。

2. 潜在并发症:心律失常、心力衰竭和心源性休克等。

3. 焦虑 与病程长、活动受限制和学业影响等有关。

【护理措施】

1. 休息 为减轻心脏负荷,急性期卧床休息,直至体温稳定后 3~4 周。恢复期仍需继续限制活动量,一般总的休息时间不少于 6 个月。存在心脏扩大或有充血性心力衰竭的重症患儿,应

> 考点提示:病毒性心肌炎患儿休息要点

绝对卧床休息,并适当延长卧床时间,待心衰控制以后再逐步恢复活动,以活动后不感到心悸为宜。

2. 密切观察病情,防治并发症

(1)心律失常:密切观察和记录患儿精神状态、面色、心率、心律、呼吸、体温和血压等的变化。若明显心律失常,进行连续心电监护,一旦发现严重心率失常,立即报告医生并配合处理。

(2)心力衰竭:若出现胸闷、气促及心悸,应休息,必要时吸氧。若出现烦躁不安,尽量保持安静,可根据医嘱给予镇静剂。应用洋地黄制剂的剂量宜偏小,并注意观察心力衰竭是否得到改善,有无心律失常、恶心、呕吐等洋地黄制剂中毒表现。若出现中毒表现,立即暂停用药,联系医生并配合处理。

(3)心源性休克:若出现脉搏细速、血压下降等心源性休克的表现,及时遵医嘱使用血管活性药和扩张血管药物。为避免血压波动过大,滴速要准确控制,尽量使用输液泵。

3. 心理护理 强调休息对本病康复的重要性,关心、体贴患儿,为患儿提供安静、舒适的休养环境,多关心患儿,避免哭闹,以免心脏负担加重,使之心情愉快,有利于疾病恢复。告知家长及患儿,多数病例预后良好,增强其配合诊治的信心。

4. 健康教育

(1)向患儿及其家长介绍病毒性心肌炎发生的原因、表现、治疗与护理及预后等相关知识,强调休息的重要性,以减轻焦虑和恐惧心理,增强治疗疾病的信心,积极配合。

(2)对带药出院的患儿,应详细告知患儿及家长药物的名称、剂量、用药方法及副作用,并告知出院后定期门诊复查的时间。

(3)向患儿及其家长宣传预防呼吸道和消化道感染,在疾病流行期间,尽量避免去公共场合,降低本病的发生率。

第四节 充血性心力衰竭

充血性心力衰竭(congestive heart failure,CHF)简称心衰,是指心脏收缩或舒张功能下降,心排血量绝对或相对不足,不能满足机体代谢需要,导致组织、器官血液灌注不足,以肺循环和/或体循

环淤血为主要特征的一种病理状态。各年龄均可发病,以 1 岁内小儿发病率最高,是儿童时期的急危重症之一。

【概述】

1. 病因　引起充血性心力衰竭的原因主要有以下两个方面:

(1)心血管因素:先天性心脏病最多见。病毒性心肌炎、川崎病、心内膜弹力纤维增生症及风湿性心脏病等均可导致心衰的发生。

(2)非心血管因素:急性肾炎所致严重循环充血、支气管肺炎、风湿性心脏病、严重电解质紊乱和酸中毒、低血糖等。

2. 病理生理　随着心肌发生病变或心脏长期负荷加重,心肌收缩功能逐渐减退。早期机体通过加快心率、心肌肥厚和心脏扩大等进行代偿,增加心排血量以满足机体需要,此阶段为心功能代偿期,临床可无症状。以后,心功能进一步减退,上述代偿机制不能维持足够的心排血量,出现静脉回流受阻、组织间液过多和脏器淤血等,发展为充血性心力衰竭。

【护理评估】

1. 健康史　了解患儿有无先天性心脏病及家族遗传史,评估发病时间及过程。有无呼吸困难、咳嗽、气喘、胸闷、水肿及青紫史。收集患儿饮食、生活方式、活动及尿量多少等情况。

2. 身体状况

(1)症状和体征:临床表现年长儿与婴幼儿有区别。

年长儿心衰的症状与成人相似,包括:①心排血量不足,如乏力、活动后气促、心率增快、多汗及食欲减退等。②体循环淤血(右心衰竭),出现颈静脉怒张,肝大、压痛,肝颈静脉回流征阳性,尿少,水肿等。③肺循环淤血(左心衰竭),出现气促、呼吸困难、端坐呼吸、咳粉红色泡沫痰及肺底部闻及湿啰音等。④心脏听诊除原有疾病产生的心脏杂音和异常心音外,常可闻及心尖区第一心音低钝和奔马律。

婴幼儿表现不典型,常出现喂养困难、烦躁多汗、哭声低弱及肝脏进行性增大等。水肿首先出现于颜面和眼睑等部位,严重时嘴唇鼻三角区呈现青紫。

(2)心衰的临床诊断指标:①安静时心率增快,不能用发热或缺氧解释,婴儿 >180 次 /min、幼儿 >160 次 /min、儿童 >140 次 /min。②呼吸困难,青紫突然加重,安静时婴儿呼吸 >60 次 /min、幼儿 >50 次 /min、儿童 >40 次 /min。③肝脏体积短时间内增大、不能以横膈下移等原因解释者,或肝大达肋下 3cm 以上。④心音低钝或出现奔马律。⑤突然烦躁不安,面色苍白或发灰,不能用原有疾病解释。⑥少尿或下肢水肿,除外其他原因造成。其中,前 4 项为主要指征,可结合其他几项以及 1~2 项辅助检查综合分析判断。

> 考点提示:充血性心力衰竭的临床诊断指标

3. 心理 - 社会状况　评估患儿有无产生焦虑、抑郁、恐惧等心理。评估患儿家长对本病的认识程度,对预后及护理常识的了解情况,有无焦虑和恐惧,家庭经济状况和文化背景。

4. 辅助检查

(1)胸部 X 线检查:心影呈普遍性扩大,心尖搏动减弱,肺纹理增多,肺淤血。

(2)心电图检查:可显示心动过速、心室肥大等,但不能表明有无心力衰竭,可协助诊断和指导洋地黄应用。

(3)超声心动图检查:可见心房和心室腔扩大,心室收缩时间延长,射血分数降低。

5. 治疗要点　原则是去除病因,改善心功能。

(1)一般治疗:卧床休息,必要时可给予镇静剂。合理营养,限制水钠摄入。呼吸困难患儿及时给氧。

(2)应用洋地黄类药物:洋地黄能增强心肌收缩力,减慢心率,增加心搏出量,有效改善心脏功能。最常用的洋地黄制剂为地高辛,可口服或静脉注射,应用方便,作用较快,排泄迅速,且剂量容易调节。能口服者选用地高辛口服;病情较重或不能口服者,可选用毛花苷丙(西地兰)或地高辛静注。患儿心力衰竭多采用首先达到洋地黄化的方法,然后根据病情需要继续用维持量。即首次给洋地黄化总量的 1/2,余量分成 2 次,每隔 4~6h 一次,多数患儿 8~12h 内达到洋地黄化,洋地黄化后 12h 开始给予维持量,为洋地黄化总量的 1/5。

表 8-3 常用洋地黄类制剂的剂量及方法

制剂	途径	洋地黄化总量(mg/kg)	作用时间	效力时间
地高辛	口服	<2 岁 0.05~0.06	2h	4~8h
		>2 岁 0.03~0.05		
		(总量不超过 1.5mg)		
毛花苷丙	静注	口服量的 1/2~1/3	10min	1~2h
	静脉	<2 岁 0.03~0.04	15~30min	1~2h
		>2 岁 0.02~0.03		

(3)应用利尿剂:使用洋地黄类药物而心衰仍未完全控制或有显著水肿者,加用呋塞米等快速强效利尿剂;慢性心衰一般联合使用噻嗪类与保钾利尿剂,如氢氯噻嗪和螺内酯,采用间歇疗法,防止电解质紊乱。

(4)应用血管扩张剂:血管脉扩张剂可减轻心脏前后负荷,增加心搏出量,降低心室充盈压,从而缓解循环淤血症状。常用的药物有卡托普利、硝普钠及酚妥拉明等。

【常见护理诊断 / 问题】

1. 心输出量减少 与心肌收缩力降低有关。

2. 体液过多 与心功能下降、循环淤血有关。

3. 气体交换受损 与肺淤血有关。

4. 潜在并发症:洋地黄中毒、低钾血症。

5. 焦虑 与病情危重及环境改变有关。

6. 知识缺乏:与患儿及家长缺乏本病的护理知识有关。

【护理措施】

1. 一般护理

(1)休息:患儿卧床休息,取半卧位,双腿下垂,减少回心血量,减轻心脏负荷。尽量避免各种刺激,治疗护理集中进行,使患儿保持安静,必要时可遵医嘱应用镇静剂,以降低代谢率,减少耗氧。

(2)合理营养:给予易消化、营养丰富的食物,少量多餐。限制钠和水的摄入,钠盐摄入量不超过 0.5~1g/d,重症患儿无盐饮食。静脉输液或输血速度宜慢,每小时 <5ml/kg。婴儿喂养时,奶瓶的乳头孔宜稍大,以防吸吮费力。

(3)保持大便通畅:避免用力排便,鼓励患儿多进食蔬菜水果,必要时予以开塞露通便。

(4)保持呼吸道畅通:患儿呼吸困难或发绀时给予吸氧。急性肺水肿患儿,湿化瓶内加入 20%~30% 乙醇,每次 10~20min,间隔 15~30min 可重复 1~2 次。指导咳嗽咳痰,痰液黏稠不易咳出者可给予超声雾化吸入。

2. 用药护理

(1) 应用洋地黄类药物的护理:洋地黄类药物治疗量和中毒量接近,易发生中毒,应用时要严格掌握药物剂量和给药方法。①给药前:每次应用洋地黄前应测量脉搏1min,必要时听

考点提示:应用洋地黄类药物的护理

心率。当婴儿<90次/min,年长儿<70次/min时应立即暂停用药,并报告医生。②给药时:洋地黄类药物不能与其他药物混合,易发生药物间相互作用而中毒。静脉推注速度要缓慢,不少于5min。③用药期间:监测患儿心率和心律,了解心衰有无得到改善。如出现心率减慢、气促改善、肝脏缩小、尿量增加及情绪好转等表明应用洋地黄有效。④观察有无洋地黄类药物中毒症状。一旦出现,立即暂停使用,并报告医生,同时备好钾盐、利多卡因等药物,配合抢救。患儿多进食香蕉、橘子、奶、菠菜等含钾的食物,以降低洋地黄的毒性。暂停进食高钙食物或钙剂,钙剂与洋地黄有协同作用,增加洋地黄的毒性。⑤洋地黄毒性反应:儿童期间最常见的表现是心律失常,如室性期前收缩、房室传导阻滞和阵发性心动过速;其次是胃肠道症状,如恶心、呕吐等;神经系统症状,如嗜睡、头昏和黄绿视等较少。

(2) 应用利尿药的护理:根据利尿剂作用安排给药时间。为避免夜间尿量过多而影响休息,尽量在清晨或上午给药。观察利尿效果,每日测量体重,并记录24h出入液量。用药期间鼓励患儿进食含钾丰富的食物,以免保钠排钾类利尿剂导致低血钾而加重洋地黄毒性反应。

(3) 应用血管扩张剂的护理:根据血压及医嘱调整滴速,密切监测心率和血压变化,避免血压下降过快。给药时不能渗漏到血管外,以免局部组织坏死。硝普钠遇光降解,保存和使用均避光,现用现配。

3. 心理护理 关心爱护患儿,建立良好沟通关系,消除患儿的恐惧、焦虑情绪。对家长及患儿解释病情和诊疗计划,指导症状的观察及缓解方法,取得理解与配合。

4. 健康指导 向患儿和家长介绍心衰的诱因、病因及防治措施;所用药物的名称、剂量、给药时间、方法和常见副作用。指导家长及患儿合理作息、饮食,避免情绪激动和过度活动,强调休息对本病的重要性。教会年长儿自我监测脉搏的方法。

(芮 芳)

扫一扫,
看总结

思考与练习

1. 李某,男,1岁10个月,平日哭闹、屏气后会出现口周青紫。因发热、咳嗽、气促3d入院。体检:T 38.5℃,P 176次/min,R 60次/min,口周青紫,两肺下部可闻及细湿啰音,心音低钝,胸骨左缘3~4肋间可闻及Ⅳ级粗糙的全收缩期杂音,并广泛传导,可于杂音最响处触及收缩期震颤,肺动脉瓣区第2心音亢进,肝肋下3.0cm。

(1) 该患儿最可能的临床诊断是什么?

(2) 该患儿目前存在的常见护理诊断/问题是什么?

(3) 针对该患儿采取的护理措施有哪些?

2. 患儿,女,8岁,疲乏无力伴心前区不适2d入院。1周前曾患上呼吸道感染。体检:心脏轻度扩大,P 130次/min,第一心音低钝。血生化检查:血清肌酸激酶及其同工酶升高。心电图检查:心动过速、室性期前收缩。

(1) 判断该患儿最可能的临床诊断是什么?

(2) 该患儿存在的常见护理诊断/问题有哪些?

(3) 如何指导患儿合理休息?

(4) 对该患儿的家长进行健康教育的内容有哪些?

扫一扫,
测一测

第九章　血液系统疾病患儿的护理

> **学习目标**
>
> 　　1. 掌握儿童各年龄段贫血的标准、分度以及骨髓外造血、生理性贫血的概念；营养性缺铁性贫血、营养性巨幼细胞性贫血、特发性血小板减少性紫癜、急性白血病患儿的身体状况、主要的护理问题与护理措施。
>
> 　　2. 熟悉儿童造血和血液的特点，营养性贫血、特发性血小板减少性紫癜、急性白血病的病因、治疗原则。
>
> 　　3. 了解常见血液系统疾病的发病机制、辅助检查。
>
> 　　4. 具备按照护理程序对以营养性缺铁性贫血为代表的血液系统疾病患儿实施整体护理的能力。
>
> 　　5. 能利用相关知识与患儿及家属进行有效的沟通，实施心理疏导，并开展营养性贫血、特发性血小板减少性紫癜、急性白血病的健康教育。

第一节　儿童造血和血液特点

（一）造血特点

　　血液系统由血液和造血器官组成。血液是由血浆和悬浮在其中的有形细胞成分（红细胞、白细胞、血小板）组成；造血器官及组织主要有骨髓、肝、脾、淋巴结和胸腺。儿童造血可分为胚胎期造血和生后造血两个阶段。

　　1. 胚胎期造血　在出生前，人体主要的造血中心经历了两次迁移，故胚胎期造血可分为三个时期。

　　（1）中胚叶造血期：随着卵黄囊所提供的养分被逐渐耗尽，胚胎自第 13~15d 起胚外造血就已启动，约从第 3 周开始卵黄囊胚外中胚层的一些间充质细胞聚集成团块或条索状，称为血岛。血岛外层细胞分化成原始的血管内皮细胞，中心的细胞则形成原始的初级有核细胞。第 6~8 周后，血岛造血开始衰退，至 12~15 周逐渐消失。

> 考点提示：**胚胎期造血器官**

　　（2）肝（脾）造血期：自胚胎第 6~8 周肝脏开始造血，4~5 个月时达到高峰，成为中期的主要造血器官,制造有核红细胞,并可分化为无核红细胞;胎儿6个月后,肝脏造血功能逐渐减退,至出生后4~5d完全消失。自胚胎第8周左右,脾脏开始造血,主要产生红细胞、粒细胞、单核细胞和淋巴细胞;至第5个月后,造红细胞、粒细胞的功能逐渐减退消失,而造淋巴细胞的功能延续终生。胸腺自6~7周、淋巴结自第11周开始参与造淋巴细胞,并成为终身产生淋巴细胞和浆细胞的器官。

(3)骨髓造血期:胚胎第6周开始出现骨髓,第4个月起骨髓开始造血,并逐渐成为胎儿后期主要的造血器官,直至出生2~5周后,成为唯一的造血器官。

2. 生后造血 是胚胎期造血的延续。一般情况下,由骨髓生成各种血细胞,淋巴组织产生淋巴细胞;特殊情况下,婴幼儿可出现骨髓外造血,作为骨髓造血的重要补充。

> **考点提示**:1.生后最主要的造血器官;2.骨髓外造血的概念

(1)骨髓造血:是生后最主要的造血器官。婴幼儿期为满足生长发育的需要,所有骨髓都属于红骨髓,全部参与造血。5~7岁以后,长骨骨干中无造血功能的脂肪组织(黄骨髓)逐渐替代红骨髓;至成年时,仅髂骨、脊椎骨、肋骨、胸骨、颅骨、长骨近端保留造血功能;但当机体需增加造血时,黄骨髓又可代偿转变为红骨髓,恢复造血功能。

(2)骨髓外造血:婴幼儿由于全部为红骨髓,骨髓造血的代偿能力非常有限,当出现严重感染、溶血性贫血(如地中海贫血、镰状细胞性贫血和遗传性球形红细胞增多症)等需要增加造血时,肝、脾、淋巴结可适应机体需要,恢复到胎儿期的造血状态,表现为肝、脾、淋巴结肿大,外周血中出现有核红细胞和/或幼稚粒细胞,即骨髓外造血。此外,骨髓造血功能的丧失(如营养性缺铁性贫血、各型白血病)也是产生髓外造血的重要原因。

(二) 血液特点

1. 红细胞数与血红蛋白的量 由于胎儿期机体处于相对缺氧状态,故红细胞数与血红蛋白量较高。新生儿出生时红细胞数约为$(5.0~7.0)×10^{12}$/L,血红蛋白含量约为150~220g/L。生后随着自主呼吸提升了体内血氧含量,生理性溶血破坏了大量红细胞,红细胞生成素不足使骨髓造血功能暂时性下降,加之生长发育迅速,循环血量增加等因素,红细胞数和血红蛋白量均出现下降,至生后2~3个月时,红细胞数可降至$3.0×10^{12}$/L,血红蛋白量降至100g/L左右,出现轻度贫血,即"生理性贫血"。这一现象在早产儿出现更早,程度亦更加严重。3个月后由于红细胞生成素的增加,红细胞数和血红蛋白量可逐渐上升,约12岁时可达成人水平。

> **考点提示**:生理性贫血的概念

2. 白细胞计数与分类 新生儿出生时白细胞数为$(15~20)×10^9$/L,生后6~12h可达$(21~28)×10^9$/L,以后逐渐下降,1周时平均为$12×10^9$/L,婴儿期维持在$10×10^9$/L左右,8岁后接近成人水平。

出生时淋巴细胞约占30%,中性粒细胞约占65%。之后随着白细胞总数下降,中性粒细胞比例也随之降低,至生后4~6d,中性粒细胞和淋巴细胞比例相等,出现第一次交叉。1~2岁时淋巴细胞比例继续上升至60%左右,后逐渐下降;中性粒细胞比例继续下降至35%左右,又逐渐上升。到4~6岁时,两者比例再次相等,出现第二次交叉。此后淋巴细胞比例继续下降,中性粒细胞比例继续上升,7岁以后接近成人。

3. 血小板计数 与成人相近,约$(100~300)×10^9$/L。

> **考点提示**:中性粒细胞与淋巴细胞的两次交叉时间

4. 血红蛋白种类 出生时的血红蛋白以胎儿型血红蛋白(HbF)为主,约占70%;出生后成人型血红蛋白(HbA)迅速增多,至1岁时HbF<5%,2岁时<2%,达成人水平。

5. 血容量 小儿血容量相对成人较多,新生儿血容量约占体重的10%,平均300ml,儿童约为

8%~10%,成人约为 6%~8%。

第二节 营养性贫血

一、概述

贫血(anemia)是指外周末梢血中单位容积内的红细胞数、血红蛋白(Hb)量或红细胞比容(HCT)低于相应年龄阶段正常范围的下限。Hb 因测定简单快速、易于标准化,为最常用的贫血诊断指标。目前临床上广泛采用的是世界卫生组织(WHO)的诊断标准,即以海平面为参照:1~4 个月的婴儿 Hb<90g/L,4~6 个月的婴儿 Hb<100g/L,6 个月 ~6 岁者 Hb<110g/L,6~14 岁者 Hb<120g/L;海拔每升高 1 000 米,Hb 上升 4%;低于上述值为贫血。6 个月以下婴儿由于生理性贫血等因素,Hb 值变化较大,目前尚无统一标准。中国小儿血液学会(1989 年)建议:新生儿期 Hb<145g/L,1~4 个月 Hb<90g/L,4~6 个月 Hb<100g/L 为贫血。

(一) 贫血的分度

根据外周血红蛋白含量或红细胞计数,可将贫血划分为四度(表 9-1)。

> 🔲 **考点提示**:儿童贫血的标准及分度

表 9-1 儿童贫血的分度

	轻度	中度	重度	极重度
血红蛋白量 /(g/L)	120~90	90~60	60~30	<30
其中:新生儿 /(g/L)	144~120	~90	~60	<60
红细胞数 /(×10^{12}/L)	4~3	3~2	2~1	<1

(二) 贫血的分类

1. 病因学分类 是临床上最常用的分类方法,有利于寻找贫血的病因。

(1)红细胞及血红蛋白生成不足

1)造血物质缺乏:缺乏铁、维生素 B$_{12}$ 和 / 或叶酸等营养素,如缺铁性贫血、巨幼细胞性贫血等,是儿童时期最常见的贫血原因。

2)骨髓造血功能障碍:骨髓衰竭、受到肿瘤浸润,如再生障碍性贫血、白血病等。

3)其他造血不良性因素:如促红细胞生成素不足导致的肾脏疾病相关性贫血、感染性贫血、慢性炎症所致的贫血等。

(2)红细胞破坏过多(溶血性贫血):红细胞内在异常或外在因素导致破坏过多。如红细胞内在异常的遗传性球形红细胞增多症、红细胞葡萄糖 -6- 磷酸脱氢酶缺陷症,外在因素如感染以及自身免疫性溶血性贫血等。

(3)红细胞丢失过多(失血性贫血):见于急性、慢性失血性贫血。

2. 形态学分类 可为贫血提供重要的病因线索,缩小诊断范围。根据红细胞平均容积(MCV)、红细胞平均血红蛋白量(MCH)、红细胞平均血红蛋白浓度(MCHC)的测定结果,可将贫血分为正细胞性贫血、大细胞性贫血、单纯小细胞性贫血、小细胞低色素性贫血四类(表 9-2)。

表 9-2　儿童贫血的形态学分类与常见疾病

形态学分类	MCV/fl	MCH/pg	MCHC/（g/l）	常见疾病
正细胞性贫血	80~94	28~32	320~380	急性失血、感染、肾衰竭、骨髓浸润等
大细胞性贫血	>94	>32	320~380	再生障碍性贫血、巨幼细胞性贫血等
单纯小细胞性贫血	<80	<27	320~380	地中海贫血等
小细胞低色素性贫血	<80	<27	<320	缺铁性贫血、慢性失血、慢性感染等

注：MCV 正常值 80~94fl，MCH 正常值 28~32pg，MCHC 正常值 320~380g/l。

> 考点提示：营养性缺铁性贫血的好发年龄

📖 案例

某日，护士小辛接诊一名患儿，女，11 个月，近 3 个月不明原因精神萎靡，脸色渐显苍白。该患儿生长发育状况尚可，经询问得知患儿是早产宝宝，一直母乳喂养，辅食添加很少。化验结果血常规示：RBC 2.56×10^{12}/L，Hb 68g/L。小辛告知家长，宝宝患有贫血。

请问：

1. 如何正确对该患儿实施整体护理？

2. 如何告知家长预防缺铁性贫血？

二、营养性缺铁性贫血

营养性缺铁性贫血（nutritional iron deficiency anemia，NIDA）是由于体内铁缺乏，导致血红蛋白合成不足而引起的一种营养性贫血。临床上以小细胞低色素性贫血、血清铁蛋白减少和铁剂治疗有效为主要特点。它是儿童最常见的一种贫血，多见于 6 个月至 2 岁的小儿，对婴幼儿的健康构成了严重危害，是我国重点防治的儿童"四病"之一。

📘 知识拓展

铁在体内的分布与贮存

体内的铁主要分为功能铁与贮存铁两大类。功能铁约占铁总量的 70%，主要以血红素的形式存在于血红蛋白、肌红蛋白、脑红蛋白、血红素酶类和各种辅助因子中，此外还存在于一些含铁的过氧化物酶、过氧化氢酶、细胞色素氧化酶中。贮存铁则以铁蛋白和含铁血黄素的形式贮存于肝、脾、骨髓和肠道等网状内皮系统中，约占 29.2%。此外，血中的转铁蛋白中也含有少量的铁，是铁在体内的运输形式。当人体铁的含量开始下降时，首先消耗的是贮存铁，因此缺铁性贫血往往是缺铁的晚期表现。

1. 病因

（1）先天铁贮存不足：新生儿出生时贮存的铁主要在胎儿期最后 3 个月从宫内获得，可维持小儿生后 4~5 个月生长发育的需要。因此早产、双胎、多胎以及孕母严重缺铁等情况,都可使先天获得的贮存铁减少而发生缺铁性贫血。

(2)后天铁摄入不足:饮食中铁的摄入不足是导致婴幼儿缺铁的最主要原因。铁的来源分为内源性和外源性两方面。内源性铁主要是体内破坏或衰老的红细胞所释放的血红蛋白铁,约占铁入量的 2/3,几乎可全部被再利用。外源性铁来源于食物中,占铁入量的 1/3。由于先天贮存铁在 6 个月左右时已被消耗,因此,未及时添加辅食,长期挑食、偏食,厌食含铁丰富的食物等都会造成外源性铁的摄入不足而发生贫血。

考点提示:缺铁性贫血最主要的病因

(3)生长发育迅速:婴儿期和青春期是人体生长发育的两个高峰,随着体重的增长,血容量亦快速增加,对铁的需要量相应增加。1 岁时体重增至出生时的 3 倍左右,早产儿可增至 5~6 倍,故婴幼儿,尤其是早产儿最易发生贫血。

(4)铁的吸收障碍:铁主要以二价形式在十二指肠和空肠上端被吸收,吸收时需要一定的酸度或维生素 C 来维持亚铁不被氧化。食物搭配不合理时可阻碍铁的吸收;慢性腹泻、消化道畸形或手术、肠吸收不良或反复感染亦可影响铁的吸收。

(5)铁的丢失过多:除正常经胃肠道、泌尿道和皮肤上皮细胞丢失的铁外,一些导致胃肠道慢性失血的疾病,如钩虫病、肠息肉、梅克尔憩室等可引起铁的丢失增加。小婴儿铁的异常丢失以牛奶蛋白过敏引起小肠出血最为常见。每 1ml 血约含铁 0.5mg,女性每次月经大约丢失 20~40mg 的铁,青春期月经量过多亦可造成贫血。

2. 发病机制

(1)缺铁对造血系统的影响:铁元素是合成血红蛋白的重要原料。缺铁时,由于含铁血红素生成不足,造成新生的红细胞内血红蛋白明显减少,即细胞质减少,红细胞体积变小,染色较淡;而缺铁对于红细胞的增殖分裂影响较小,因此红细胞数减少的程度不如血红蛋白量减少显著,在形态学上形成了典型的小细胞低色素性贫血。

(2)缺铁对非造血系统的影响:铁作为人体重要的微量元素之一,除参与造血,还参与了肌红蛋白的合成,以及诸多含铁酶的合成或以其为辅助因子才能发挥活性的酶的活动。因此当缺铁时,这些酶的活性下降,肌肉功能减退,上皮组织异常,可出现一系列病理表现。如指甲可出现反甲;消化道上皮细胞萎缩,出现口腔炎、舌炎、胃酸缺乏、小肠黏膜变薄等消化功能紊乱症状;缺铁影响大脑的发育,造成智能和语言行为的发育障碍;导致机体细胞免疫功能受损,发生感染等。此外,贫血造成组织处于相对缺氧状态,会加重循环系统负担和心脏负荷。

知识拓展

铁缺乏 = 缺铁性贫血?

铁缺乏(iron deficiency,ID)是全球最常见的营养素缺乏症。但并非所有的缺铁都会发生贫血,从铁的贮存下降到发生贫血需经过三个阶段。①铁缺少期:为缺铁最早期,仅有贮存铁的减少,主要表现为骨髓细胞外的铁减少,血清铁蛋白低于正常。②红细胞生成缺铁期:贮存铁消耗殆尽,骨髓铁减少,红细胞游离原卟啉增高,但血红蛋白不降低,血清铁、转铁蛋白饱和度降低,总铁结合力升高。③缺铁性贫血期:Hb 下降,出现小细胞低色素性贫血。

【护理评估】

1. 健康史　询问母亲怀孕期间是否贫血;是否双胎、多胎、早产等;了解患儿的喂养情况和饮食习惯,有无添加辅食及辅食种类,是否长期挑食、偏食等;了解患儿生长发育状况;有无长期腹泻、反复感染、消化道畸形等病史;青春期少女是否月经量过多。了解患儿的贫血程度,有无伴发的其他症状,尤其对于贫血较严重的患儿,是否出现心功能不全的表现。

2. 身体状况

(1)造血系统表现

考点提示:缺铁性贫血主要的表现

1)一般表现:皮肤黏膜渐显苍白,以口腔黏膜、唇、甲床等处最为明显。患儿因疲乏无力不爱活动,年长儿可诉乏力、头晕、耳鸣、眼前发黑等。体重增长缓慢或体重不增。

2)髓外造血表现:肝、脾可有轻度肿大,程度随病情、病程、年龄有差异。年龄小、病程久、贫血重者,肝、脾大更为明显,但一般不会超过中度,且淋巴结肿大相对轻。

(2)非造血系统表现

1)消化系统:食欲减退、腹泻、呕吐、口腔炎、舌炎、舌乳头萎缩,重者可出现萎缩性胃炎、吸收不良综合征,少数有异食癖(喜食泥土、煤渣、墙皮等)。

2)神经系统:烦躁不安、易怒或精神萎靡;注意力不集中、记忆力减退、智力落后于同龄儿;年长儿学习成绩下降。

3)心血管系统:贫血严重时心率增快、心室扩大,甚至出现心功能不全。

4)其他:皮肤干燥,头发枯黄无光,反甲,易罹患感染等。

3. 心理-社会状况　婴幼儿由于缺铁对大脑发育的影响会出现心理发育迟缓;年长儿由于智力落后于同龄儿,学习成绩很难提高,往往感到自卑、抑郁或出现叛逆,甚至产生厌学情绪;异食癖的患儿可能受到他人的苛责和歧视。此外,还应了解患儿及家长对本病的预防和护理知识的认识程度。

4. 辅助检查

(1)血常规:外周血中红细胞计数和血红蛋白量均低于正常,但血红蛋白量降低比红细胞数减少更为明显,呈小细胞低色素性贫血。血涂片可见红细胞大小不等,多为小细胞,中央淡染区扩大。网织红细胞数正常或略减少。白细胞、血小板一般无异常。

考点提示:缺铁性贫血血常规的典型表现

(2)骨髓检查:骨髓增生活跃,以中、晚幼红细胞增生为主;各期红细胞均小,胞质少,成熟度落后于胞核;粒细胞系和巨核细胞系一般无异常。骨髓铁染色是反映贮存铁的金标准。

(3)铁代谢检查:①血清铁蛋白(SF)是反应体内贮铁的敏感指标,在缺铁早期即已降低(低于16μg/L),可作为判断缺铁的依据。②红细胞游离原卟啉(FEP)>0.9μmol/L 时,提示红细胞内缺铁。③血清铁(SI)、总铁结合力(TIBC)和转铁蛋白饱和度(TS),这三项指标反映血浆中铁含量,其改变晚于 SF,一般当 SI<10.7μmol/L、TIBC>62.7μmol/L、TS<0.15 可诊断为缺铁性贫血。

考点提示:判断缺铁的敏感指标

5. 治疗要点　治疗原则是去除病因和铁剂治疗。

(1)去除病因:是纠正贫血和预防复发的关键,包括合理喂养,添加含铁丰富的辅食,纠正不良饮食习惯,调整不合理的食物搭配,积极治疗引起慢性失血等导致贫血的原发疾病。

(2)补充铁剂:常用铁剂分为口服铁剂和注射铁剂。①若无特殊原因,首选口服二价铁剂,常用的有硫酸亚铁(含元素铁 20%)、富马酸亚铁(含 33%)、葡萄糖酸亚铁(含 12%)、琥珀酸亚铁(含

35%)、多糖铁复合物(含46%)等。口服剂量为元素铁4~6mg/(kg·d),分三次餐间口服。②注射铁剂可导致严重不良反应,需慎用。如口服不能耐受或治疗无效,因慢性腹泻、胃肠道手术等导致铁吸收不良者,可注射给药,如可供肌内注射的山梨醇柠檬酸铁复合物,可供肌注或静脉注射的右旋糖酐铁复合物,专供静注的葡萄糖氧化铁等。

(3)输红细胞:可采用少量多次输注浓缩红细胞或压积红细胞,适用于严重贫血(<60g/L)诱发心衰、合并感染或急需手术等特殊情况。贫血越重,每次输血量越小。

【常见护理诊断/问题】

1. 营养失调:低于机体需要量　与铁的供应不足、丢失过多或需求增加等有关。

2. 活动无耐力　与贫血导致组织器官缺氧有关。

3. 有感染的危险　与缺铁导致免疫功能低下有关。

4. 潜在并发症:心功能不全。

5. 知识缺乏:家长及患儿缺乏本病的预防与护理知识。

【护理目标】

1. 家长能够帮助患儿正确地通过药物和食物补充铁元素,贫血得到纠正。

2. 通过调整活动量和治疗,患儿的疲乏无力状态缓解。

3. 在治疗期间,患儿不新增感染。

4. 在治疗期间,患儿不发生心衰。

5. 家长和患儿知晓缺铁性贫血的预防知识,并知道如何主动配合治疗。

【护理措施】

1. 应用铁剂的护理

(1)口服铁剂:①由于铁剂的刺激性,可导致恶心、呕吐、便秘或腹泻、食欲减退或胃痛不适等一系列胃肠道反应,宜在餐后或两餐间服用,从小剂量开始逐渐增加至全量。②铁剂可使牙齿染色变黑,可用吸管或滴管直接将药液送至舌根部服用。服用铁剂期间,大便可变黑或呈柏油样,应提前与家长说明情况。③与维生素C、果汁、果糖、氨基酸等同服可促进铁剂的吸收;与茶、咖啡、牛奶、蛋类、植物纤维、富含草酸的蔬菜、钙片、抗酸药物等同服,会影响铁剂的吸收。

> 考点提示:口服铁剂的注意事项

(2)注射铁剂:肌内注射可致局部疼痛、形成硬结,应选择深部肌内注射,每次更换注射部位,减少局部刺激。静脉注射可致静脉痉挛与静脉炎,需加强观察和护理。注射给药可引起荨麻疹、关节痛,甚至过敏性休克,首次注射后需严密观察1h,以防发生过敏反应。

(3)疗效与疗程:服用铁剂12~24h后,随着含铁酶的功能恢复,烦躁减轻,食欲开始增加。网织红细胞一般在用药后2~3d开始升高,5~7d达高峰,2~3周后下降至正常,是反映铁剂治疗效果最早的指标。治疗1~2周后血红蛋白逐渐升高,3~4周后达到正常。若用药3~4周仍无效,应仔细查找原因。血红蛋白正常后需继续服用3~6个月,以增加贮存铁。

> 考点提示:反映铁剂疗效最早的指标;铁剂治疗的疗程

2. 饮食护理　婴儿提倡母乳喂养,母乳虽然含铁量不高,但铁的吸收率比牛乳高2~3倍。对于无法母乳喂养的患儿,以铁强化配方奶为宜,如选择牛奶必须进行加热,以防过敏性肠道出血造成铁的丢失增多。为处于食物转换期的患儿提供富含铁的饮食,同时注意饮食的搭配。食物中的铁分为血红素铁和非血红素铁。动物性食物以血红素铁为主,不仅含铁高,吸收率也相对高,如动物血、肝脏、肾脏、瘦肉、鱼类、蛋黄

> 考点提示:含铁丰富的食物

等;而一些植物性食物,如黑木耳、香菇、紫菜、海带、绿叶蔬菜、豆制品等,虽含铁量高,但由于所含的铁为非血红素铁,吸收率相对较低。

3. 活动与休息 根据患儿活动耐力,合理安排活动时间;同时做好日常生活的护理,安排护理操作集中进行。轻、中度缺铁性贫血的患儿无须严格卧床休息,但应避免剧烈运动。重度贫血患儿会出现心悸、气短,活动后症状加重,应限制活动,充分休息,必要时吸氧。

4. 预防感染 保持病室环境清洁,对患儿进行保护性隔离,同时做好口腔护理,保持皮肤清洁干燥。避免接触感染性疾病患者,避免到封闭性公共场所,按时接种疫苗。

5. 病情观察 除观察患儿贫血的表现及补铁治疗后的反应外,对于重度贫血患儿还要定时测量心率,观察有无心衰征象,及时发现异常并通知医生。

营养性缺铁性贫血的铁剂类型与贫血的预防(微课)

6. 健康指导 向家长及患儿讲解疾病相关知识和护理要点。①指导家长合理喂养。婴儿提倡母乳喂养,按需添加含铁丰富的辅食,年长儿纠正不良饮食习惯,预防本病复发。②指导家长正确用药,掌握口服铁剂的注意事项,并加强治疗依从性,防止擅自停药而复发。足月儿可在生后 4 个月预防性应用铁剂,早产儿和低体重儿由于更易缺铁,宜在生后 2 个月给予补铁。

> 考点提示:早产儿、低体重儿预防性补充铁剂的时间

【护理评价】

1. 患儿的疲乏状态是否缓解,活动耐力是否增强;治疗期间是否发生感染、心衰等并发症;患儿是否知晓疾病相关知识并主动配合治疗与护理。

2. 家长能否为患儿选择含铁丰富的食物,帮助患儿正确地服用铁剂;是否知晓缺铁性贫血的预防知识并应用。

三、营养性巨幼细胞性贫血

📖 案例

某日,一位妈妈抱着面色蜡黄的宝宝来到诊室。宝宝,男,9 个月,最近 1 个月性情有所改变,表情呆滞,对家人的逗笑没有反应,面部有时抽动。宝宝一直羊奶喂养,辅食添加很少。血涂片提示:红细胞大小不等,以大细胞为主。

请问:

1. 如何正确评估患儿的身体状况?

2. 如何告知家长针对患儿情况通过饮食补充维生素 B_{12} 和叶酸?

营养性巨幼细胞性贫血(nutritional megaloblastic anemia,NMA)是由于缺乏维生素 B_{12} 和 / 或叶酸所引起的一种营养性大细胞性贫血。主要临床特点是贫血、神经精神症状、红细胞胞体变大、骨髓中出现巨幼红细胞、用维生素 B_{12} 和 / 或叶酸治疗有效。我国华北、东北、西北农村相对多见,目前发病率已明显减低。NMA 好发于 6 个月至 18 个月的婴幼儿,2 岁以上少见。

1. 病因

(1)摄入不足:为主要原因。维生素 B_{12} 主要存在于肝脏、肾脏、瘦肉等动物性食品中,奶类所含甚少。如单纯母乳喂养而未及时添加辅食,人工喂养不合理,小儿严重偏食、挑食等因

> 考点提示:巨幼细胞性贫血的主要病因,富含叶酸及维生素 B_{12} 的食物

素可引起维生素 B_{12} 缺乏。叶酸主要存在于新鲜绿叶蔬菜、水果、动物肝和肾中,羊乳中含量极低,加热不当易分解破坏。故长期单纯羊乳喂养或者牛乳喂养(叶酸加热后被破坏)的小儿更易缺乏叶酸和维生素 B_{12} 而发生贫血。

(2)储存不足:胎儿可从胎盘获得维生素 B_{12} 供生后利用,如孕母体内缺乏(如长期食素),可导致婴儿先天储存不足。

(3)需要量增加:婴儿,尤其是早产儿、低体重儿生长发育迅速,对叶酸、维生素 B_{12} 造血物质的需要量明显增加;严重感染时维生素 B_{12} 及叶酸的消耗量亦相应增加,易导致缺乏。

(4)吸收或运输障碍:维生素 B_{12} 的吸收需要胃壁细胞分泌的内因子参与,在回肠末端吸收,胃酸缺乏可引起维生素 B_{12} 吸收减少;慢性腹泻、肠道疾病、肠切除术后可致维生素 B_{12} 和叶酸吸收减少;肝脏疾病和急性感染会导致维生素 B_{12} 和叶酸的利用障碍。

(5)药物作用:长期大量服用广谱抗生素可抑制肠道细菌合成叶酸;抗叶酸药物(如甲氨蝶呤)、抗癫痫药物(如苯妥英钠)等则会导致叶酸的缺乏。

(6)代谢障碍:主要是遗传性叶酸代谢障碍、某些参与叶酸代谢的酶的缺陷。此外,维生素 C 缺乏影响叶酸的还原过程,干扰叶酸代谢。

2. 发病机制　叶酸在二氢叶酸还原酶的还原作用和维生素 B_{12} 的催化下转变为四氢叶酸,四氢叶酸是 DNA 合成过程中的必需辅酶之一。因此,维生素 B_{12} 或叶酸缺乏都会导致 DNA 合成减少,使幼稚红细胞分裂增殖的时间延长,但对血红蛋白的合成没有明显影响。这就导致红细胞体积变大,形成巨幼红细胞;同时细胞核的发育落后于细胞质的发育。由于红细胞生成速度减慢,进入血液循环后的寿命相应缩短,加之巨幼红细胞在骨髓内易遭到破坏,从而形成了大细胞性贫血。除红细胞系外,粒细胞系也受到影响,形成巨大幼稚的粒细胞,使小儿易患感染;巨核细胞生成障碍,导致血小板减少。此外,维生素 B_{12} 还与神经髓鞘中脂蛋白的形成有关,缺乏时亦可导致中枢和外周神经髓鞘损害,出现神经精神的症状。叶酸缺乏可引起感情改变,机制尚不明确。

【护理评估】

1. 健康史　了解母亲孕期营养状况;患儿是否早产或低体重,喂养方式、辅食添加情况、饮食习惯;患儿生长发育情况;是否罹患消化系统疾病或服用抗叶酸代谢类药物等。

2. 身体状况

(1)贫血一般表现:虚胖或颜面轻度水肿,面色苍黄,头发稀疏、细而黄。睑结膜、口唇、甲床苍白,严重者皮肤有瘀点或瘀斑。患儿神疲乏力。

> **考点提示**:巨幼细胞性贫血的颜面部表现和特征性表现

(2)骨髓外造血表现:常伴有肝、脾大。

(3)神经精神症状:患儿可出现烦躁不安、易激惹等症状。维生素 B_{12} 缺乏者表现为表情呆滞,少哭不笑,目光发直,对外界刺激反应迟缓,对亲人缺少反应,嗜睡,智力及动作发育较同龄儿落后,乃至倒退;严重者可出现肢体、躯干、头部或全身不规则震颤,甚至抽搐,感觉异常(如下肢对称性深部感觉消失),共济失调,巴氏征阳性。单独缺乏叶酸的患儿无神经系统症状,但可出现神经精神异常,如抑郁。

(4)消化系统:食欲缺乏、恶心、呕吐、腹胀、腹泻等,易患口炎、舌炎。一般出现较早。

3. 心理 - 社会状况　本病影响小儿神经系统发育,常出现情绪变化不定。智力与运动行为的发育也相应出现异常,如有震颤的患儿不能正常游戏以及正常取物。因此家长往往因担心患儿的发育和成长而出现焦虑、抑郁、自责等心理。

4. 辅助检查

(1) 血常规：末梢血红细胞数、血红蛋白量均低于正常范围，红细胞数比血红蛋白量减少更加明显。血涂片：呈大细胞性贫血，可见红细胞大小不等，以大细胞为主，中央淡染区不明显，即巨幼变的有核红细胞。中性粒细胞分叶过多，血小板、白细胞、网织红细胞均减少。

考点提示：巨幼细胞性贫血血常规的主要特点

(2) 骨髓检查：骨髓增生明显活跃，主要为红系增生，粒系、红系呈巨幼样变，"浆老核幼"。巨核细胞和中性粒细胞均出现分叶过多现象。

(3) 血清维生素 B_{12} 和叶酸检测：血清维生素 B_{12}<100ng/L 为缺乏（正常值 200~800ng/L）；叶酸 <3μg/L 为缺乏（正常值 5~6μg/L）。

5. 治疗要点 本病的治疗关键是去除病因、补充维生素 B_{12} 和／或叶酸。

(1) 一般治疗：加强营养，及时添加含维生素 B_{12} 和叶酸丰富的食物，加强护理，预防感染的发生。

(2) 去除病因：寻找并去除导致维生素 B_{12} 和叶酸缺乏的根本原因。

(3) 维生素 B_{12} 和叶酸治疗：有神经精神症状者，以维生素 B_{12} 治疗为主，联合叶酸，加服维生素 C 可提高疗效。单用叶酸治疗是禁忌，反而加重症状。①维生素 B_{12} 肌内注射，500~1 000μg 一次注射，或 100μg/ 次、每周 2~3 次，连用数周至临床症状好转、血象正常为止。维生素 B_{12} 吸收障碍者每月肌注 1mg，长期用药。②叶酸口服给药，每次 5mg，一日 3 次，同时口服维生素 C 有助于叶酸的吸收。连服数周至临床症状好转、血象正常停药。

(4) 其他：重症贫血并发心力衰竭、严重感染时，给予红细胞；有震颤时可应用少量镇静剂。此外，对于重症病例，还需加用氯化钾，以防治疗过程中血钾突然下降导致患儿猝死；恢复期由于红细胞数增加，需酌情补铁，以供大量造血之需。

【常见护理诊断／问题】

1. 营养失调：低于机体需要量 与维生素 B_{12} 和／或叶酸摄入不足等原因有关。

2. 活动无耐力 与贫血导致组织缺氧有关。

3. 有发育迟缓的危险 与贫血导致营养不良、维生素 B_{12} 的缺乏影响生长发育有关。

4. 有受伤的危险 与肢体或全身震颤及抽搐有关。

5. 知识缺乏：与家长营养知识不足及缺乏本病护理知识有关。

【护理措施】

1. 饮食护理 加强哺乳期母亲营养，食物转换期的患儿及时添加富含维生素 B_{12} 和叶酸的食物，如动物肝脏、肾脏、瘦肉、蛋类及绿叶蔬菜、酵母、谷类等。年长儿均衡饮食，纠正不良习惯。指导家长正确烹调食物的方法，避免过度加热造成叶酸破坏，注意通过食物色、香、味的搭配，增加患儿食欲。对于震颤严重影响进食的患儿，可短期内通过鼻饲补充营养。

2. 维生素 B_{12} 和／或叶酸治疗的护理 遵医嘱用药，注意观察患儿的身体状况变化。给予维生素 B_{12} 一般 2~4d 后患儿精神症状好转、食欲增加，随后网织红细胞升高，6~7d 达高峰；叶酸治疗后 1~2d 食欲即可好转，大约 2~6 周时红细胞和血红蛋白恢复正常，但精神症状的恢复相对缓慢。

3. 休息与活动 根据患儿的活动耐力，合理安排休息与活动，协助满足日常生活的需要。一般情况下无需严格卧床，但当贫血严重时，应适当限制活动，以免引发心衰。

4. 促进生长发育 监测患儿智力、体格发育的情况。对部分发育滞后的患儿，指导家长一起加强对孩子的训练和教育，可从被动运动开始，逐步训练患儿的运动发育、平衡能力，并通过适当的药物促进智能发育。

5. **防止患儿受伤** 维生素 B_{12} 缺乏的患儿可出现感觉异常和共济失调,需严密观察患儿,适当限制活动,防止坠床、跌倒等情况造成外伤。患儿出现震颤、抽搐、烦躁时,需加强安全护理,对于较严重的患儿,可遵医嘱使用镇静剂,并在上、下牙间垫牙垫或缠有纱布的压舌板,以防舌咬伤。

6. **健康指导** 向家长讲解本病的发病原因、治疗和护理要点及积极治疗的必要性。教会家长基本的营养知识和添加辅食的方法,做到饮食多样化,均衡搭配。指导家长正确观察患儿的生长发育情况,智力和运动发育落后时,及时发现、及时纠正;尤其对于发育倒退的患儿家长,要给予充分的解释和劝慰,减轻其焦虑,使患儿和家长能够积极配合治疗和护理。

第三节 特发性血小板减少性紫癜

📖 案例

某日,一对父母抱着皮肤上有大量出血点的宝宝赶到了急诊室。宝宝,男,2岁,半天前妈妈发现其皮肤黏膜处出现了很多大大小小的红点,并伴有鼻出血、牙龈出血。宝宝2周前患过上呼吸道感染。血常规提示:血小板 28×10^9/L。

请问:

1. 如何正确评估患儿的身体状况?

2. 如何指导家长帮助患儿止血和预防出血?

特发性血小板减少性紫癜(idiopathic thrombocytopenic purpura,ITP)又称为免疫性血小板减少症(immune thrombocytopenia,ITP),是小儿最常见的出血性疾病,占儿童期出血性疾病的 25%~30%。主要临床特点是皮肤及黏膜自发性出血,伴血小板减少,血小板抗体增高;出血时间延长,血块收缩不良,束臂试验阳性。各年龄段均可发病,以 1~5 岁多发,春季至初夏发病人数较多。

本病病因尚未完全清楚,目前认为,ITP 是一种自身免疫性疾病,与患儿免疫功能紊乱有关。急性病例发病前 3 周常有病毒感染史,以疱疹类病毒、人细小病毒 B19、人类免疫缺陷病毒等最为常见,感染使机体产生相应的抗血小板抗体 PAIgG,与血小板发生交叉反应,或者形成抗原抗体复合物附着于血小板表面,激活单核 - 吞噬细胞系统对血小板进行吞噬清除,造成血小板减少和功能异常。血小板相关抗体同时还作用于骨髓的巨核细胞,引起巨核细胞成熟障碍,使生成的血小板进一步减少。此外,抗体损伤血管壁,导致毛细血管通透性增加,诱发出血。

> 🏁 **考点提示**:特发性血小板减少性紫癜发病与何种病史有关

【护理评估】

1. **健康史** 了解患儿近期(1~3 周内)是否有病毒感染(如上呼吸道感染、流行性腮腺炎、水痘等)或幽门螺杆菌感染病史;是否近期接种了疫苗;全身有无自发性出血史及严重程度等。

2. **身体状况** 根据病程是否超过 12 个月,ITP 分为急性型与慢性型两大类。

> 🏁 **考点提示**:特发性血小板减少性紫癜出血倾向的表现

(1)急性型:占全部病例的 80%~90%,婴幼儿多见。于发病前数周常有上感或风疹、水痘等传染病病史。大多数患儿发病前无症状,部分可见发热。发病时突出表现为皮肤黏膜自发性出血,多为皮下及皮内针尖样出血点,以四肢为主,尤其是易碰撞部位多见瘀点或瘀斑。常伴有鼻腔或牙龈出血,少数患儿可出现便血、呕血、血尿,偶有结膜下出血、视网膜出血或颅内出血;颅内出血一旦发生,预后极差,是致死的主要原因。无淋巴结肿大,偶见肝脾轻度肿大。一般呈自限性病程,多数患儿 1~6 个月内可痊愈,10%~20% 患儿发展为慢性病程。

(2)慢性型:多见于学龄期(6~10 岁)男童,女童少见。起病隐匿缓慢,多无明确的前驱感染史。症状较轻,主要为皮肤、黏膜出血,病毒感染可加重病情,引起瘀斑、血肿,甚至颅内出血。可持续或反复发作,约 1/3 小儿发病数年后可自然缓解。

3. 心理 - 社会状况　评估家长及患儿对本病的认知程度以及心理状态。对于急性型,尤其是出血较严重的病例,应注意评估家长焦虑和恐惧的程度。对于慢性型,应注意评估患儿是否因自身的病情不能与其他小朋友一起进行剧烈运动等而感到沮丧、自卑。

4. 辅助检查

(1)血常规:血小板计数 $<100 \times 10^9/L$,急性型常在 $20 \times 10^9/L$ 以下,慢性型非急性发作期常在 $(30~80) \times 10^9/L$。当血小板介于 $(50~100) \times 10^9/L$ 时,可出现外伤后出血;$(25~50) \times 10^9/L$ 时有自发性出血倾向;$(10~25) \times 10^9/L$ 时出血明显,常伴贫血;当血小板 $<10 \times 10^9/L$ 时,可出现危及生命的出血,如颅内出血。

(2)骨髓检查:急性型巨核细胞数正常或稍增多,幼稚巨核细胞比例增加,产生血小板的成熟巨核细胞减少;慢性型巨核细胞数明显增多,但胞质呈空泡样变性。

(3)血小板相关抗体测定:急性型 PAIgG 阳性率 80% 以上,或抗原抗体免疫复合物阳性;慢性型PAIgG 阳性率 95% 以上。

(4)其他:出凝血检查显示出血时间延长、血块收缩不良、凝血时间正常。束臂试验阳性。

5. 治疗要点

(1)一般治疗:有明显出血倾向的患儿嘱其卧床休息;不严重者适当限制活动,以防外伤。避免使用抑制血小板功能的药物,如阿司匹林、抗组胺药等。

(2)糖皮质激素:为治疗 ITP 首选药物,尤其适用于慢性型及出血倾向明显,血小板 $<30 \times 10^9/L$ 者。应早期、大量、短程

> **考点提示:** 治疗特发性血小板减少性紫癜的首选药物

应用。常用甲基泼尼松龙,$1~2mg/(kg \cdot d)$,分三次口服,2 周后减量,总疗程一般不可超过 4 周。对于病情严重者,可静脉给药,大剂量冲击疗法。停药后若有复发,亦可再次使用泼尼松治疗。

(3)丙种球蛋白:对于激素治疗无效或不宜采用激素治疗的危重患儿,可采用大剂量丙种球蛋白静脉滴注,$0.4g/(kg \cdot d)$,连续应用 5d,或 $2g/(kg \cdot d)$,一次性应用。

(4)血小板和红细胞:当患儿因严重出血危及生命时,可输注血小板;为了避免血小板被血浆中的 PAIgG 破坏,还需同时给予大剂量糖皮质激素。贫血者可输入浓缩红细胞。

(5)脾切除术:慢性病例病程超过 1 年,血小板持续 $<50 \times 10^9/L$ 且出血症状严重者,在保守治疗无效的情况下,可酌情行脾切除术。

【常见护理诊断 / 问题】

1. 皮肤黏膜完整性受损　与血小板减少导致皮肤黏膜出血有关。
2. 有感染的危险　与大量应用免疫抑制类药物导致免疫功能下降有关。
3. 潜在并发症:内脏出血、颅内出血等。
4. 恐惧　与严重出血危及生命有关。

【护理措施】

1. 协助止血　口、鼻腔黏膜出血时,遵医嘱用1%麻黄碱或0.1%肾上腺素棉球、纱条或明胶海绵局部压迫止血。若上述处理无效,可会诊后用油纱条填塞,2~3d后更换。全身出血倾向明显时,遵医嘱应用止血药物,输注同型血小板。

2. 避免出血　急性期应减少活动,严重时卧床休息。尽量避免肌内注射及深静脉穿刺,若无法避免,则需延长局部压迫时间,以防深部血肿。嘱患儿使用软毛牙刷刷牙,不可食用坚硬、带刺食物,以免损伤牙龈和口腔黏膜。床头、床栏、家具的尖角以软垫包好,避免患儿接触坚硬、尖锐的玩具,以防意外受伤。保持大便通畅,以免用力排便诱发颅内出血。

3. 预防感染　严格无菌操作,保持出血部位清洁干燥。做好口腔护理等个人清洁卫生的护理,避免接触感染患者。

4. 加强病情观察

(1)密切观察皮肤黏膜的情况:严密监测血小板计数,当血小板 $<20 \times 10^9/L$ 时,要注意是否发生自发性出血。对已经发生出血的部位加强观察和对比。

> 🔖 **考点提示**:特发性血小板减少性紫癜并发症的观察方法

(2)观察生命体征及意识状态:监测生命体征是否稳定。若出现呼吸、脉搏增快,血压下降,面色改变等,提示发生内脏出血。若出现烦躁不安、嗜睡、头痛、呕吐、惊厥等,提示颅内出血,应立即将患儿平卧,头部戴冰帽,同时注意保持呼吸道的通畅。消化道出血时常伴腹痛、便血。肾脏出血可伴血尿、腰痛等。一旦发生出血,应及时通知医生,配合医生进行止血,并记录出血情况。

5. 心理护理　患儿及家长会对皮肤黏膜的出血点、瘀斑,以及血尿、血便等产生恐惧、焦虑心理。应充分做好解释工作,安抚患儿及家长情绪,使其以积极心态参与治疗。

6. 健康教育　帮助家长及年长儿正确认识本病。指导其识别出血征象、学会压迫止血等应急方法,一旦发现出血,立即入院救治。教会家长及年长儿预防外伤的措施,避免对抗性强的剧烈运动等。服用糖皮质激素期间强调预防感染的重要性,避免到封闭性公共场合,以防上呼吸道感染。忌用阿司匹林等影响血小板功能的药物。定期复查血小板等。

第四节　急性白血病

📖 **案例**

某日,护士小胡接诊了一个因发热、面色苍白、伴皮肤出血点住院的宝宝,男,4岁,近一周不明原因发热,体温一般波动在37.6~38.3℃。宝宝精神较差,浅表的淋巴结有肿大。血常规提示:Hb 77g/L,WBC $45 \times 10^9/L$,PLT $33 \times 10^9/L$。医生诊断为急性白血病。

请问:

1. 如何正确评估患儿的身体状况?

2. 如何指导家长帮助患儿降温和预防感染?

白血病(leukemia)是造血组织中某一种血细胞系统恶性克隆增生,并浸润到其他组织和器官,引起以感染、出血、贫血和髓外组织器官浸润为主要表现的淋巴造血系统恶性肿瘤,是我国小儿最常

见的恶性肿瘤,可见于儿童任何年龄,以学龄前期和学龄期最多,男童多于女童。我国有白血病患儿200多万,其中90%以上为急性。急性白血病(acute leukemia,AL)病情进展迅速,自然病程仅为数周至数月。

1. 病因和发病机制 急性白血病病因和发病机制尚不完全清楚,可能与下列因素有关:

(1)病毒因素:人类 T 细胞白血病病毒(属于 RNA 病毒的反转录病毒)感染宿主细胞后,可引起人类 T 淋巴细胞白血病。

(2)理化因素:目前已知放射线、电离辐射、核辐射等可导致白血病;苯及其衍生物、氯霉素、乙双吗啉、保泰松和细胞毒药物等也可诱发急性白血病。

(3)遗传因素:与白血病的发生有关。白血病患儿家族中可有多发性恶性肿瘤的病史;同卵双生子中,若一人患白血病,另一人患病的概率为 20%,远高于普通人。

总体而言,急性白血病的发生是多种环境因素与遗传因素相互作用的结果。原癌基因的转化、抑癌基因的畸变、细胞的正常凋亡受到抑制在发病过程中起着重要作用。

2. 分类与分型 根据增生的白细胞种类的不同,急性白血病可划分为急性淋巴细胞白血病(acute lymphocytic leukemia,ALL,简称急淋)和急性非淋巴细胞白血病(acute nonlymphocytic leukemia,ANLL,简称急非淋),急性非淋巴细胞白血病又称为急性髓细胞白血病(acute myelocytic leukemia,AML)。儿童中以前者发病率高,占 70%~85%。为了更好地指导治疗和提示预后,白血病的分型目前最常用的是 MICM 综合分型,分别依据形态学(M)、免疫学(I)、细胞遗传学(C)和分子生物学(M)进行分型。

> 考点提示:急性白血病的分类

【护理评估】

1. 健康史 了解患儿既往健康情况、平素身体素质,是否曾接触有毒、有害物质和放射性物质,母亲在怀孕期间是否受到电离辐射或接触农药等,家族中是否有恶性肿瘤的病史。评估患儿的病程和本次发病的严重程度。

2. 身体状况 急性白血病的不同分型临床表现基本类似,以不同程度的发热、感染、贫血、出血和白血病细胞浸润身体各处为主要表现,早期患儿可有精神不振、食欲缺乏、面色苍白、鼻和牙龈出血等症状。

> 考点提示:急性白血病患儿的身体状况及主要表现

(1)发热和感染:半数以上的患儿以发热起病,热型不定。发热的原因之一为白血病性发热,多表现为低热,抗生素治疗无效;另一原因是感染引起的发热,体温一般在 38.5℃以上,多为高热。感染的原因与中性粒细胞数量减少及功能缺陷、化疗后骨髓抑制期免疫紊乱加重、皮肤黏膜的屏障功能被破坏、长期大量使用广谱抗生素造成菌群失调等有关。感染部位以呼吸道、消化道和泌尿道多见,如咽峡炎、肺炎、口腔炎、肛周感染、泌尿道感染等,并可迅速沿血行途径扩散。

(2)贫血:是由骨髓造血干细胞受抑制所致。一般出现较早,早期表现为面色苍白、虚弱乏力、活动后气促等,随病情发展进行性加重。

(3)出血:由于骨髓巨核细胞受抑制,血小板生成减少导致。以皮肤黏膜出血最多见。主要表现为皮肤瘀点、瘀斑,齿龈出血,可有鼻出血,青春期女性月经过多,消化道出血,血尿,眼底出血,颅内出血,后者是患儿死亡的重要原因之一。随着病情发展,出血程度逐渐加重,并可出现出凝血功能异常,半数以上患儿最终可死于出血。

(4)白血病细胞浸润:肝、脾和淋巴结进行性肿大伴压痛是白血病细胞浸润的典型表现。半数以上的 ALL 患儿就诊时即有浅表淋巴结肿大和肝脾大,但 ANLL 淋巴结肿大较少见,肝脾大一般为轻至中度,可引起腹胀和食欲减退。骨、关节疼痛与白血病细胞在骨髓中大量增殖造成髓腔压力增高,以及骨膜、骨实质、关节腔受浸润有关,多见于 ALL。脑实质或脑膜若受到白血病细胞侵犯,则引起中枢神经系统白血病(central nervous system leukemia,CNSL),多见于 ALL,可出现剧烈头痛、喷射性呕吐、视物模糊、脑膜刺激征等一系列症状。其他还可见睾丸浸润、眼眶浸润、皮肤浸润、绿色瘤等。

3. 心理 - 社会状况　因本病严重威胁小儿生命,治疗周期长,花销巨大,耗费家长大量的精力、财力和时间;患儿不能像其他儿童正常地生活,加之病痛的折磨,患儿常会烦躁、焦虑,家长也会产生严重的焦虑、恐惧、疾病不确定感、自责等负面心理。除评估家长及患儿对本病的知晓程度,更要重视患儿及家长能否以积极的心态面对疾病所带来的打击,家庭的经济承受能力和时间负担能力,以及可利用的社会支持资源等。

4. 辅助检查

(1)血常规:红细胞计数和血红蛋白量均减少,多数为正细胞正色素性贫血。血小板数减少。白细胞数增高患儿占半数以上,表现为成熟中性粒细胞减少,以原始和幼稚细胞为主。

> 📖 考点提示:急性白血病的确诊方法

(2)骨髓检查:是确诊及评定疗效的依据。典型表现为白血病原始和幼稚细胞极度增生,幼红细胞、巨核细胞减少。也有少数患儿骨髓增生能力低下。

(3)组织化学染色:主要用以分析骨髓细胞的生物化学特性,可鉴别不同类型的白血病。

(4)其他:可出现不同程度的出凝血功能障碍,出血时间延长,凝血酶原时间延长等。X 线检查有助于发现骨质缺损及骨膜增生等改变。

5. 治疗要点　采用以化学药物治疗(简称化疗)为主的综合治疗方法。

(1)化疗:目的是杀灭白血病细胞,解除白血病细胞浸润引起的症状,使病情缓解并巩固疗效,争取最大限度的治愈。分为两个阶段:①诱导缓解阶段,从化疗开始到症状体征消失、血象和骨髓象基本正常,即完全缓解,是患儿能否长期无病生存的关键,一般需联合多种化疗药物,最大限度、最快地杀死白血病细胞。②巩固强化阶段,最大限度地杀灭体内残存的白血病细胞,防止早期复发,延长缓解期。化疗方案的选择与患儿年龄、白血病分型、染色体核型检查、患儿入院时身体状况以及白血病细胞对化疗的敏感性有关。一般 ALL 共治疗 3~4 年,ANLL 治疗 1~2 年。此外,还需使用甲氨蝶呤等药物积极防治中枢神经系统白血病和睾丸白血病,以防骨髓复发、治疗失败。化疗常用药物包括 6- 巯嘌呤、6- 硫鸟嘌呤、环磷酰胺、甲氨蝶呤、阿糖胞苷、柔红霉素、阿霉素、长春新碱等。

📖 知识拓展

空气层流洁净病房

空气层流洁净病房又称为空气层流无菌室,主要用于因化疗而出现骨髓抑制、粒细胞缺乏的患儿,是全环境保护性治疗中最基本的设备。通过对空气高效过滤,能清除 99.9% 以上直径 >0.3μm 的尘埃和细菌,形成百级、千级高度净化的病室环境,为化疗后的白血病患儿提供了相对无菌的安全空间。由于探视人员不得进入无菌室,这就预防和减少了外源性感染;同时患儿体表和体内在无菌室得到净化,又可以减少内源性感染。因此,空气层流病房能够降低感染率,减少广谱抗生素的使用,缩短患儿住院时间,为白血病患儿实施加强化疗提供了保证。

(2)支持疗法:包括防治感染、控制出血、纠正贫血、预防尿酸性肾病、营养支持等。

(3)造血干细胞移植(hematopoietic stem cell transplantation,HSCT):不仅能够提高患儿的生存率,更提供了一种可能根治白血病的方法。按照供体不同,可分为自体移植、同种同基因移植和同种异基因移植。急性白血病是异基因移植治愈的第一种疾病。

(4)靶向治疗和免疫治疗:靶向治疗目前只能针对特定的突变基因型产生作用;细胞免疫治疗亦初步显现出良好的应用前景。

【常见护理诊断/问题】

1. 体温过高 与白血病细胞的浸润坏死和/或感染有关。

2. 有感染的危险 与白细胞减少、机体免疫功能低下有关。

3. 活动无耐力 与贫血导致组织器官缺氧有关。

4. 营养失调:低于机体需要量 与疾病导致消耗增加、化疗药物的副作用等有关。

5. 疼痛 与白血病细胞浸润骨髓、关节等部位有关。

6. 潜在并发症:脏器出血等。

7. 悲伤 与对白血病预后的感知有关。

【护理措施】

1. 维持正常体温 监测患儿体温变化情况,当体温超过38.5℃时遵医嘱给予患儿退热药物或进行物理降温,观察记录降温效果,警惕感染的危险。并发感染时,根据药敏试验遵医嘱应用强力抗生素。

2. 防治感染

(1)保护性隔离:因白血病细胞的浸润造成白细胞数量减少、化疗药物应用期间患儿的免疫力明显下降,因此极易发生感染,尤其是化疗前后。应对患儿采取保护性隔离措施,保持病室环境的干净整洁,避免交叉感染,必要时入住层流病房,单独病室居住。限制探视人数和探视次数,感染患儿禁止探视。护理操作时严格执行无菌操作和隔离制度。

(2)加强日常护理:防止全身继发感染,选择柔软棉质衣物及被褥,避免衣服擦伤皮肤。为患儿勤翻身,避免产生压疮。做好患儿口腔清洁护理,牙刷选择软毛材质,防止刺破口腔黏膜。保持大便通畅,便后坐浴,以防肛门周围脓肿出现。教会家长和年长患儿正确的洗手方法,告知家长,接触患儿前要先洗手。

3. 休息 非病情限制的患儿无须严格卧床,但需酌情加强休息,避免剧烈活动。病情较重而长期卧床的患儿,应定时为其更换体位,以防压疮。

4. 饮食护理 化疗过程中患儿会出现恶心、呕吐、食欲下降等情况,应鼓励患儿进食,保证身体的营养与能量需求。可为患儿提供舒适、清洁的就餐环境,选择高热量、高蛋白、相对清淡易消化的半流食,少食多餐。进餐时患儿采取半坐卧位或坐位,并深呼吸,可以减轻呕吐症状。不能进食的患儿可静脉补充营养。

5. 疼痛护理 注意倾听患儿主诉和观察其反应,如蜷缩、呻吟、哭闹、烦躁等,及时进行疼痛程度和镇痛需求的评估,遵医嘱给予止痛药物并观察给药后反应。

6. 化疗的护理

(1)正确给药:①了解化疗方案、给药途径及各种化疗药物的药理特性和不良反应,是安全、正确给药的前提。②化疗时大多药物采取静脉给药,对血管壁的刺激性大,一旦药液渗漏可

考点提示:鞘内注射后平卧的时间

致局部疼痛、红肿,甚至组织坏死,目前临床上主要采取中心静脉穿刺、经外周穿刺中心静脉置管及静脉输液港等方式进行给药。在静脉给药前,需确认静脉通路完好通畅;给药时遵医嘱严格控制药液输注的速度并加强巡视,一旦出现外渗,立即停止输液并更换血管,局部用 25% 硫酸镁湿热敷。③某些药物(如门冬酰胺酶)可导致过敏,用药前应询问患儿或家长其用药史以及过敏史。化疗过程中及结束后,注意观察患儿对药物是否产生过敏反应。④某些药物(如依托泊苷、替尼泊苷)光照可分解其药效,静脉给药过程中应注意避光。⑤若需要鞘内注射给药,药量不宜过多,浓度不可过大,宜缓慢推注,给药后嘱患儿平卧 4~6h,以防颅压降低。⑥配制和给药过程中,护士需做好自我防护和环境保护。

(2)不良反应的观察与处理:①骨髓抑制是绝大多数化疗药物都可引起的不良反应,故治疗过程中应监测血象,积极防治感染。②恶心、呕吐为常见不良反应之一,若患儿胃肠道反应严重,可遵医嘱于给化疗药前半小时服用止吐药。③口腔炎症,日常加强患儿的口腔护理,对已出现溃疡的患儿,宜给予清淡、易消化的流质或半流质饮食;对于疼痛影响正常进食的患儿,进食前可给予局麻药镇痛。④脱发,提前告知患儿和家长药物的副作用,做好心理护理,并嘱其准备好帽子或发套等。⑤出血性膀胱炎,由环磷酰胺引起,嘱患儿多饮水、多排尿,并注意出入量的平衡。⑥长期使用激素可导致满月脸、向心性肥胖等暂时性身体形象的改变,护理人员应提前告知家长及年长儿停药后这些身体形象的改变将会消失。

7. 输血的护理　输血是一种常用的支持疗法,需严格执行输血制度,根据患儿病情程度、身体状况来调整输血的速度,输血过程中密切观察有无不良反应的发生。

8. 病情观察

(1)严密观察患儿的出血情况,如有异常立即通知医生,并配合止血等对症处理。注意观察皮肤有无出血点、瘀斑增多的现象;避免创伤性操作,减少医源性损伤,以防造成出血不止或原有的出血加重。警惕严重出血的可能,如眼底出血患儿可出现突然性失明,若发生脑出血,可突发烦躁、头痛、恶心、呕吐,应立即报告医生进行处理。

(2)观察是否有早期感染的迹象,如发热、牙龈肿痛、口腔溃疡、咽部充血、皮肤损伤红肿、肛门周围脓肿等,及时通知医生,遵医嘱给予对症处理。

9. 心理护理

(1)帮助家长和患儿树立战胜疾病的信心。白血病的诊断对家长和年长儿都会带来巨大的打击。护理人员不仅应具备同理心,以真挚的情感关怀患儿及家长,更应该让其了解到急性白血病随着治疗方法的不断改进与创新,5 年以上生存率已显著提升,可达 70%~80%。应鼓励家长和患儿做好长期住院与病魔搏斗的思想准备,鼓励家长和患儿以更加积极的心态参与治疗与护理。

(2)帮助患儿家庭有效利用社会资源,为其搭建与医护人员及更多病友进行交流、分享的社交平台,使其身心压力能够得到缓解。

(3)对临终患儿,应根据不同年龄段了解其对于死亡的认知。对于年长儿,给予其表达情感的机会和独立的空间。做好临终患儿家长的安抚工作。

10. 健康教育　讲解急性白血病的临床表现、治疗、护理与预后等相关知识。进行护理操作前,告知家长及年长儿操作的目的、具体过程、配合方法及可能出现的不适,以减轻其不安的心理。做好用药宣教,让家长与年长儿知晓所用药物可能出现的不良反应及具体应对方法。向家长做好预防感染的卫生指导,告知家长如何观察感染的征兆,向年长儿强调坚持化疗的重要性,取得患儿和家长的理解和配合。对出院患儿的家长,嘱托其定期随访,出现异常情况及时就医。

0903

扫一扫,
看总结

(吕　菲)

思考与练习

1. 患儿,女,3 岁 2 个月。平素挑食,不喜吃瘦肉、鸡蛋黄、动物内脏等。最近一周脸色、牙龈、甲床渐显苍白,精神不振,不爱活动与说话。血常规:Hb 70g/L,RBC 2.88×10^9/L。

(1)请列出该患儿的护理问题。

(2)如何对患儿及家长进行健康宣教?

2. 患儿,男,1 岁。牛乳喂养至今,辅食只喂馒头、稀粥以及不加任何调味品的面条。患儿近一个月面色苍白,食欲减退,体重不增,四肢偶有震颤,肝肋下 3.5cm,脾肋下 1.5cm。血常规:红细胞体积增大,数量减少。

(1)请列出该患儿的护理问题。

(2)如何对家长进行健康宣教?

3. 患儿,男,2 岁。急性起病,皮肤四肢出血点、瘀斑密集,诊断为特发性血小板减少性紫癜。护士在护理患儿时发现他发生了鼻出血。

(1)请列出该患儿目前主要的护理问题。

(2)护士应如何进行处理?

4. 患儿,女,6 岁,因贫血、发热收入院,诊断为急性白血病,已行化疗。今晨护士测体温 39.2℃,患儿精神欠佳。

(1)请列出该患儿的首优护理问题。

(2)护士应如何进行处理?

0904

扫一扫,
测一测

第十章　泌尿系统疾病患儿的护理

 学习目标

1. 掌握急性肾小球肾炎、肾病综合征和泌尿道感染的身体状况、护理诊断、护理措施。
2. 熟悉急性肾小球肾炎、肾病综合征和泌尿道感染的病因及治疗原则。
3. 了解小儿泌尿系统解剖生理特点,急性肾小球肾炎、肾病综合征和泌尿道感染的发病机制。
4. 具备按照护理程序对泌尿系统疾病患儿实施整体护理的能力。
5. 能利用相关知识与患儿及家属进行有效的沟通,实施心理疏导,并开展急性肾小球肾炎、肾病综合征和泌尿道感染的健康教育。

第一节　儿童泌尿系统解剖生理特点

(一) 解剖特点

1. **肾脏**　位于腹膜后脊柱两侧,左右各一,形似蚕豆。小儿年龄越小,肾脏相对越大。婴儿肾脏位置较低,其下极位于髂嵴以下平第 4 腰椎水平,2 岁以后才达髂嵴以上,故 2 岁以内小儿腹部触诊时肾脏容易扪及。婴儿肾脏表面呈分叶状,2~4 岁时分叶完全消失。右肾位置稍低于左肾。

2. **输尿管**　婴幼儿输尿管长而弯曲,管壁肌肉及弹力纤维发育不良,容易受压及扭曲而导致梗阻,易发生尿潴留而诱发感染。

3. **膀胱**　婴幼儿膀胱位置相较于年长儿位置较高,尿液充盈时,膀胱顶部常超出耻骨联合,故腹部触诊时在耻骨联合上容易扪及;随着年龄增长,膀胱逐渐下降至盆腔内。

4. **尿道**　女婴尿道较短,新生儿女婴尿道仅长 1cm(性成熟期 3~5cm),外口暴露且接近肛门,易受粪便污染,故上行性感染比男婴多发。男婴尿道虽较女婴尿道长,但常有包茎和包皮过长,积垢时也易引起上行性细菌感染。

(二) 生理特点

1. **肾功能**　胎儿于 12 周末即可形成尿液,但因排泄和内环境稳定的维持主要靠胎盘完成,所以无肾胎儿仍可存活。新生儿出生时肾单位数量已达到成人水平,但其生理功能尚不完善,调节能力较弱,储备能力差。

(1) 肾小球滤过率:新生儿肾小球滤过率比较低,为成人的 1/4,3~6 个月时为成人的 1/2,2 岁时方达成人水平,故不能有效排出过多的水分和溶质。

(2)肾小管重吸收和排泄功能:肾小管的功能不够成熟,对水、钠的负荷调节较差,在应激状态下,往往不能做出相应的反应,容易发生水钠潴留。

(3)尿液浓缩功能:初生婴儿对尿的浓缩能力较差,尿液最高渗透压不超过 700mmol/L,而成人可达 1 400mmol/L。小儿尿浓缩功能需到 1~1.5 岁时才能达成人水平,故摄入量不足时易引起脱水,甚至诱发急性肾功能不全。

2. 排尿次数及尿量

(1)排尿次数:约 93% 的新生儿在出生后 24h 内、99% 在 48h 内开始排尿。生后最初数日,每日排尿 4~5 次,由于小儿新陈代谢旺盛,进水量较多而膀胱容量较小,排尿次数频繁,1 周后可增至 20~25 次,1 岁时每日排尿 15~16 次,学龄前和学龄期每日排尿 6~7 次。

(2)尿量:小儿尿量个体差异较大。新生儿正常尿量每小时为 1~3ml/kg,婴儿每日正常排尿量为 400~500ml,幼儿为 500~600ml,学龄前期儿童为 600~800ml,学龄期儿童为 800~1 400ml。学龄儿童每日尿量少于 400ml,学龄前儿童少于 300ml,婴幼儿少于 200ml,即为少尿;每日尿量少于 50ml 为无尿,新生儿每小时 <0.5ml/kg 即为无尿。

3. 尿液特点

(1)尿色:新生儿前几天尿液颜色较深,稍浑浊,放置后有红褐色沉淀,为尿酸盐结晶,数日后尿液颜色变淡。正常婴幼儿尿液淡黄透明,在寒冷季节放置后可出现乳白色沉淀,此为盐类结晶而使尿液变混,加热后即可溶解,可与脓尿或乳糜尿相鉴别。

(2)酸碱度:小儿出生后尿液呈现强酸性,主要由于出生前几天尿液中尿酸盐含量多。随着年龄增长,尿液逐渐呈现中性或弱酸性,pH 主要在 5~7。

(3)尿液渗透压和尿比重:新生儿尿渗透压平均为 240mmol/L,尿比重 1.006~1.008,随着年龄增加而逐渐增高,1 岁以后接近成人。儿童尿渗透压平均为 500~800mmol/L,尿比重通常为 1.011~1.025。

(4)尿蛋白:正常儿童尿液中蛋白含量较少,尿蛋白定量每天小于 100mg,定性为阴性。若 24h 尿蛋白超过 150~200mg,或尿蛋白定性检查为阳性均说明有异常。

(5)细胞和管型:正常小儿清洁新鲜尿液离心后沉渣镜检,红细胞 <3 个 /HP,白细胞 <5 个 /HP,管型一般不出现。12h 尿细胞计数(Addis 计数)正常表现:蛋白含量 <50mg,红细胞 <50 万个,白细胞 <100 万个,管型 <5 000 个。

第二节 急性肾小球肾炎

📖 案例

小学三年级学生小明,3 周前在学校与同学追逐打闹时不小心摔倒,导致膝部皮肤受损出血,未及时对伤口进行处理,出现化脓性感染,后痊愈。近日小明面部发胖,眼睑水肿,妈妈发现后仔细观察小明全身,发现水肿明显,带小明入院就诊,诊断为急性肾小球肾炎入院。

请问:

1. 如何正确指导患儿休息?

2. 如何对家长进行预防和治疗知识的健康指导?

急性肾小球肾炎(acute glomerulonephritis, AGN)简称急性肾炎,是小儿泌尿系统最常见的疾病,是一组不同病因引起的感染后免疫反应导致的急性弥漫性肾小球炎性病变,临床上主要表现为急性起病,有水肿、少尿、血尿、高血压等。本病多由感染引起,其中多数发生于溶血性链球菌感染后,被称为急性链球菌感染后肾炎(acute post-streptococcal glomerulonephritis, APSGN);其他感染引起的急性肾炎则称为急性非链球菌感染后肾炎。本病常呈良性自限过程,预后良好,但个别患儿可能会于急性期死亡,多见于5~14岁小儿,2岁以下小儿少见,男女发病比例为2:1。本节主要描述急性链球菌感染后肾炎。

📖 **知识拓展**

原发性肾小球疾病分类

根据中华医学会儿科学会肾脏病学组2000年11月对关于儿童肾小球疾病临床分类进行再修订,其中有关原发性肾小球疾病的分类如下:

1. 肾小球肾炎

(1)急性肾小球肾炎:包括急性链球菌感染后肾小球肾炎和非链球菌感染后肾小球肾炎。

(2)急进性肾小球肾炎:该种肾小球肾炎起病急,进行性肾功能减退,若不能积极采取有效治疗措施,预后严重。

(3)慢性肾小球肾炎:主要是指病程超过3个月不能恢复者。

2. 肾病综合征:包括单纯型肾病和肾炎型肾病。

3. 孤立性血尿或蛋白尿:指无其他异常,只是单纯有血尿或蛋白尿。

(1)孤立性血尿:主要是指肾小球源性血尿,主要包含持续性和再发性两种。

(2)孤立性蛋白尿:主要可分为体位性和非体位性。

【概述】

1. 病因 最常见的病因是A组β溶血性链球菌引起的急性上呼吸道感染或皮肤感染后的一种免疫复合物性肾小球肾炎。

除A组β溶血性链球菌以外,可以引起急性肾炎的致病菌还包括草绿色链球菌、肺炎链球菌、金黄色葡萄球菌及流感嗜血杆菌等;病毒有柯萨奇病毒B_4型、麻疹病毒、腮腺炎病毒、乙型肝炎病毒、巨细胞病毒以及EB病毒等;除此之外疟原虫、白色念珠菌、丝虫、血吸虫、弓形虫、钩端螺旋体等也可能引起急性肾炎。

2. 发病机制 链球菌感染后,机体对链球菌的某些抗原成分产生抗体,形成不易被吞噬清除的抗原-抗体复合物,随血流抵达肾脏,沉积于肾小球基底膜并激活补体系统,引起免疫和炎性反应,导致基底膜损伤,致使尿中出现蛋白、红细胞、白细胞和各种管型。同时,细胞因子刺激肾小球内皮细胞和系膜细胞导致其肿胀、增生,并形成新月体,使肾小球滤过率降低,出现少尿、无尿,严重者出现急性肾衰竭。并因肾小球滤过率降低,水钠潴留,致使细胞外液和血容量增多,引起不同程度水肿、循环充血和高血压,严重者可引起高血压脑病(图10-1)。

【护理评估】

1. 健康史 询问患儿患病前有无上呼吸道或者皮肤感染史,目前有无发热、乏力、头痛、呕吐及食欲下降等全身症状;若主要症状为水肿或血尿,应了解水肿开始时间、持续时间、发生部位、发展顺

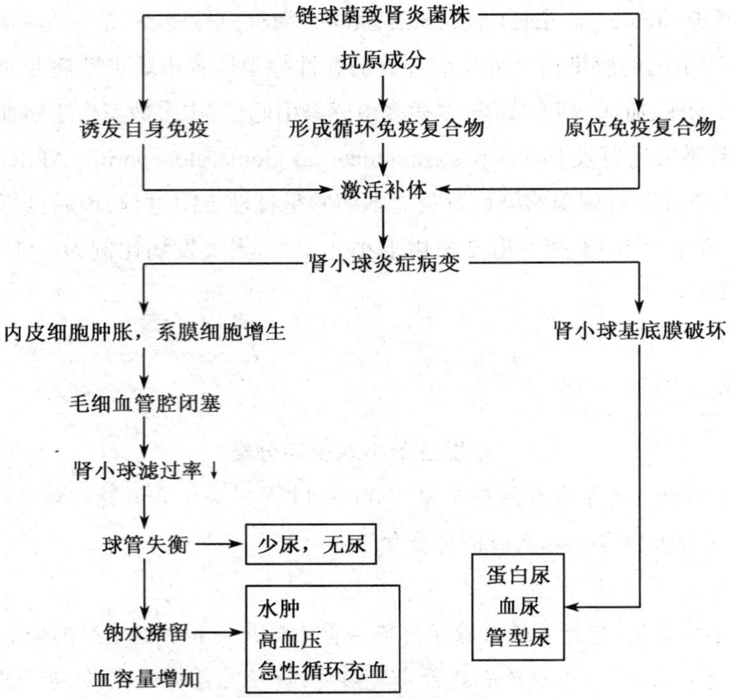

图 10-1 急性肾小球肾炎发病机制(示意图)

序及程度。了解患儿 24h 排尿次数及尿量、尿色。询问目前药物治疗情况,用药的种类、剂量、疗效及副作用等。

2. 身体状况

(1)前驱感染:急性发病前多有呼吸道或者皮肤链球菌感染史。经 1~3 周无症状期后急性起病,呼吸系统感染如咽炎一般间隔 6~12d,皮肤感染如脓皮病时间稍长,一般间隔 14~28d。

(2)典型表现

1)水肿:为最常见、最早出现的症状,约 70% 患儿有水肿,晨起明显,轻者仅眼睑、面部水肿,逐渐累及躯干和四肢,重者全身水肿,水肿呈非凹陷性。水肿主要是由于肾小球滤过率降低引起尿少和水钠潴留而诱发。

> 考点提示:肾小球肾炎的典型临床表现

2)少尿:患儿发病早期均会出现尿色深,尿量明显减少,严重者可能出现无尿。

3)血尿:起病时即可出现血尿,轻者仅有镜下血尿,肉眼血尿占 30%~70%,呈浓茶色或烟灰水样(酸性尿),也可呈洗肉水样(中性或弱碱性尿)。肉眼血尿多在 1~2 周消失,部分严重患儿持续 3~4 周,之后转为镜下血尿,可持续数月,运动或感染后可暂时加重。

4)蛋白尿:程度不等,病理改变常呈严重系膜增生,约有 20% 患儿可达肾病水平。

5)高血压:约 30%~80% 患儿可有轻度或中度高血压,学龄前儿童 >120/80mmHg、学龄儿童 >130/90mmHg,主要是由于水钠潴留致血容量扩大所致。一般不出现剧烈头痛、恶心、呕吐。一般于病程 1~2 周后随尿量增多而降至正常。

(3)严重表现:在发病的 1~2 周内部分患儿即可出现严重表现,如不及时发现并处理,可能会危及患儿生命。

1)严重循环充血:由于水钠潴留、血浆容量增加而出现。轻者表现为呼吸增快和肺部湿啰音;严重者表现为气促、端坐呼吸、发绀、咳嗽、咳粉红色泡沫痰、两肺底湿啰音,心脏扩大,心率增快,有时出现奔马律,肝大而硬,颈静脉怒张。少数患儿可突然发生,病情急剧恶化。

2)高血压脑病:血压急剧增高,超过脑血管代偿机制,出现脑水肿。表现为剧烈头痛,恶心呕吐,视物模糊或一过性失明,严重者可出现惊厥或昏迷。及时发现并控制高血压,以上症状可迅速消失。

急性肾炎临床
表现(视频)

3)急性肾衰竭:患儿尿量减少时可引起暂时性氮质血症,严重少尿或无尿患儿易出现电解质紊乱和代谢性酸中毒,一般持续 3~5 日,在尿量逐渐增多后,病情好转。若持续数周仍不恢复,则预后严重。

(4)非典型表现

1)无症状性急性肾炎:患儿有前驱感染史,仅有显微镜下血尿或血清 C3 下降而无其他临床表现。

2)肾外症状性急性肾炎:患儿水肿、高血压明显,严重时甚至出现高血压脑病或严重循环充血,但是尿液改变轻微甚至尿常规检查正常。

3)以肾病综合征为表现的急性肾炎:患儿一般以急性肾炎起病,但是水肿和蛋白尿明显,临床表现类似肾病综合征,伴有低蛋白血症和高脂血症。

3. 心理 - 社会状况　评估患儿及家长的心态及对本病的认识程度。患儿多为年长儿,压力较大,包括来自于疾病和治疗的压力,对活动及饮食的严格限制而产生的压力,以及来自家庭和社会的压力。应重点评估患儿心理状况,评估家长对本病的知识掌握情况。

4. 辅助检查

(1)尿液检查:镜检除大量红细胞外,尚可见尿蛋白 + ~ + + +,可见透明、颗粒和红细胞管型,早期也可见较多白细胞和上皮细胞。

(2)血液检查

1)血常规:因血容量增加,患儿常有轻中度贫血,白细胞一般正常或轻度增高。

2)血沉:常呈轻度增快。

3)免疫学检查:经咽部感染患儿,抗链球菌溶血素 O(ASO)滴度升高,或经皮肤感染后患儿的抗透明质酸酶、抗脱氧核糖核酸升高,均提示新近有链球菌感染,是诊断链球菌感染后肾炎的重要依据;血清总补体(CH50)和 C3 早期下降,在起病后 6~8 周恢复正常。

4)肾功能检查:血肌酐、尿素氮可增高,内生肌酐清除率降低,少尿期可有轻度氮质血症。

5. 治疗要点　本病为自限性疾病,无特异治疗。主要是休息和对症处理,注意观察严重表现并及时治疗。

(1)一般治疗:急性期应卧床休息,限制水分及钠盐摄入,避免使用肾毒性药物,应用青霉素(青霉素过敏则用红霉素)清除体内感染灶。

(2)对症治疗

1)水肿:明显水肿、少尿或循环充血者,应用利尿剂,一般选用氢氯噻嗪或呋塞米(速尿)。

2)高血压:血压持续升高、舒张压高于 90mmHg(12kPa) 时应给予降压药,首选硝苯地平 0.25~0.5mg/(kg·d),口服或舌下含服,每天 3~4 次。高血压脑病时,应首选硝普钠 5~25mg 加入 5% 葡萄糖液 100ml 静脉滴注,惊厥者同时给予地西泮止惊。

3)严重循环充血:严格限制水钠摄入量并应用利尿剂促进液体排出;已发生肺水肿患儿可用硝普钠扩张血管,以起到降压效果;如以上方法仍然无效,可采用腹膜透析或血液透析的方法进行治疗。

4)急性肾衰竭:主要治疗是维持水、电解质平衡,及时处理高钾血症和低钠血症,必要时行透析疗法,使患儿安全度过少尿期,将少尿引起的内环境紊乱的影响降至最低。

【常见护理诊断/问题】

1. 体液过多 与肾小球滤过率下降致水、钠潴留有关。

2. 活动无耐力 与水肿、高血压有关。

考点提示:急性肾小球肾炎患儿主要的护理问题

3. 潜在并发症:严重循环充血、高血压脑病、急性肾衰竭。

4. 焦虑 与疾病限制及知识缺乏有关。

5. 知识缺乏:患儿及家长缺乏疾病的相关预防及护理知识。

【护理目标】

1. 患儿尿量增加、水肿消退。

2. 患儿血压维持在正常范围,体力恢复,可下床活动。

3. 患儿无严重循环充血、高血压脑病、急性肾衰竭等并发症发生,或发生时得到及时处理。

4. 患儿及家长焦虑缓解,情绪稳定。

5. 患儿及家长了解疾病的相关知识,能积极配合治疗及护理。

【护理措施】

1. 保证休息 充分休息可减轻心脏负担,改善心功能,增加心排血量,从而使肾血流量增加,提高肾小球滤过率,减少水钠潴留,减轻水肿,减少并发症的发生。一般起病2周内应卧

考点提示:急性肾小球肾炎患儿活动标准

床休息,待水肿消退、血压降至正常、肉眼血尿消失后,方可下床轻微活动;患儿血沉恢复正常可上学,但仍需避免体育活动;Addis计数正常后恢复正常生活。应向患儿及患儿家长强调休息的重要性,以取得患儿及家长的合作,促进患儿疾病的恢复,防止疾病的恶化。

2. 饮食管理 少尿时,应限制水和钠盐的摄入,每日摄盐量1~2g,严重病例钠盐限制于每日60~120mg/kg;有氮质血症时,应限制蛋白质的入量,优质动物蛋白每日0.5g/kg;注意满足患儿热量的需要,给予高热量、高维生素、清淡易消化饮食,以免患儿出现营养失调;一般不严格限制患儿水分的摄入,但严重水肿、尿少时应予限制。尿量增加、水肿消退、血压正常后,可恢复正常饮食,以保证小儿生长发育的需要。

3. 利尿、降压 患儿出现严重水肿、少尿或高血压应遵医嘱给予利尿剂、降压药。应用利尿剂应注意观察尿量、水肿、血压变化,观察水、电解质紊乱的症状,常见低血容量、低血钾症、低血钠症等。利血平降压时应定时监测血压,还应避免患儿突然起立,以防直立性低血压;硝普钠应现用现配,4h内有效,注意输液中应避光,以防遇光后变质,影响疗效,输液期间准确地控制液体速度及浓度。

4. 病情观察

(1)水肿观察:注意观察水肿程度及发生部位,每日或隔日测体重一次。

(2)尿量观察:记录每日出入量,每周2次尿常规检查。若持续少尿,出现头痛、恶心、呕吐,提示可能有肾衰竭,应做好肾衰竭的预防和护理。

(3)并发症的观察:严密观察呼吸、脉搏、心率等变化,若突然出现血压升高、剧烈头痛、呕吐、一过性失明、惊厥等,提示高血压脑病发生;若发现患儿出现呼吸困难、青紫、颈静脉怒张、心率增加的表现应警惕循环充血状态,以上情况一旦出现应立即通知医生,备好急救药品、急救器械并积极配合医生实施救治。

5. 心理护理 做好患儿及患儿家长的心理护理,保证积极配合诊疗、护理工作。

(1)患儿因疾病因素,急性期被迫卧床休息,活动自主性被限制,以及不能及时返校上课,可能诱

发患儿出现焦虑情绪,应注意做好患儿的心理护理,安慰患儿,并且向患儿讲解限制活动的目的和对疾病的意义。积极引导家长做好患儿的心理支持,充分发挥患儿的社会支持系统的作用。

(2)家长因为不了解疾病知识,可能因担心疾病恶化或无法治愈等而出现焦虑,此时医护人员应注意向患儿及家长讲解疾病的相关知识,告知其该疾病属于自限性疾病,需调整心态,积极配合治疗,才有利于患儿疾病的恢复。

6. 健康教育　向患儿及家长介绍本病的相关知识。告知其本病为自限性疾病,预后良好。介绍发病因素及防治方法,告知休息及对症治疗,尤其是强调限制患儿活动是控制病情进展的重要措施;注意积极锻炼身体,增强体质,避免或减少上呼吸道感染;彻底清除感染灶是预防的主要措施,应注意积极彻底治疗上呼吸道或皮肤感染等;出院后适当限制活动,定期门诊随访。

【护理评价】

1. 患儿尿量是否增加、水肿是否逐渐消退;血压是否维持在正常范围,体力是否恢复,是否能下床活动;有无严重循环充血、高血压脑病、急性肾衰竭等并发症发生,或发生时是否得到及时处理。

2. 患儿及家长是否掌握疾病的相关知识,是否能调整情绪并积极配合治疗,患儿是否可以做好自我管理。

第三节　原发性肾病综合征

> **案例**
>
> 　　强强,5 岁,妈妈给强强洗澡时,发现强强的阴囊出现水肿,仔细查看强强全身,发现强强全身都出现了水肿,而且一按就出现明显的凹陷,立即带着强强入院就诊。化验检查发现,尿蛋白(+++),胆固醇升高,血浆蛋白降低,诊断为"肾病综合征"。
>
> 　　请问:
>
> 　　1. 如何指导患儿阴囊水肿的护理?
>
> 　　2. 如何对患儿及家长进行预防和治疗知识的健康指导?

肾病综合征(nephrotic syndrome,NS)是由多种病因引起肾小球基底膜通透性增高导致的以大量蛋白尿、低蛋白血症、高脂血症和不同程度的水肿为临床表现的一组综合征。其中大量蛋白尿和低蛋白血症是该病的必备条件,且其发病率在小儿泌尿系统疾病中仅次于急性肾炎。肾病综合征按病因可分为原发性、继发性和先天性三大类,其中原发性肾病综合征(简称原发性肾病)分为单纯性肾病和肾炎性肾病。原发性肾病综合征(primary nephrotic syndrome,PNS)占发病总数的90%,本节重点介绍。

【概述】

1. 病因及发病机制　病因尚不明确。单纯性肾病可能与 T 细胞功能紊乱有关;肾炎性肾病患儿的肾组织中可见免疫球蛋白和补体成分沉积,提示与免疫病理损伤有关。

2. 病理生理　蛋白尿是肾病综合征最根本的病理生理特点,水肿、低蛋白血症、高脂血症均是蛋白尿的结果。

> 考点提示:肾病综合征最根本的病理生理改变

(1)大量蛋白尿:肾小球毛细血管通透性增高,大量血浆蛋白漏入尿中,持续大量蛋白尿可促进肾小球系膜硬化和间质改变,逐渐导致肾功能不全。此种病理表现是该病最根本和最重要的改变,是导致肾病综合征其他三大临床表现的基本原因。

(2)低蛋白血症:是肾病综合征病例生理中的关键环节,大量血浆蛋白经尿中丢失及肾小管对重吸收的蛋白的分解、蛋白丢失超过肝脏合成均是导致低蛋白血症的主要原因。

(3)水肿:由于低蛋白血症使血浆胶体渗透压降低,水和电解质由血管内往外渗到组织间隙;同时由于水电解质外渗到组织间隙,导致有效循环血量减少,使肾素-血管紧张素-醛固酮系统激活,使远端小管对水、钠重吸收增多,造成水钠潴留,进一步加重水肿。

(4)高脂血症:由于低蛋白血症促使肝脏合成脂蛋白增加,但是大分子脂蛋白难以从肾脏排出,导致血清胆固醇、三酰甘油和低密度脂蛋白浓度等增高,形成高脂血症,而持续的高脂血症又进一步导致肾小球硬化和间质纤维化。

【护理评估】

1. 健康史 评估患儿起病的急缓,有无明显诱因,如感染、劳累等;患儿是否为过敏体质;近来有无预防接种史;发病后是否用药及是否出现用药反应等。

2. 身体状况

(1)单纯性肾病:发病年龄多为 2~7 岁,起病缓慢,水肿最常见,开始于颜面部,逐渐遍及四肢,主要表现为全身凹陷性水肿,以颜面、下肢、男性患儿阴囊明显,严重者可有腹水、胸水。起病初期患儿一般状况良好,随着疾病的进展出现面色苍白、疲乏、厌食等,水肿严重者会伴有少尿。单纯性肾病的临床表现主要为大量蛋白尿、低蛋白血症、高脂血症和不同程度的水肿。

肾病综合征
的身体状况
(微课)

(2)肾炎性肾病:发病年龄多在学龄期。水肿一般不严重,除具备肾病大量蛋白尿、低蛋白血症、高脂血症和不同程度的水肿四大特征外,尚有明显血尿、高血压、血清补体下降和不同程度的氮质血症。

(3)并发症

1)感染:是最常见的并发症和引起死亡的原因。主要由于肾病患儿免疫功能低下,蛋白质营养不良及应用皮质激素和/或免疫抑制剂治疗等,易合并如呼吸道、皮肤、泌尿道感染和原发性腹膜炎等各种感染,其中以上呼吸道感染最常见,而感染可导致病情加重。

> 考点提示:肾病综合征的常见并发症

2)电解质紊乱和低血容量:多由于长期应用利尿剂、肾上腺皮质激素以及饮食限制等引起低钠、低钾血症。由于钙结合蛋白的丢失,维生素 D 水平降低,肠钙吸收不良以及服用激素治疗均可使血钙降低。另外,由于低蛋白血症、血浆胶体渗透压下降、水肿而常有血容量不足,在各种诱因引起低钠血症时易出现低血容量性休克。

3)高凝状态及血栓形成:由于肝脏合成凝血因子和纤维蛋白原增加,尿中丢失抗凝血酶Ⅲ,高脂血症使血液黏滞度增高,血流缓慢,血小板聚集增加等原因,易形成血栓。临床以肾静脉血栓最为常见,表现为腰痛或腹痛,肉眼血尿或急性肾衰竭。

临床上常以不同部位血管血栓形成的亚临床型更为多见,如:下肢深静脉血栓形成可出现两侧肢体水肿程度差别固定,且不随体位变化而改变;下肢动脉血栓形成可出现下肢疼痛伴足背动脉搏动消失;肺栓塞可出现不明原因的咳嗽、咯血或呼吸困难;排除高血压脑病和颅内感染的前提下脑栓塞可出现突发偏瘫、面瘫、失语或神志改变等;同时患儿也可能出现股动脉栓塞,如不能及时处理,可能会导致患儿肢端坏死。

4)急性肾衰竭:多数为低血容量所致的肾前性急性肾衰竭,部分与原因未明的滤过系数降低有关,少数为肾组织严重增生性病变所致。

5)生长延迟:主要见于频繁复发和长期接受大剂量皮质激素治疗的患儿。

3.心理 - 社会状况 评估患儿及家长的心态及对本病的认识程度,疾病和治疗对活动及饮食限制会对患儿产生压力,诱发焦虑情况。评估患儿因本病激素治疗时间较长及应用免疫抑制剂,引起库欣面容及脱发,造成自我形象紊乱,产生自卑焦虑情绪情况。评估家长担心患儿健康,家庭经济支持能力诱发的焦虑情绪产生情况。

4.辅助检查

(1)尿液检查:尿蛋白定性多为 + + + ~ + + + +,24h 尿蛋白定量 ≥ 50mg/kg,或尿蛋白 / 尿肌酐 (mg/mg)≥ 3.0,可有透明管型和颗粒管型,肾炎性肾病者可有红细胞。

(2)血液检查:血浆总蛋白及白蛋白降低,血清白蛋白浓度 <25g/L,白、球比例(A/G)倒置;血胆固醇 >5.7mmol/L;血沉明显增快;肾炎性肾病者可有血清补体降低,出现不同程度的氮质血症。

(3)高凝状态和血栓检查:多数原发性肾病患儿存在不同程度的血液高凝状态,出现血小板增多、血浆纤维蛋白原增加等情况。对怀疑有血栓形成患儿可行彩色多普勒 B 超检查或行数字减影血管造影。

(4)经皮肾组织活检:一般肾病综合征患儿不需要进行此项检查,主要针对糖皮质激素治疗耐药或频繁复发以及实验室检查支持为肾炎性肾病或继发性肾病综合征患儿。

📖 **知识链接**

经皮肾组织活检

经皮肾组织活检可用以明确疾病病理分型、病变严重程度及活动情况,对指导治疗和估计预后起到非常重要的作用。但此项检查具有一定的损伤性,所以必须严格把握适应证。肾活检的主要适应指针有:

1. 非典型急性肾炎、继发性肾炎。

2. 治疗效果差的肾病综合征或病程超过 1 年者。

3. 原因不明的持续性或发作性血尿,病程超过半年者。

4. 无症状持续性非直立性蛋白尿且 24h 尿蛋白定量超过 1g 者。

5. 原因不明的急慢性肾功能不全者。

6. 肾移植后发生排斥反应者。

5.治疗要点

(1)一般治疗:包括合理休息、饮食管理、防治感染等。

(2)利尿:水肿较重患儿对激素敏感者可以不给利尿剂,但有胸腹水或对激素耐药、未使用激素治疗的严重水肿患儿可用氢氯噻嗪、螺内酯(安体舒通)、呋塞米等利尿剂利尿,用药期间注意观察用药效果,监测患儿出入量及体重变化。

(3)激素治疗:肾上腺糖皮质激素为治疗肾病的首选药物,有短程疗法、中程疗法和长程疗法。

📙 **考点提示**:肾病综合征的首选治疗药物

1)短程疗法:泼尼松每日 2mg/kg(最大量每日不超过 60mg),分次口服,共 4 周,4 周后改为泼尼松 1.5mg/kg,用 4 周,全疗程共 8 周。

2)中程疗法:泼尼松每日 2mg/kg(最大量每日不超过 60mg),尿蛋白 4 周内转阴后再巩固 2 周,之后改为2mg/kg隔日清晨顿服,持续用4周,4周后每2~4周减量2.5~5mg一次,直至停药,疗程达6个月为中程疗法。

3)长程疗法:泼尼松每日2mg/kg(最大量每日不超过60mg),尿蛋白4周内未转阴者继续服用至尿蛋白转阴后2周,一般不超过8周,之后改为2mg/kg隔日清晨顿服,持续用4周,4周后每2~4周减量2.5~5mg一次,直至停药,达9个月为长程疗法。

激素疗效判断如下:

①激素敏感:泼尼松正规治疗8周内尿蛋白转阴,水肿消退。

②激素部分敏感:治疗8周内水肿消退,尿蛋白仍在+~++。

③激素耐药:治疗满8周尿蛋白仍>++以上。

④激素依赖:泼尼松治疗后尿蛋白转阴,但停药或减量后在2周内复发,再次用药或恢复用量后尿蛋白转阴,且重复2次以上者,除外感染及其他因素。

⑤复发、反复:尿蛋白转阴,停用激素4周以上,尿蛋白≥++为复发或在用药过程中出现上述变化为反复。

⑥频繁复发或频繁反复:半年内复发或反复超过2次,1年内超过3次。

📖 **知识链接**

糖皮质激素的副作用

1. 全身过敏反应 经静脉大剂量迅速给药时可出现面部、鼻黏膜、眼睑肿胀,荨麻疹,胸闷气短。

2. 长期用药的副作用 长期应用糖皮质激素可出现医源性库欣综合征面容和体态,骨质疏松或骨折,消化性溃疡或肠穿孔,儿童生长抑制,还可出现如肌无力、肌肉萎缩、低钾综合征、胰腺炎、青光眼、白内障、良性颅内压升高综合征等。

3. 精神症状 患慢性消耗性疾病或过往有精神不正常者,在使用糖皮质激素时还可出现欣快感、激动、不安、谵妄、定向障碍等,也可出现抑制表现。

4. 并发感染 为糖皮质激素的主要不良反应,在使用中程或长程疗法时易出现,主要以真菌、葡萄球菌、变形杆菌、铜绿假单胞菌和各种疱疹病毒感染为主。

---

(4)免疫抑制剂治疗:适用于激素耐药、激素依赖及频繁复发病例。可选用环磷酰胺、苯丁酸氮芥、环孢素等。病情需要者可小剂量、短疗程、间断用药,注意因环磷酰胺有远期性性腺损害,所以应避免青春期前和青春期用药。

(5)其他治疗:血管紧张素转换酶抑制剂可以减少蛋白尿、保护肾功能;应用双嘧达莫(潘生丁)、肝素等抗凝治疗;左旋咪唑等免疫调节剂调节免疫;应用中药治疗。

【常见护理诊断/问题】

1. 体液过多 与血浆清蛋白下降引起血浆胶体渗透压下降有关。

2. 营养失调:低于机体需要量 与大量蛋白自尿中丢失有关。

3. 有感染的危险 与水肿及免疫力低下有关。

4. 有皮肤完整性受损的危险 与皮肤高度水肿有关。

5. 潜在并发症:电解质紊乱、血栓形成、急性肾衰竭、生长延迟等。

6. 焦虑 与病程长、应用糖皮质激素、形象改变及知识缺乏等有关。

【护理措施】

1. 适当休息 患者除严重水肿和高血压外，一般无须卧床休息，病情严重患儿即使卧床也要经常变换体位，防止血栓形成，同时应遵医嘱使用利尿剂和降压药，以减轻心脏和肾脏负担。病情缓解后，可适当增加活动量，但应避免劳累，以免复发。腹水严重时，出现呼吸困难，应采取半卧位。

2. 饮食管理 一般患儿不需特别限制饮食，但因患儿消化道黏膜水肿导致消化功能减弱，此时应注意保护患儿消化道，给予高热量、高维生素、优质蛋白、少量脂肪、足量碳水化合物的清淡易消化饮食，以保证患儿的营养需求。

(1)热量供给：小儿不同年龄段对热量的需求不同，根据患儿具体热量需求，增加富含多糖和纤维素的食物，如米糠、燕麦等，同时注意减少脂质的摄入，避免使用动物油脂，尽量选择植物油脂。

(2)水、盐摄入：一般不限制水的摄入。明显水肿或高血压时短期限制钠盐的摄入，一般供盐1~2g/d，病情缓解后不必继续限盐，因患儿水肿是低蛋白血症所致，过分限制钠盐摄入易造成低钠血症及食欲下降。

(3)蛋白质补充：大量蛋白尿期间为防止体内高蛋白出现分解而排出增加，导致肾小球硬化，注意不可摄入过多蛋白，蛋白摄入量控制在每日 1.2~1.8g/kg 为宜，以高生物效价的优质蛋白如乳、蛋、禽、牛肉等为宜。尿蛋白消失以后因长期用糖皮质激素治疗应多补充蛋白，因糖皮质激素可使机体蛋白分解代谢增强，出现负氮平衡。但并发肾衰竭时需限制蛋白质摄入量。

(4)维生素和矿物质：患儿疾病治疗期间应用皮质激素，为避免出现骨质疏松、低血钙等，应注意补充各种维生素和矿物质，如维生素 B、维生素 D、钙、锌等。

3. 预防感染

(1)向患儿家长解释预防感染的重要性，肾病患儿由于免疫力低下易出现继发感染，而感染又可导致病情加重或反复，甚至危及患儿生命。指导患儿及家长在流行病好发季节避免到人多拥挤的公共场所，避免交叉感染。

(2)住院期间注意做好保护性隔离，与感染性疾病患儿分室收治，病房每日进行空气消毒，减少探视人数。

(3)加强患儿水肿部位皮肤护理，同时注意做好患儿口腔黏膜及会阴部皮肤的护理，防止口腔或泌尿道感染的出现。

(4)注意监测患儿体温和血象变化，及时发现感染灶，并根据医嘱给予抗生素治疗，注意用药时间、用法、用量以及配伍禁忌。小儿预防接种需在病情完全缓解且停用糖皮质激素 6 个月后进行。

4. 皮肤护理 应注意保持皮肤清洁、干燥，及时更换内衣；保持床铺清洁、整齐，被褥松软，经常翻身；腋窝及腹股沟处每日擦洗 1~2 次，并保持干燥，预防感染；臀部及四肢水肿严重时，受压部位可用气垫床；阴囊水肿用棉垫或吊带托起，皮肤破损可涂碘伏预防感染。严重水肿者应尽量避免肌内注射，因水肿严重，药物不易吸收，可从注射部位外渗，导致局部潮湿、糜烂、感染。

5. 观察药效及副作用

(1)激素治疗期间注意每日血压、尿量、尿蛋白、血浆蛋白的变化情况。泼尼松应用过程中应严格遵医嘱发药，保证患儿按时、按量服药。注意观察皮质激素的副作用，如高血压、库欣综合征、消化性溃疡、骨质疏松等，遵医嘱及时补充维生素 D、钙剂，以免发生骨质疏松或手足搐搦症。

（2）严重水肿的患儿应用利尿剂时应特别注意监测尿量和血压，因患儿循环血量低，大量利尿剂可进一步导致血容量不足，从而诱发低血容量性休克和静脉血栓。

（3）应用免疫抑制剂如环磷酰胺时，注意监测白细胞计数下降、胃肠道反应及出血性膀胱炎等现象是否出现，注意用药期间多饮水和定期查血象。

（4）抗凝和溶栓疗法能改善肾病的临床症状，改变患儿对激素的效应，从而达到理想的治疗效果，用药过程中注意监测凝血时间及凝血酶原时间。

6. 心理护理 关心、爱护患儿，多与患儿和家长交谈，指导家长多给患儿心理支持，可根据患儿病情，适当允许患儿通过电子通信设备与自己的好友、师长交流沟通，使其保持良好的情绪。激素治疗容易出现库欣综合征，引起患儿外貌和体形上的变化，应注意做好患儿心理指导，防止因激素治疗导致的自我形象紊乱引起自卑、焦虑的心理。疾病恢复期可指导患儿参加一些轻松的娱乐活动，安排一定的学习任务，增加患儿的社交活动，以增强患儿的信心，积极配合治疗，活动期间注意做好保护，以免出现意外伤害。

7. 健康教育

（1）向患儿及家长强调激素治疗的重要性，使患儿及家长能积极主动配合并坚持按计划服药，尤其避免骤然停药，指导家长做好患儿出院后的家庭护理。

（2）重点强调预防感染的重要性，使患儿及家长能采取有效措施避免感染，在疾病流行期避免到人多拥挤的公共场所，避免与传染病患者接触，注意饮食、皮肤和口腔卫生，以免诱发感染导致疾病复发。预防接种应推迟到肾病完全缓解且停用糖皮质激素 3 个月后进行。

（3）指导家长做好患儿的心理疏导工作，教会年长患儿及家长用试纸自行监测尿蛋白变化，同时应定期门诊随访。

第四节　泌尿道感染

📖 案例

丹丹 3 岁，已经可以自己上厕所了，但是最近妈妈发现丹丹经常拒绝小便，还尿裤子，妈妈把尿时丹丹常常剧烈哭闹，这两天丹丹开始发热，体温在 39.5℃左右徘徊，妈妈担心丹丹出现惊厥，带丹丹来医院就诊。查体：T 39.5℃ P 120 次/min，R 30 次/min。中段尿培养：菌落计数 6×10^6/ml。诊断为尿路感染。

请问：

1. 如何指导患儿的会阴部护理？

2. 如何对患儿及家长实施尿路感染的健康宣教？

泌尿道感染（urinary tract infection，UTI）是指病原体直接侵入尿路，在尿中生长繁殖并侵犯尿路黏膜或组织而引起损伤。按病原体侵袭的部位不同可分为上尿路感染如肾盂肾炎和下尿路感染如膀胱炎、尿道炎。由于小儿时期感染局限于泌尿系统某一部位者较少，且临床难以定位，故统称泌尿道感染。本病为儿科泌尿系统常见病之一，女孩发病率高于男孩，但在新生儿或婴幼儿早期，男孩发病率却高于女孩。

泌尿道发病率调查

泌尿道感染是小儿泌尿系统常见疾病之一。其发病率因年龄和性别的不同而存在差异，国外有研究发现尿路感染在儿童中的总患病率为7.7%,其中女童为11.3%、男童为4.5%,发病高峰年龄为3~6岁,患病率为9.8%,1至3岁儿童患病率为8.4%,1个月至1岁儿童患病率为1.8%。国内有学者通过1 003例泌尿道患儿临床资料分析发现泌尿道感染的发生率男女比例为1:1.6,3岁以下婴幼儿患病率可高达80.4%,且以1岁以下为主(57.5%),女童发病率明显高于男童。6月龄之前,女童患病率低于男童,但此后女童较男童更易发病。

【概述】

1. 病因　诱发泌尿系统感染的致病菌可为细菌、真菌、支原体、病毒,以细菌最常见。尿路感染的致病菌多为肠道革兰氏阴性菌,80%以上为大肠埃希菌,其次为克雷伯杆菌、变形杆

> 🔎 **考点提示**:泌尿道感染最常见的感染途径

菌,革兰氏阳性球菌少见,金黄色葡萄球菌见于血源性感染。新生儿、各年龄段女孩和1岁以下的男婴出现泌尿系统感染的主要致病菌为大肠埃希菌;1岁以上男孩泌尿系统疾病感染的致病菌主要为变型杆菌;10~16岁女孩也可受白色葡萄球菌感染引起泌尿系统感染。克雷伯杆菌和肠球菌引起泌尿系统感染的对象为新生儿。

2. 发病机制

(1)感染途径

1)上行感染:是尿路感染最主要的感染途径,主要是由于致病菌从尿道口上行进入膀胱,引起膀胱炎,膀胱内的致病菌再上行经输尿管进入肾脏,从而引起肾盂肾炎。

2)血源性感染:继发于新生儿及婴幼儿败血症、菌血症等,主要见于新生儿和小婴儿。血源性尿路感染的致病菌主要为金黄色葡萄球菌。

3)淋巴感染和直接感染:主要是由于结肠内细菌或盆腔感染可通过淋巴管感染肾脏;此外肾脏周围邻近器官或组织的感染也可直接蔓延引起泌尿道感染。

(2)易感因素

1)小儿泌尿道解剖生理特点:小儿输尿管长而弯曲,管壁肌肉及弹力纤维发育不全,易于扩张而发生尿潴留,有利于细菌生长。女孩尿道短,尿道口接近肛门,易受粪便污染;男孩由于包皮过长,包茎积垢,易引起上行感染;便秘和排尿功能障碍也易致尿路感染。

2)先天畸形、尿路梗阻及膀胱输尿管反流:均可增加尿路感染的危险性,也是使尿路感染迁延不愈和导致重复感染的原因。

3)泌尿道抵抗感染功能缺陷:如SIgA抗体生成不足和局部黏膜缺血缺氧等,均可使泌尿道防御功能低下而导致细菌易于侵入。

4)其他:如小儿未能控制大小便,不及时更换尿布,患糖尿病等慢性疾病,长期使用糖皮质激素或免疫抑制剂,也容易导致感染的发生。

(3)细菌毒力:宿主不具备引起泌尿系统疾病的内在因素,则泌尿系统感染的发生主要取决于细菌的毒力是否可以引起上行感染。

【护理评估】

1. 健康史　询问患儿有无发热、排尿时哭闹、腹胀等情况,女孩注意观察有无蛲虫病,男孩注意观察有无包皮过长等。

2. 身体状况

(1)急性感染:不同年龄组患儿临床表现差异较大。

1)新生儿期:症状极不典型,多以全身症状为主,可有发热、体温不升、皮肤苍白、体重不增、拒乳、腹泻、嗜睡和惊厥,而局部的尿路刺激症状多不明显。许多患儿出现生长发育停滞,体重增长缓慢或不增长,伴有黄疸者多见。部分患儿会出现嗜睡、烦躁甚至惊厥等神经系统症状。

2)婴幼儿期:仍以全身症状为主,常以发热最突出,可伴呕吐、面色苍白、腹胀、腹泻等,甚至出现精神萎靡和惊厥。局部症状表现为排尿时哭闹、排尿中断、夜间遗尿等,尿路刺激症状如尿频、尿急、尿痛随年龄增长而逐渐明显。

3)儿童期:表现与成人相似,有些小儿以遗尿为首发症状。上尿路感染常有发热、腹痛、肾区叩痛、遗尿等;下尿路感染有尿频、尿急、尿痛。

(2)慢性感染:病程在 6 个月以上,可无明显症状,也可间断表现为发热、脓尿、菌尿等,或反复发作伴有乏力、贫血、体重减轻及肾功能减退。

(3)无症状性菌尿:常见于各年龄组,尤其多见于学龄期女孩。病原体主要为大肠埃希菌。主要表现为尿常规可发现有意义菌尿,但检查者无任何尿路感染症状。该类小儿一般多伴有尿路畸形和既往有尿路感染史。

3. 心理 - 社会状况　评估患儿及家长的心态及对疾病的认识程度。评估患儿有无情绪低落、烦躁易怒等情况,因本病会引起患儿排尿异常,可诱发患儿出现焦虑、抑郁等情绪。本病为慢性病且易复发,评估家长会阴护理知识掌握情况。

4. 辅助检查

(1)尿常规:清洁中段尿离心沉渣镜检中白细胞≥ 5 个 /HP 即可怀疑尿路感染。如出现白细胞管型、蛋白尿,有助于肾盂肾炎的诊断,肾盏乳头处炎症及膀胱炎可出现血尿。

(2)尿涂片找细菌:油镜下如每个视野都能找到一个细菌,表明尿内细菌数 $>10^5$/ml,有诊断意义。

(3)尿培养:尿细菌培养及菌落计数是诊断尿路感染的主要依据,通常认为中段尿培养尿内菌落数≥ 10^5/ml 可确诊,10^4~10^5/ml 为可疑,<10^4/ml 为污染。留尿时要注意常规消毒外阴,保持外阴的清洁,留取中段尿标本及时送检。通过耻骨上膀胱穿刺获取的尿培养,只要发现有细菌生长,即有诊断意义。

(4)影像学检查:包括肾盂造影、排泄性膀胱尿道造影、B 型超声波检查、动 / 静态核素造影等,目的在于了解泌尿系统有无畸形或膀胱输尿管反流、肾脏有无瘢痕性损伤,辅助上尿路感染的诊断。

5. 治疗原则　治疗目的是控制症状,消除病原体,去除诱发因素,预防复发。

(1)一般治疗:急性期卧床休息,鼓励饮水,合理营养等。

(2)对症治疗:对有明显高热、头痛、腰痛的患儿应遵医嘱给予解热镇痛药缓解症状;对有明显泌尿系统症状患儿,可遵医嘱给予阿托品、山莨菪碱等抗胆碱药物或口服碳酸氢钠碱化尿液,以缓解患儿尿路感染症状。

(3)抗感染药物的治疗

1)抗生素治疗原则:泌尿系统感染治疗时应遵循一定的原则。①上尿路感染应选择血浓度高的药物,如氨苄西林、头孢类抗生素。②下尿路感染应选择尿浓度高的药物,如复方磺胺甲噁唑及呋喃类。③根据尿培养及药敏试验结果,同时结合临床疗效。④选择对肾损害小的药物。⑤如症状仍不见好转或菌尿继续存在,可能细菌对所用药物耐药,应及早调整,必要时可两种药物联合应用。

2)抗生素治疗方法:根据疾病的特性给予相应的抗生素治疗。①症状性泌尿系统感染:中下尿路感染,经尿细菌培养后可用阿莫西林、复方磺胺甲噁唑等;上尿路感染或有尿路畸形的患儿可选用广谱抗菌药物,如氧氟沙星、头孢呋辛等。②无症状性泌尿系统感染:如为单纯无症状者一般无须治疗;若合并尿路梗阻、膀胱输尿管反流等尿路畸形,或既往感染引起肾脏有陈旧性瘢痕者应及早选用上述抗生素治疗。③复发泌尿系统感染:在进行尿培养以后选用两种抗菌药治疗,然后给予小量药物维持,以防再发。

3)抗生素治疗疗程:正确地选用有效的抗生素。急性感染第一次发作,疗程 10~14d。再发性感染(包括复发性及再感染)、急性发作用药 2 周左右,急性感染控制后改用小剂量长程抑菌治疗,疗程可持续 4~6 个月。

(4)积极治疗尿路畸形。

(5)局部治疗:主要针对经全身治疗无效的顽固性慢性膀胱炎患儿,采用膀胱内药物灌注的治疗方法。

【常见护理诊断／问题】

1. 体温过高　与感染有关。

2. 排尿异常　与泌尿道炎症刺激有关。

3. 知识缺乏:家长缺乏疾病的预防及护理知识。

【护理措施】

1. 维持体温正常

(1)休息:急性期需卧床休息,鼓励患儿大量饮水。多饮水不仅可以通过增加尿量起到冲洗尿路作用,减少细菌在尿路的停留时间,促进细菌和细菌毒素排出;还可以降低肾髓质及乳头部组织的渗透压,不利于细菌生长繁殖。

(2)饮食:给予高热量、高蛋白、高维生素的清淡易消化的食物,食物品种多样以促进食欲,增强机体抵抗力。发热患儿宜给予流质或半流质饮食。

(3)监测体温变化,每 4h 测一次体温,高热患儿根据具体体温采用物理降温或者遵医嘱应用解热镇痛剂缓解症状。

2. 缓解排尿异常

(1)便后及时冲洗外阴,保持会阴部清洁干燥;小婴儿勤换尿布,尿布用阳光暴晒或开水烫洗晒干,必要时煮沸、高压消毒。

(2)定期做尿培养标本,送检尿标本应避免污染,常规清洁消毒外阴后取中段尿标本。

(3)尿道刺激症状明显者,酌情应用阿托品、山莨菪碱等抗胆碱药或应用碳酸氢钠碱化尿液。

(4)做好用药护理,注意用药的时间、方法和观察药物的副作用,饭后服药可减轻胃肠道症状;服用磺胺药时应多喝水,防止结晶,同时注意有无血尿、尿少、无尿、恶心、呕吐及食欲减退等副作用。

3. 心理护理

(1)年长儿由于疾病影响出现明显的泌尿系统症状,应告知患儿有不适时及时告知医护人员,不要羞于启齿,以便及时地采取有针对性的治疗和护理措施,告知患儿疾病治愈以后症状会相应消失,缓解患儿焦虑和自卑情绪。

(2)婴幼儿患病期间应做好家长的心理护理,指导家长耐心哺喂患儿,少量多餐;部分患儿有排

147

尿痛,患儿因无法表达,常出现哭闹现象,指导家长应耐心做好患儿的排便护理,同时做好会阴部的皮肤清洁,减轻症状,积极听从医护人员的安排和健康指导,遵医嘱持续用药。

4. 健康教育

(1)做好患儿家长有关疾病知识的健康教育,指导正确护理的方法和预防策略,指导家长为婴儿勤换尿布,幼儿不穿开裆裤或紧身裤,便后及时洗净臀部,保持会阴部清洁;女孩清洗外阴时从前向后擦洗,单独使用洁具,定期消毒,防止肠道细菌污染尿道,引起上行性感染;及时处理男孩包茎、女孩处女膜伞及蛲虫病等,积极减少感染诱发因素。

(2)按时服药,完成疗程,定期复查,防止复发与再感染。在疗程结束后每月随访一次,连续3个月,反复发作者每3~6个月复查一次,共复查2年或更长时间,防止复发与再感染。

(王秀蓉)

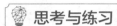

思考与练习

1. 患儿,男,7岁,因水肿少尿,肉眼血尿6d,烦躁,气促1d入院。查体:体温36.8℃,血压140/80mmHg,端坐呼吸,心率140次/min,双肺底有少量小水泡音,腹胀,肝肋下2cm。血常规:正常。尿常规:尿蛋白(++),红细胞20~25/HP,白细胞0~2/HP。

(1)请列出该患儿的护理问题。

(2)如何护理该患儿?

(3)如何对患儿家长进行健康宣教?

2. 患儿,男,8岁。水肿、少尿5d入院。7d前患儿出现眼睑水肿,次日波及下肢,尿量减少,尿色清,有泡沫。体检:T 36.8℃,P 92次/min,R 30次/min,BP 90/60mmHg,精神尚可,面色略苍白,全身高度水肿,阴囊水肿发亮,双下肢水肿,呈凹陷性。血常规:Hb 109g/L,WBC 9.06×10⁹/L,血小板正常。尿常规:蛋白+++++/HP,红细胞–/HP。大便常规:(–)。

(1)请列出该患儿的护理诊断。

(2)应该采取怎样的护理措施?

(3)患儿及家长的健康宣教内容有哪些?

3. 患儿,女,2岁。高热、腹痛、呕吐1d入院。家长诉患儿排尿时哭闹。体检:T 39.3℃,P 130次/min,R 30次/min,精神萎靡,面色潮红。中段尿培养:菌落计数5×10⁶/ml。大便常规:(–)。

(1)请列出该患儿的护理诊断。

(2)应该采取怎样的护理措施?

(3)如何对家长进行健康宣教?

扫一扫,
测一测

第十一章　神经系统疾病患儿的护理

> **学习目标**
>
> 1. 掌握小儿生理反射,化脓性脑膜炎、急性病毒性脑炎和小儿惊厥的患儿身体状况、护理诊断及护理措施。
>
> 2. 熟悉化脓性脑膜炎、急性病毒性脑炎和小儿惊厥的病因及治疗原则。
>
> 3. 了解小儿脑、脊髓特点,化脓性脑膜炎、急性病毒性脑炎和小儿惊厥的发病机制,了解脑性瘫痪的身体评估及护理措施。
>
> 4. 具备按照护理程序对神经系统疾病患儿实施整体护理的能力。
>
> 5. 能利用相关知识与患儿及家属进行有效的沟通,实施心理疏导,并开展化脓性脑膜炎、急性病毒性脑炎、脑性瘫痪和小儿惊厥的健康教育。

第一节　儿童神经系统解剖生理特点

(一) 脑

小儿各系统中神经系统最先开始发育。脑是中枢神经系统的核心,其发育是一个连续动态的成熟过程。小儿出生时大脑的外观与成人相似,脑表面主要有沟回,重量约370g,占体重的10%~20%,但沟回较浅且发育不完善,皮质较薄,细胞分化较差,髓鞘形成不全,对外来刺激反应缓慢且容易泛化。大脑皮质下中枢发育已较为成熟,而大脑的皮质及新纹状体发育尚不成熟,出生时的各种活动主要靠皮质下中枢调节。随着年龄的增长,脑发育逐渐成熟与复杂化,1岁时完成脑发育的50%,3岁时完成脑发育的75%,6岁时完成脑发育的90%。在基础代谢状态下,成人脑耗氧量占总耗氧量的20%,而小儿的脑耗氧量占总耗氧的50%,可见小儿缺氧的耐受性较成人更差。

(二) 脊髓

脊髓是脑部神经冲动上下传递的通道。脊髓的功能发育与运动发展的功能相平行,随着年龄的增长,脊髓功能不断完善,运动功能更加成熟。但是脊髓的结构发育与脊柱的发育相对不平衡,胎儿3个月时两者等长,胎儿时期在第2腰椎下缘,新生儿时达第3腰椎水平,4岁时达第1腰椎上缘。所以婴幼儿及新生儿腰椎穿刺时,应以第4~5腰椎间隙为宜,4岁以后穿刺点为第3~4腰椎间隙。

> 🔔 **考点提示**:小儿腰椎穿刺位置

（三）脑脊液

小儿脑脊液测定正常值见表 11-1，小儿脑脊液量少、压力低，抽取较困难。

表 11-1 小儿脑脊液测定正常值

项目	年龄	正常值
总量 /ml	新生儿	50
	儿童	100~150
压力 /kPa	新生儿	0.29~0.78
	儿童	0.69~1.96
细胞数	新生儿	$(0~34) \times 10^6$/L
	婴儿	$(0~20) \times 10^6$/L
	儿童	$(0~10) \times 10^6$/L
蛋白质总量 /（g/L）	婴儿	0.2~1.2
	儿童	0.2~0.4
糖 /（mmol/L）	婴儿	3.9~5.0
	儿童	2.8~4.5
氯化物 /（mmol/L）	婴儿	110~122
	儿童	117~127

（四）神经反射

1. 生理反射

（1）终生存在的反射

1）出生时已存在的反射：角膜反射、瞳孔反射、结膜反射、吞咽反射等。

2）出生时不存在以后逐渐出现的反射：腹壁反射、提睾反射、腱反射等。当神经系统出现病理改变时，这些反射会出现异常。

（2）暂时性反射（又称原始反射）：出生后最初数月婴儿存在很多暂时性反射，随着年龄增长会逐渐消失，如应出现的时间不出现、应消失的时间不消失或两侧持续不对称都提示神经系统异常。常见的暂时性反射有迈步反射，2~3 个月消失；握持反射，3~4 个月消失；拥抱反射，3~6 个月消失；觅食、吸吮反射，4~7 个月消失。

2. 病理反射　巴宾斯基征（Babinski sign）、戈登征（Gordon sign）、霍夫曼征（Hoffmann sign）、查多克征（Chaddock sign）等。巴宾斯基征 2 岁以下小儿阳性可考虑为生理现象，反射恒定不对称或 2 岁以后持续阳性者为病理现象，提示锥体束损害。

3. 脑膜刺激征　颈强直、克尼格征（Kernig sign）、布鲁津斯基征（Brudzinski sign）。因小婴儿屈肌张力紧张，故生后 3~4 个月阳性无病理意义。由于颅缝和囟门可以缓解颅内压，所以脑膜刺激征可能不明显或出现较晚。

第二节　化脓性脑膜炎

> 📖 **案例**
>
> 　　泡泡出生 4 个月了，3d 前开始发热，期间还抽搐了一次。妈妈发现泡泡的囟门有点隆起，喜欢睡觉。妈妈以为是感冒，后来发现泡泡的高热一直不退，入院就诊。体检：颈部略有抵抗，

前囟饱满。脑脊液检查显示白细胞数为 $1\,000×10^6/L$,中性粒细胞0.9。诊断为化脓性脑膜炎。

　　请问:

　　1. 该患儿主要的护理问题有哪些?

　　2. 如何对患儿家长进行正确的健康指导?

化脓性脑膜炎(purulent meningitis,PM)是由各种化脓性细菌感染引起的脑膜炎症,病变可累及脑实质,是小儿常见的感染性疾病之一。尤以婴幼儿感染常见。临床特征以发热、呕吐、头痛、烦躁、嗜睡、惊厥、脑膜刺激征及脑脊液改变为主。

【概述】

1. 病因　化脓性脑膜炎病原体以脑膜炎双球菌、流感嗜血杆菌最为多见。新生儿及出生2个月内的婴儿则以革兰氏阴性杆菌为主,如大肠埃希菌、副大肠埃希菌等,阳性球菌可为金黄色葡萄球菌。出生3个月~3岁婴幼儿易患流感嗜血杆菌脑膜炎;5岁以上儿童易患脑膜炎双球菌和肺炎链球菌脑膜炎。

2. 发病机制　致病菌可通过多种途径侵入脑膜,最常见的途径是通过体内感染灶(如上呼吸道、胃肠道黏膜、新生儿皮肤或脐部等)经血流传播,同时感染者机体抵抗力和细菌毒力的强弱决定是否会引起持续性菌血症。早期、轻型者,炎性渗出物覆盖在大脑顶部表面,逐渐蔓延至大脑基底部和脊髓表面;严重者可有血管壁坏死和灶性出血,或发生闭塞性小血管炎而致灶性脑梗死。炎症还可损害脑实质、脑神经、运动神经和感觉神经而产生相应的神经系统体征。

【护理评估】

1. 健康史　评估患儿患病前有无呼吸道、消化道、皮肤或脐部等感染史。

2. 身体状况　化脓性脑膜炎多发生于5岁以下儿童,婴儿期为发病高峰期。多急性起病,部分患儿前期有上呼吸道或消化道感染症状。

(1)典型表现

1)全身中毒症状:发热、面色灰白、烦躁不安等。

2)急性脑功能障碍症状:进行性意识改变,出现意识萎靡、嗜睡、昏睡、昏迷。

3)颅内压增高:年长儿表现为持续性剧烈头痛、频繁呕吐、畏光等;婴儿表现为易激惹、尖声哭叫、双眼凝视、惊厥等。前囟饱满或隆起、囟门增大、张力增高、颅骨缝增宽、头围增大等。病情严重时可合并脑疝,出现呼吸不规则、两侧瞳孔大小不等、对光反射减弱或消失等。

4)脑膜刺激征:颈强直、克尼格征、布鲁津斯基征阳性,以颈强直最常见。

(2)非典型表现:主要发生在3个月以下患儿。起病时表现与新生儿败血症相似,表现为体温升高或降低,甚至出现体温不升、面色青紫或苍白、吸吮力差、拒乳并可伴有呕吐、黄疸加重等。由于小儿囟门未闭,颅内压增高时可起缓冲作用,故而脑膜刺激征和颅内压增高表现不明显。

(3)并发症

1)硬脑膜下积液:化脓性脑膜炎并发硬脑膜下积液的比例约为30%,多见于患肺炎链球菌和流感嗜血杆菌脑膜炎的婴儿。患儿经48~72h治疗发热不退或退后复升,病情不见好转或反复,应首先考虑并发硬脑膜下积液,行硬脑膜下穿刺,积液量少于2.0ml、蛋白质超过0.4g/L即可确诊。

2)脑室管膜炎:多见于1岁以内革兰氏阴性杆菌感染且延误治疗的患儿。治疗过程中如出现高热不退、前囟饱满、惊厥频繁、呼吸衰竭等病情加重情况,应怀疑出现脑室管膜炎。

3)脑积水:脑膜炎症导致脑脊液循环障碍引起。表现为头围迅速增大、颅骨缝增宽、头皮变薄、

考点提示:化脓性脑膜炎的典型表现

化脓性脑膜炎的典型表现(微课)

151

静脉扩张,患儿额大面小。严重脑积水患儿由于颅内压增高压迫眼球,形成双目下视、巩膜外露的特殊表情,称"落日眼"(图 11-1)。由于颅骨缝裂开,头颅叩诊呈"破壶音"。

4)其他:脑神经受累可产生耳聋、失明等;脑实质受累可产生瘫痪、智力低下或癫痫。

3. 心理 - 社会状况　评估患儿家长对疾病的认知程度,对治疗和护理知识的掌握程度,对患儿健康的需求情况;评估家长焦虑、恐惧的心理状况;评估家庭的经济情况。

脑脊液(组图)

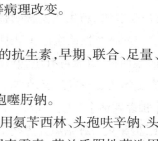

图 11-1　脑积水

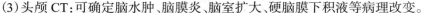

📌 考点提示:化脓性脑膜炎脑脊液改变

4. 辅助检查

(1)脑脊液:为本病确诊依据。典型表现有压力升高,外观浑浊或呈脓性,白细胞数明显增多,达 $1\,000 \times 10^6/L$ 以上,以中性粒细胞为主,蛋白升高,糖和氯化物下降。

(2)血象:白细胞总数明显增高,分类以中性粒细胞增加为主,占 80% 以上,严重感染时白细胞可不增高。

(3)头颅 CT:可确定脑水肿、脑膜炎、脑室扩大、硬脑膜下积液等病理改变。

5. 治疗要点　采取抗生素治疗、支持疗法并积极预防并发症。

(1)抗生素治疗:及早采用敏感、可通过血 - 脑屏障且毒性较低的抗生素,早期、联合、足量、足疗程用药,注意药物配伍禁忌。

1)病原体未明时,可选用第三代头孢菌素,如头孢曲松钠或头孢噻肟钠。

2)病原体明确后,选用病原体敏感的抗生素。流感嗜血杆菌选用氨苄西林、头孢呋辛钠、头孢曲松钠等;肺炎链球菌选用青霉素、头孢噻肟钠等;脑膜炎双球菌选用青霉素;革兰氏阴性菌选用头孢噻肟钠、氨苄西林等;金黄色葡萄球菌选用氨基糖苷类、头孢噻肟钠、头孢呋辛钠、万古霉素等。

3)疗程:静脉滴注抗生素 10~14d。金黄色葡萄球菌和革兰氏阴性杆菌脑膜炎抗生素使用时间应在 21d 以上。若有并发症,还应适当延长疗程。

(2)肾上腺皮质激素治疗:应用肾上腺皮质激素可以抑制炎性因子的产生,降低血管通透性,减轻脑水肿及颅内高压症状。

(3)对症及支持治疗:保持热量摄入;维持水、电解质的平衡;给予 20% 甘露醇降低颅内压,预防脑水肿、脑疝发生;高热患儿给予物理降温或遵医嘱给予药物降温;惊厥发作者遵医嘱给予止惊药物。

(4)并发症的治疗

1)硬膜下积液:少量积液无须处理,积液量多且颅内压增高时采用硬膜下穿刺抽液,每次、每侧抽出量应少于 15ml。部分患儿根据病情需要可反复穿刺,多数患儿通过穿刺抽液后因积液量减少而治愈,个别患儿则需采取外科手术引流。

2)脑室管膜炎:可做侧脑室穿刺引流,并根据致病菌选择合适的抗生素注入。

3)脑积水:主要通过正中孔粘连松解、导水管扩张和脑脊液分流术等手术方式进行治疗。

【常见护理诊断 / 问题】

1. 体温过高　与细菌感染有关。

2. 潜在并发症:硬脑膜下积液、脑室管膜炎、脑积水等。

3. 有受伤的危险　与惊厥发作和意识障碍有关。

4. 营养失调:低于机体需要量　与摄入不足、机体消耗增多有关。

5. 焦虑　与担心疾病预后不良有关。

【护理目标】

1. 患儿体温恢复正常。

2. 患儿颅内压恢复正常,无严重并发症发生或发生时得到及时处理。

3. 患儿在住院期间得到及时护理,无受伤情况发生。

4. 患儿能得到充足的营养,满足机体需求。

5. 患儿家长能够稳定情绪,主动配合患儿各项治疗和护理。

【护理措施】

1. 维持正常体温

(1)保持病室环境安静,定时开窗通风,保持温度在 18~22℃,湿度在 50%~60%。

(2)高热患儿鼓励多饮水,体温大于 38.5℃时,应注意尽快降低患儿体温,可用物理降温(冰袋冷敷、温水擦浴)或遵医嘱采用药物降温(对乙酰氨基酚、布洛芬等),降温后 30min 复测体温一次。高热期间每 4h 测体温一次,并做好记录。

(3)遵医嘱定时给予抗生素,确保足量、足疗程正确给药,明确药物配伍禁忌及副作用,严格控制输液速度。

(4)口腔护理,每日 2~3 次,保持患儿口腔黏膜湿润,预防口腔感染,促进食欲。

2. 观察病情

(1)生命体征的观察:密切监测体温、脉搏、呼吸、血压变化,以及意识状态、面色、瞳孔、囟门变化,并做好记录。如发现患儿出现意识障碍、囟门隆起、瞳孔改变、躁动不安、四肢肌张力增高等情况提示有惊厥发作,应立即通知医生给予解痉处理;若患儿出现呼吸节律深慢或不规则,瞳孔不等大,对光反射迟钝或消失,血压升高,提示可能有脑疝及呼吸衰竭的发生,应立即通知医生并配合抢救。

(2)并发症的观察:若患儿经 48~72h 治疗发热不退或退后复升,病情不见好转或反复者,应首先考虑并发硬脑膜下积液。治疗过程中如出现高热不退、前囟饱满、惊厥频繁、呼吸衰竭等病情加重情况,应怀疑出现脑室管膜炎;如患儿头围迅速增大、骨缝增宽、头皮变薄、静脉扩张、患儿额大面小、出现“落日眼”、头颅叩诊呈“破壶音”,应怀疑出现脑积水,应立即通知医生,备好抢救器械和抢救药物,配合急救处理。

3. 预防外伤

(1)保持环境安静,减少探视的人员,绝对卧床休息,治疗及护理工作应相对集中,减少不必要的干扰。有惊厥及其他并发症可能的患儿应专人护理。呕吐患儿应将其头偏向一侧,及时清理呼吸道分泌物,防止窒息。惊厥发作患儿应就地抢救。

(2)保持皮肤(尤其注意臀部)清洁、干燥,高热患儿应及时更换被汗湿的被服。做好患儿口腔护理,保持口腔清洁,避免黏膜受损。每 1~2h 翻身 1 次。翻身时避免拖、拉、拽等动作,防止擦伤。

4. 保证营养　根据患儿营养状况,给予高热量、高蛋白、高维生素的清淡易消化的流食或半流食。对于拒绝进食患儿应耐心哺喂,少量多餐;不能进食者,给予鼻饲或静脉补充营养。定期测量患儿体重,了解营养状况。

5. 心理护理　根据患儿及家长对疾病的认识情况,有针对性地开展疾病知识讲解,缓解患儿及家长的焦虑情绪,鼓励家长参与到患儿的护理工作中来,让家长充分认识到疾病的发病原因、治疗方法及护理措施,配合医护人员,帮助患儿树立战胜疾病的信心。

6. 健康教育　加强宣教,预防化脓性脑膜炎,指导家长在疾病高发期应避免带患儿到人多密集的

公共场所,预防上呼吸道感染;指导患儿多锻炼,增强自身抵抗力。给予患儿及家长安慰,讲解疾病的
治疗及护理方法,及时解除患儿不适,取得患儿及家长的信任。

考点提示:化脓性脑膜炎的健康教育

对恢复期和有神经系统后遗症的患儿,应及早进行功能训练,指导家长根据不同情况给予相应护理,促使病情尽可能恢复。

【护理评价】

1. 患儿体温是否恢复正常;颅内压是否恢复正常,是否有并发症发生或发生时是否及时得到处理;住院期间是否得到及时护理,有无受伤情况发生;营养是否能够满足机体需求。

2. 患儿家长是否知晓相关知识并能够主动配合各项治疗和护理。

第三节 急性病毒性脑炎

案例

亮亮,2岁,2周前腹泻,经常规生活护理好转,3d前又出现腹泻、呕吐,同时伴有高热,妈妈通过社区健康知识宣传以为是轮状病毒感染腹泻,带着宝宝到医院就诊。查体发现亮亮体温39.5℃,伴有表情淡漠、嗜睡,诊断为急性病毒性脑炎。

请问:

1. 该患儿主要的护理问题有哪些?

2. 如何对患儿家长进行正确的健康指导?

急性病毒性脑炎(acute viral encephalitis)是指由多种病毒引起的急性颅内脑实质炎症。若病变主要累及脑膜,临床表现为病毒性脑膜炎(viral meningitis);若病变主要影响大脑实质,则以病毒性脑炎为临床特征。由于解剖上两者相邻近,若脑膜和脑实质同时受累,此时称为病毒性脑膜脑炎。大多数患者病程呈自限性。

【概述】

1. 病因 80%是由肠道病毒引起(如柯萨奇病毒、埃可病毒),其次为虫媒病毒(如乙脑病毒)、腮腺炎病毒和疱疹病毒等,虫媒病毒致病者约占5%。

2. 发病机制 病毒自呼吸道、胃肠道或经昆虫叮咬侵入人体,机体可有发热等全身症状,若病毒定居在脏器内进一步繁殖,则可能入侵脑或脑膜组织,出现中枢神经系统症状。可见,急性病毒性脑炎主要是由于病毒对脑组织的直接入侵和破坏引起。如果宿主对病毒产生强烈免疫反应,进一步导致脱髓鞘病变以及血管和血管周围脑组织的损伤,使病情加重。

【护理评估】

1. 健康史 评估患儿病前1~3周有无上呼吸道及胃肠道感染史、动物接触史或昆虫叮咬史。

2. 身体状况 该种疾病病情的轻重程度取决于病变受累部位。一般情况下,病毒性脑炎的临床症状较脑膜炎严重,重症脑炎易在急性期死亡或发生后遗症。病毒性脑炎病程一般2~3周,多数完全恢复,少数留有智力发育落后、肢体瘫痪、癫痫等后遗症。

(1)前驱症状:多先有上呼吸道或消化道感染病史,表现为发热、恶心、呕吐。

(2)病毒性脑炎:前驱症状之后出现中枢神经系统症状。①惊厥:多数表现为全身发作,严重者

可呈惊厥持续状态。②意识障碍:轻者出现表情淡漠、嗜睡,重者神志不清、谵妄、昏迷或出现精神障碍。③颅内压增高:出现头痛、呕吐、骨缝增宽,囟门未闭患儿出现囟门膨隆、张力增高,严重者引起脑疝,甚至呼吸、循环衰竭而死亡。④运动功能障碍:根据病变部位不同,可出现偏瘫、不自主运动、面瘫、吞咽障碍等。⑤神经情绪异常:病变累及额叶底部、颞叶边缘系统时,可出现躁狂、幻觉、失语以及定向力、记忆力障碍等。

(3)病毒性脑膜炎:前驱症状之后,婴幼儿可继发烦躁不安、易激惹。年长儿可自诉头痛,颈背疼痛、脑膜刺激征阳性等,但意识多不受累,很少发生严重意识障碍和惊厥,病程大多在1~2周。

知识拓展

乙型病毒性脑炎

乙型病毒性脑炎是人畜共患的自然疫源性疾病。猪是主要传染源及中间宿主。蚊虫是主要传播媒介。患者多为10岁以下小儿,夏秋季流行。

该病的临床表现主要分为5期:

1. 潜伏期。

2. 前驱期 体温在1~2d内高达39~40℃,伴头痛、恶心和呕吐。

3. 极期 脑实质受损。

(1)高热:体温高达40℃以上,持续7~10d。

(2)意识障碍,持续1周左右。

(3)惊厥。

(4)呼吸衰竭。

(5)颅内高压。

(6)其他神经系统表现。

高热、惊厥及呼吸衰竭是乙脑极期的严重症状,呼吸衰竭常为致死的主要原因。

4. 恢复期 此期体温逐渐下降,神经、精神症状好转,一般2周左右。

5. 后遗症期 主要留有意识障碍、痴呆、失语、肢体瘫痪、扭转痉挛以及精神障碍等。

---

3. 心理-社会状况 评估患儿家长对疾病的认知程度,对治疗和护理知识的掌握程度,对患儿疾病的预后期望;评估家长的心理状况、家庭环境、经济状况和社会支持情况等。

> **考点提示**:病毒性脑膜炎、脑炎脑脊液改变特点

4. 辅助检查

(1)脑脊液检查:压力正常或增高,外观清亮,细胞数大多在(10~500)×10^6/L,早期以中性粒细胞为主,后期以淋巴细胞为主,蛋白质正常或轻度增高,糖和氯化物一般正常。

(2)病毒学检查:部分患儿脑脊液病毒培养及特异性抗体测试阳性。恢复期血清特异性抗体滴度高于急性期4倍以上时有诊断价值。

5. 治疗要点 主要是支持和对症治疗,可以有效促进病情好转,降低病死率和致残率。

(1)对症治疗及支持疗法:保证患儿卧床休息,维持正常体温及水、电解质、酸碱平衡,保证营养充足。

(2)控制脑水肿和颅内压增高:严格控制液体量,根据病情遵医嘱予以甘露醇控制脑水肿和降低

颅内压。

（3）控制惊厥：高热患儿应及时予以降温处理，惊厥发作时应立即通知医生并配合医生进行抗惊厥用药，注意保证患儿安全，避免伤害。

（4）抗病毒治疗：根据病情遵医嘱合理进行抗病毒治疗，常用阿昔洛韦、更昔洛韦、利巴韦林等。

（5）应用抗生素：重症患儿或继发细菌感染者，遵医嘱给予抗生素治疗，注意药物用法、剂量及配伍禁忌。

【常见护理诊断/问题】

1. 体温过高　与病毒血症有关。

2. 有受伤的危险　与惊厥发作有关。

3. 潜在并发症：脑疝。

4. 急性意识障碍　与脑实质炎症有关。

5. 躯体移动障碍　与昏迷、瘫痪有关。

【护理目标】

1. 患儿体温恢复正常。

2. 患儿住院期间得到及时的护理，无受伤发生。

3. 患儿无严重并发症发生或发生时得到及时处理。

4. 患儿意识障碍得到及时的发现和护理，并逐渐恢复正常。

5. 患儿躯体移动障碍得到有效护理并逐渐恢复或未见加重。

【护理措施】

1. 维持正常体温　定时监测体温，每 4h 测量体温一次，注意观察热型及伴随症状，做好记录。当体温 >38.5℃时进行物理降温或遵医嘱给予药物降温，半小时后复测体温，观察降温效果，同时注意遵医嘱静脉补液，防止脱水发生。

2. 注意患儿安全

（1）保持环境安静，减少探视的人员及探视次数，绝对卧床休息，治疗及护理工作应相对集中，减少不必要的干扰。有惊厥及其他并发症的患儿应专人护理。呕吐患儿应将其头偏向一侧，及时清理呼吸道分泌物，防止窒息。惊厥发作患儿应就地抢救。

（2）保持皮肤（尤其是臀部）清洁、干燥，高热患儿应及时更换被汗湿的被服。做好患儿口腔护理，保持口腔清洁。

3. 昏迷的护理　昏迷患儿保持侧卧位，定时翻身及按摩皮肤，促进皮肤血液循环，防止压疮的发生。及时清理患儿呕吐物及呼吸道分泌物，保持呼吸道通畅，同时防止长期卧床诱发坠积性肺炎。

4. 促进机体功能恢复

（1）促进脑功能的恢复：为患儿创造良好的环境，以减轻其不安与焦虑；使患儿离开刺激源；为患儿提供保护性的看护。

> 考点提示：病毒性脑炎患儿肢体功能异常的护理措施

（2）促进肢体功能的恢复：做好心理护理，增强患儿自我照顾的信心；卧床期间协助患儿洗漱、进食、大小便及个人卫生处置；教给家长协助患儿翻身及皮肤护理的方法，预防压疮；保持瘫痪肢体于功能位置，病情稳定后，及早指导患儿进行肢体的被动或主动运动，注意循序渐进，加强保护措施，防碰伤。

5. 注意病情观察，保证营养供应　患儿取平卧位，一侧背部稍垫高，头偏向一侧，以便让分泌物排出；上半身可抬高 20°~30°，利于降低颅内压。每 2h 翻身一次，轻拍背促进痰液排出，预防坠积性肺炎。保持呼吸道通畅，给氧，如痰液堵塞，立即气管插管吸痰，必要时做气管切开或使用人工呼吸。

密切观察瞳孔及呼吸,以防因移动体位致脑疝形成和呼吸骤停。对昏迷或吞咽困难的患儿,应尽早给予鼻饲,做好口腔护理。输注能量合剂营养脑细胞,促进脑功能恢复。控制惊厥,保持镇静,以免加重脑缺氧。发现异常情况应立即通知医生,准备好急救器械和药品,并配合抢救。

6. 健康教育　向患儿及家长介绍病情,做好心理护理,增强患儿战胜疾病的信心;向家长提供保护性看护、日常生活护理的有关知识;指导家长坚持做好智力训练和瘫痪肢体功能训练;有继发癫痫者应指导长期正规服用抗癫痫药物;出院的患儿应指导定期门诊复查。

【护理评价】

患儿体温是否恢复正常;住院期间是否有伤害发生;是否有并发症发生或发生时是否及时得到处理;意识障碍是否得到有效护理并恢复正常;肢体功能障碍是否得以恢复或未见加重。

第四节　脑性瘫痪

> **案例**
>
> 　　强强,男,1岁4个月,还不会独立行走。强强出生时出现过颅内出血的现象,经治疗后病情稳定,但留下了后遗症,医生指导定期康复锻炼后出院,但并未引起家人重视。后来因为强强出现体温升高并抽搐1次,家人将其带来医院就诊,医生诊断为脑性瘫痪。
>
> 　　请问:
>
> 　　1. 该患儿存在的主要护理问题有哪些?
>
> 　　2. 如何指导家长帮助患儿进行功能锻炼?

脑性瘫痪(cerebral palsy,CP)又称大脑性瘫痪、脑瘫,是指出生前、出生时或出生后的一个月内,由于大脑尚未发育成熟而受到损害或损伤所引起的以运动障碍和姿势障碍为主要表现的综合征。严重病例还伴有智力低下、抽搐,以及视、听或语言功能障碍。我国脑性瘫痪的发病率为2‰,男孩多于女孩。

一般认为窒息、未成熟儿、重症黄疸为导致CP的三大因素。病因包括以下三类:

1. 出生前因素　妊娠3个月时的致畸病毒感染,如风疹病毒、巨细胞病毒感染;妊娠弓形虫及疱疹病毒感染。孕母患高血压或糖尿病、饮酒过多、接触放射线、缺氧等。

2. 围产期因素　宫内及生后窒息是最重要的原因(包括剖宫产),其他因素有:早产、病理性黄疸、妊娠中毒症、颅内出血及低血糖等。

3. 出生后因素　头部外伤及颅内感染(脑炎、脑膜炎)等。

【护理评估】

1. 健康史　评估孕母妊娠3个月左右有无风疹病毒、巨细胞病毒、弓形虫、疱疹病毒等感染史;有无遗传病、高血压、糖尿病等;有无饮酒过多、接触放射线等情况。评估围产期是否有宫内窘迫;是否有早产、低体重、颅内出血等情况。

2. 身体状况

(1)运动障碍:是脑瘫患儿最基本的表现,其特征是运动发育落后和瘫痪肢体主动运动减少,肌张力、姿势及神经反射异常。按照运动障碍的性质,临床可分为七种类型:

1）痉挛型(图 11-2)：约占脑瘫的 70%，病变波及锥体束系统，是最常见的中枢性瘫痪类型。表现为肌张力增高，尤其以下肢最明显，抱起时两腿交叉呈剪刀样，足跟悬空、足尖着地、上肢屈曲内收、手呈握拳状。轻症两手动作不灵敏，步态不稳。

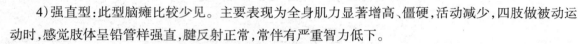

2）手足徐动型：约占脑瘫的 20%，病变在基底神经节。有意识运动时，表现为不自主、不协调、无效的运动状态，紧张时加重、安静时减轻，睡眠时消失。面部呈鬼脸表情，有吞咽困难和流涎。

图 11-2　痉挛型脑瘫

3）肌张力低下型：病变在椎体和椎体外系。多见于婴幼儿期，主要表现为肌张力明显降低，呈瘫软状，自主运动少，关节活动范围增大，腱反射存在。

4）强直型：此型脑瘫比较少见。主要表现为全身肌力显著增高、僵硬，活动减少，四肢做被动运动时，感觉肢体呈铅管样强直，腱反射正常，常伴有严重智力低下。

5）共济失调型：此型脑瘫比较少见，病变部位在小脑。婴儿期表现为肌张力低下，肌腱反射不易引出。2 岁左右逐渐出现身体稳定性差，上肢出现意向性震颤，肌张力低下，步态蹒跚、摇晃，走路时两足间距加宽，四肢动作不协调。

6）震颤型：表现为四肢静止性震颤。

7）混合型：同一个患儿可出现两种及以上类型的症状。临床以痉挛型和手足徐动型并存多见。

(2)伴随症状：一般上述瘫痪患儿合并智力低下、听力和语言发育障碍，还可伴有视力障碍、易激惹、小头畸形、癫痫、流涎等。

3. 心理 - 社会状况　评估患儿家长对疾病的认知程度，对治疗和护理知识的掌握情况；评估家长焦虑的心理状况；评估家庭对疾病治疗和护理的经济承受能力和社会支持水平。

4. 辅助检查　发育迟缓筛查和影像学检查(如 CT)，可见脑萎缩、脑室扩大、脑室密度减低、脑积水、钙化灶及畸形等表现。

5. 治疗要点　早诊断，早治疗，促进正常运动发育，抑制异常运动和姿势，尽早开展功能训练(包括躯体、技能、语言训练等)，采用针灸、理疗、推拿、按摩等中医方法改善运动障碍情况。根据患儿情况，选择辅助矫形器，帮助患儿完成训练和矫正异常姿势。必要时进行矫形手术。

【常见护理诊断 / 问题】

1. 生长发育迟缓　与脑损伤有关。

2. 有废用综合征的危险　与肢体瘫痪、活动受限有关。

3. 有皮肤完整性受损的危险　与躯体不能活动有关。

4. 营养失调：低于机体需要量　与脑性瘫痪造成的进食困难有关。

【护理措施】

1. 保证营养　给予高蛋白、高热量、高维生素、易消化的饮食，少量多餐，及时增加铁剂，积极预防贫血。评估患儿进食自理能力，提供合适的进餐环境，鼓励患儿自己进食，增加患儿成就感，对于吞咽有困难者遵医嘱给予鼻饲。评估患儿的营养状况，定期测量体重。

2. 功能训练　积极为患儿开展体能、技能、语言、进食功能的锻炼，注意结合患儿的生长发育规律，对瘫痪的肢体应保持功能位。注意从简单到复杂、从被动到主动的肢体锻炼，促进患儿肌肉、关节活动和改善肌张力。配合推拿、按摩、针刺及理疗等，以纠正异常姿势。

3. 防止外伤　卧床患儿注意加床挡保护,防止坠床发生。勿强行按压患侧肢体,以免引起骨折。锻炼活动时,注意周围环境,移开阻挡物体,并加以保护,避免在床上放置引起患儿受伤的物品,医护人员实施治疗和护理工作时避免用物遗漏。

4. 健康教育　教会家长护理脑性瘫痪患儿的方法,根据患儿的生长发育规律及时调整功能锻炼的方法。帮助家长及时制订和更改功能锻炼计划,寻求社会支持,提高患儿生活质量,缓解家长心理压力。注意关爱患儿心理变化,锻炼一定要循序渐进,根据患儿病情和承受能力持续进行,家人应耐心指导,发挥患儿特长,切忌歧视或过分溺爱,以免引起患儿性格缺陷。

第五节　小儿惊厥

> **案例**
>
> 　　丹丹10个月大,因为受凉,出现了流鼻涕、发热,妈妈听从奶奶的话"捂一捂,发汗就好了",结果发现丹丹的情况不仅没有好转,体温反而增高,同时出现了抽搐。妈妈立即带着丹丹到医院就诊,医生诊断为上呼吸道感染合并高热惊厥。
>
> 　　请问:
>
> 　　1. 如何指导家长惊厥发作时预防窒息和外伤的方法?
>
> 　　2. 如何对家长开展高热惊厥的健康教育?

惊厥(convulsion)是指由于神经细胞异常放电引起的全身或局部肌群发生不自主的强直性或阵挛性收缩,同时伴有意识障碍的一种神经系统功能暂时紊乱的状态。惊厥是儿科常见急症,以婴幼儿发病居多,反复发作可导致脑组织缺氧性损害。

惊厥按病因可分为感染性、非感染性两大类。

1. 感染性疾病　颅内感染如细菌、病毒、原虫、真菌等引起的脑膜炎、脑炎、脑脓肿等;颅外感染如高热惊厥、其他部位的感染如重症肺炎、细菌性痢疾引起的中毒性脑病、败血症、破伤风等。

2. 非感染性疾病　颅内疾病如产伤、原发性癫痫、脑外伤、占位疾病(如肿瘤、囊肿、血肿)等;颅外疾病如窒息、缺氧缺血性疾病、代谢性疾病(如水电解质紊乱、肝肾衰竭、中毒、遗传代谢性疾病)等。

【护理评估】

1. 健康史　询问患儿家长起病情况,有无明显病因及诱因,以及患儿是否存在发热、缺钙、中毒、外伤等情况。询问出生史、家族史、有无惊厥史,对诊断为癫痫的患儿,应了解其用药情况。

2. 身体状况

(1)惊厥

1)典型表现:惊厥发作时表现为突然意识丧失,头向后仰,面部及四肢肌肉呈现强直性或阵挛性收缩,眼球固定、上翻或斜视,牙关紧闭,面色青紫,部分患儿有大小便失禁。惊厥持续数秒至数分钟,发作停止后多入睡。惊厥典型发作一般见于癫痫大发作。

2)惊厥表现不典型:新生儿及小婴儿多见。惊厥发作多为微小发作,如呼吸暂停、两眼凝视、反复眨眼、咀嚼、一侧肢体抽动等,一般神志清楚。如抽搐部位局限且固定,常有定位意义。

(2)惊厥持续状态:惊厥持续状态是指惊厥持续发作超过30min或两次惊厥发作间歇期意识不

局灶性发作
(左腿抖动)
(视频)

能恢复者,为惊厥危重型,多见于癫痫大发作、严重的颅内感染、破伤风、代谢紊乱等。由于惊厥持续状态出现时,患儿惊厥持续时间较长,可引起缺氧性脑损害、脑水肿甚至死亡。

(3)热性惊厥:是小儿最常见的惊厥类型,其发作原因多与体温骤然升高有关,多发于6个月至3岁小儿,男孩多见。多发生于体温骤然升至38.5~40℃,突然发生惊厥。根据发作特点和预后,可以分为两种类型,见表11-2。

表 11-2 热性惊厥的分类及特点

	单纯性热性惊厥	复杂性热性惊厥
惊厥形式	全身强直 - 阵挛性发作	呈持续性或不对称发作
持续时间	数秒至数分钟	15min 以上
发作后表现	短暂嗜睡,不留神经系统体征	发作后清醒慢,有暂时性麻痹
发作次数	一次热性疾病,发作 1 次	24h 内超过 2 次,反复发作 5 次以上

3. 心理 - 社会状况　评估患儿家长对疾病的认知程度,对治疗和护理知识的掌握程度,对患儿健康的需求,评估家长焦虑和恐惧的心理状况。评估家庭对疾病治疗和护理的经济承受能力和社会支持的水平。

4. 辅助检查　根据病情需要做血常规、便常规、尿常规、血糖、血钙、血镁、血钠、尿素氮及脑脊液检查。必要时做眼底检查、脑电图、心电图、CT、MRI 等。

5. 治疗要点　治疗原则是控制惊厥发作,积极查找和治疗病因,稳定生命体征,防止惊厥复发。

> 考点提示:小儿惊厥首选药物

(1)镇静止惊

1)地西泮:为惊厥首选药,对惊厥各型都有效,尤其适合于惊厥持续状态,作用快,多在 1~2min 内止惊。每次 0.1~0.3ml/kg 缓慢静脉注射,半小时后可重复注射一次。但是地西泮作用时间短,用药过量可致呼吸抑制、血压降低,需观察患儿呼吸、血压变化。

2)苯巴比妥钠:新生儿惊厥首选药,但新生儿破伤风首选地西泮。每次 10ml/kg,每日维持量为 5mg/kg。本药抗惊厥时间长,但同时存在呼吸抑制及降低血压等副作用。

3)10% 水合氯醛:每次 0.5ml/kg,一次最大剂量不超过 10ml,由胃管给药或加等量生理盐水保留灌肠。

4)苯妥英钠:癫痫持续状态地西泮治疗无效时使用,每次 15~20mg/kg 静脉注射,速度为每分钟 0.5~1.0mg/kg,应在心电监护下应用。维持量为每日 5mg/kg,共 3d。

(2)对症处理:严密观察意识、瞳孔及生命体征变化,及时发现并处理病情变化(如脑疝、呼吸停止);注意做好惊厥发作情况的记录;注意保护,避免意外伤害,保持头偏向一侧,维持呼吸道通畅,避免窒息及误吸;勿按压肢体以免造成脱臼或骨折;必要时给予吸氧。若长时间发作,应根据氧合情况适时给予气管插管机械通气。

(3)病因治疗:针对引起惊厥不同的病因,采取相应的治疗措施。

【常见护理诊断 / 问题】

1. 急性意识障碍　与惊厥发作有关。

2. 有窒息的危险　与意识障碍、咳嗽和呕吐反射减弱、呼吸道堵塞有关。

3. 有受伤的危险　与抽搐、意识障碍有关。

4. 体温过高　与感染有关。

【护理措施】

1. 预防窒息　惊厥发生时应就地抢救,不要搬运,避免对患儿的一切刺激,保持安静,切勿大声喊叫或摇晃患儿。立即使患儿平卧,头偏向一侧,松解衣扣,清理呼吸道和口腔内容物,保持呼吸道通畅。将舌轻轻向外牵拉,防止舌后坠。备好吸痰器和急救药品。遵医嘱给予止惊药物,观察并记录患儿用药后的反应。

2. 预防外伤　惊厥发作时,将患儿周围的物品移开,在患儿的手中和腋下放置柔软的棉质物,防止皮肤摩擦受损,在床栏杆处放置棉垫,防止撞伤。切勿用力强行牵拉或按压患儿肢体,防止脱臼或骨折。已经长牙的患儿,惊厥发作时用纱布包裹压舌板置于患儿上下磨牙之间,防止舌咬伤;牙关紧闭时不要用力撬开,防止损伤牙齿。对有可能发生惊厥的患儿专人守护,以防发作时受伤。

 考点提示: 高热惊厥预防外伤的护理措施

3. 观察病情　密切观察生命体征、意识及瞳孔变化,根据患儿的情况采取相应的护理措施。高热患儿应及时采取物理降温或遵医嘱给予药物降温。若出现脑水肿,应及时通知医生,并遵医嘱采用减轻脑水肿药物。惊厥发作时在紧急情况下可采取针刺人中、合谷穴止惊;遵医嘱应用止惊药物,以免惊厥时间过长,导致脑水肿或脑损伤;惊厥较重或时间较长患儿给予氧气吸入。

4. 健康教育　向家长解释惊厥的病因和诱因,指导家长掌握预防惊厥的措施。教会家长在患儿发热时进行物理降温和合理药物降温的方法。向家长演示惊厥的急救方法,告知家长患儿出现惊厥时应保持镇静,发作缓解时迅速将患儿送往医院进行专业检查和治疗。癫痫患儿应定时服药,不能随意停药,强调门诊随访和定期复查的重要性,根据病情及时调整药物。对惊厥发作时间较长患儿,指导家长在日常生活中多观察患儿有无神经系统后遗症,如耳聋、肢体活动障碍、智力低下等,若有异常应立即就医,及时予以治疗和康复锻炼。做好患儿及家长的心理工作,缓解其焦虑、自卑情绪,使其树立战胜疾病的信心。

(王秀蓉)

扫一扫,看总结

思考与练习

1. 患儿,1岁。发热,咳嗽,流鼻涕3d入院。入院查体:T 40℃,P 138次/min,R 60次/min,呕吐2次,抽搐2次,前囟隆起,双肺呼吸音粗糙,可闻及少许干性啰音,腹软,脑脊液外观浑浊,白细胞计数1 000×10⁶/L,以中性粒细胞增高为主,占80%以上。

(1) 此患儿患有什么疾病?

(2) 此患儿常见护理诊断有哪些?

(3) 应该采取怎样的护理措施?

2. 患儿,男,3岁。因发热、惊厥、嗜睡入院,入院后诊断为病毒性脑膜炎。查体:T 37.6℃,肢体瘫痪。

(1) 该患儿现存的护理问题有哪些?

(2) 应该采取怎样的护理措施?

(3) 该如何做好家属的健康教育?

3. 患儿,男,14个月。因"发热、流涕2d"就诊。查体:T 39.6℃,P 135次/min。神志清楚,咽部充血,心肺检查无异常。查体时患儿突然双眼上翻,四肢强直性、阵挛性抽搐。

(1) 应该采取怎样的急救措施?

(2) 该患儿现存的护理问题有哪些?

(3) 该如何做好家属的健康教育?

扫一扫,测一测

第十二章　内分泌疾病患儿的护理

扫一扫，
自学汇

📖 学习目标

1. 掌握先天性甲状腺功能减退症和儿童糖尿病患儿的身体状况、护理诊断以及护理措施。

2. 熟悉先天性甲状腺功能减退症和儿童糖尿病的病因。

3. 了解先天性甲状腺功能减退症和儿童糖尿病的发病机制及辅助检查。

4. 具备按照护理程序对先天性甲状腺功能减退症和儿童糖尿病患儿实施整体护理的能力。

5. 能利用相关知识与患儿及家属进行有效的沟通，实施心理疏导，并开展先天性甲状腺功能减退症和儿童糖尿病的健康教育。

第一节　先天性甲状腺功能减退症

📖 案例

李女士近日发现 10 个月的女儿和同龄宝宝相比有很多不同,如常将舌头伸出口外、反应迟钝、不能分辨家人和陌生人、头发较其他宝宝稀少、喂养也较困难,经常便秘、眼睑肿。李女士带女儿去医院就诊,医生初步诊断为先天性甲状腺功能减退症。

请问:

1. 如何正确评估患儿的身体状况?

2. 如何对患儿及家长进行健康指导?

先天性甲状腺功能减退症(congenital hypothyroidism,CH)简称先天性甲低,又称呆小病或克汀病,是由于甲状腺激素合成不足或其受体缺陷而导致的一种内分泌疾病。根据病因可分为散发性和地方性两种。

【概述】

1. 病因

(1)散发性先天性甲低

考点提示:散发性先天性甲低最重要的病因

1)甲状腺不发育、发育不全或异位:是造成先天性甲低最重要的原因,约占90%,通常多见于女孩,女:男为2:1,其中1/3病例为甲状腺完全缺如。导致甲状腺发育异常的病因可能与遗传因素和免疫介导机制有关。

2)甲状腺激素合成障碍:是引起先天性甲低的第二位常见原因,多由于甲状腺激素合成和分泌过程中酶的缺陷,从而造成甲状腺素不足。多为常染色体隐性遗传病。

3)促甲状腺激素(TSH)、促甲状腺激素释放激素(TRH)缺乏:亦称下丘脑-垂体性甲状腺功能减低症,是因垂体分泌TSH障碍而引起。

4)甲状腺或靶器官反应低下:为罕见病。

5)母亲因素:母亲服用抗甲状腺药物或母亲患自身免疫性疾病,存在TSH受体抗体,可通过胎盘影响胎儿而造成甲低,亦称暂时性甲低,通常孕3个月后好转。

(2)地方性先天性甲低:通常见于甲状腺肿大流行的缺碘地区。多因孕妇饮食缺碘,导致胎儿在胚胎期就出现碘的缺乏而引起甲状腺功能低下。

2. 病理生理　甲状腺激素在甲状腺滤泡上皮细胞中合成,其主要原料为碘和酪氨酸,碘离子在一系列酶的作用下与酪氨酸结合,生成甲状腺素(T_4)和三碘甲状腺原氨酸(T_3)。甲状腺激素的生理作用:加速细胞内氧化过程,释放热量;促进新陈代谢;促进生长发育和组织分化;促进钙、磷在骨质中的合成代谢;促进蛋白质、糖和脂肪的代谢;促进神经系统的发育及功能调节。当甲状腺功能减低时,引起代谢障碍、生理功能低下、生长发育迟缓和智能障碍等。

【护理评估】

1. 健康史　评估母亲孕期的饮食习惯及是否服用过抗甲状腺药物,家族中有无类似患者,患儿是否为过期产儿,有无生后喂养困难、哭声低、安静少动、新生儿期黄疸延长等,还应详细评估患儿的体格及智力发育情况。

2. 身体状况　症状出现的早晚和轻重程度与患儿残留甲状腺组织的多少及功能低下程度有关。无甲状腺组织或酶缺陷的患儿在早期即可出现症状,甲状腺发育不良者常在出生后3~6个月症状开始明显,偶尔可至数年后才渐显症状。

(1)散发性先天性甲低

1)新生儿期表现:常为过期产儿,出生体重较大;生理性黄疸时间延长是最早出现的症状;可有胎粪排出延迟、腹胀、便秘、脐疝;患儿反应迟钝,喂养困难,哭声低微;常有体温低、四肢凉,皮肤可出现斑纹或硬肿等。

2)典型表现

考点提示:散发性先天性甲低的典型表现

①特殊面容:头发稀少、无光泽,头大颈短,皮肤粗糙,面色苍黄,眼睑水肿,眼距宽,鼻梁低平,舌大而唇厚,舌常伸出口外。

②生长发育落后:身材矮小,四肢短而躯干长,上部量/下部量>1.5,腹部膨隆,脐疝。

③生理功能低下:常有腹胀、便秘,精神差,食欲缺乏,嗜睡,少哭、少动,低体温、怕冷,脉搏与呼吸缓慢,心音低钝。

④神经系统症状:运动发育迟缓,如坐、立、行走均延迟;智力低下,表情呆板,神经反射迟钝。

⑤其他表现:出牙延迟,囟门晚闭。

(2)地方性先天性甲低：因胎儿期缺碘而不能合成足量的甲状腺激素，影响神经系统的发育。临床有两种不同类型，但可以相互交叉重叠。

1)"神经性"综合征：出现共济失调、痉挛性瘫痪、聋哑及智力低下，但身材正常，甲状腺功能正常或稍减低。

2)"黏液水肿性"综合征：生长发育和性发育落后，黏液性水肿，智力低下，血清 T_4 降低、TSH 增高，约 25% 患儿有甲状腺肿大。

3. 心理 - 社会状况　评估患儿家长对本病的认知程度，尤其是服药方法、药物副作用的观察及患儿智力、体力训练的方法等，避免因知识缺乏而延误治疗；评估家庭经济状况；评估父母的心理状况，是否存在焦虑情绪。

4. 辅助检查

(1)新生儿筛查：有助于早诊断。目前多采用生后 2~3d 的新生儿干血滴纸片检测 TSH 浓度，当结果 >15~20mU/L（须根据所筛查实验室阳性切割值决定）时，进一步检测 T_4、TSH 以确诊。

> 考点提示:先天性甲低早期诊断的辅助检查

(2)血清 T_4、T_3、TSH 测定：当血清 T_4 降低、TSH 明显增高时可确诊；血清 T_3 可降低或正常。

(3)X 线片检查：可见患儿骨龄明显落后于实际年龄。

(4)其他：如放射性核素检查、TRH 刺激试验等。

知识拓展

新生儿筛查

1981 年我国开始进行新生儿筛查，规范新生儿筛查的管理是在 2009 年 6 月 1 日实施《新生儿疾病筛查管理办法》后。

新生儿筛查的疾病一般有苯丙酮尿症、先天性甲状腺功能减退症、先天性肾上腺增生及溶血性贫血等。方法是对出生 3d 的新生儿采脐血或足跟血进行实验室检查，目的是早诊断、早治疗，防止机体组织器官出现不可逆的损伤。

5. 治疗要点　因本病在生命早期对神经系统损害严重且治疗容易、疗效佳，因此早诊断、早治疗至关重要。在生后 1~2 个月即开始治疗者，可避免严重的神经系统功能损害。先天性甲状腺发育异常或代谢异常起病者，需终身服药替代治疗。甲状腺激素是治疗先天性甲低最有效的药物，目前常用左甲状腺素钠(优甲乐)，用量根据患儿甲状腺功能及临床表现进行调整。

> 考点提示:先天性甲低治疗原则

【常见护理诊断 / 问题】

1. 体温过低　与新陈代谢减低有关。

2. 营养失调:低于机体需要量　与喂养困难、食欲低下有关。

3. 便秘　与活动量小、肌张力低、肠蠕动减慢有关。

4. 生长发育迟缓　与甲状腺功能减低导致智力和体格发育障碍有关。

5. 知识缺乏:患儿家长缺乏本病相关知识。

【护理措施】

1. 保暖与预防感染　注意室内温度，适时增减衣服，在温度较低的清晨及傍晚尽量避免外出活动,防止受凉。避免与感染性疾病患儿接触。

2. 保证营养供应 指导家长正确喂养方法,对吸吮困难、吞咽缓慢者要耐心喂养,提供足够的进餐时间,必要时用滴管喂奶或鼻饲。如经治疗后患儿症状好转,应供给高蛋白、高维生素、富含钙及铁的易消化食物,保证生长发育需要。

3. 保持大便通畅 便秘是患儿常见症状,甚至是首发症状。为患儿提供充足液体量;多食粗纤维食物;每日顺肠蠕动方向按摩腹部,增加肠蠕动;增加患儿活动量,养成定时排便习惯;必要时遵医嘱使用大便软化剂、缓泻剂或给予灌肠。

4. 加强行为训练、促进智力发育 通过对患儿智力及体格发育的评价,多和患儿说话加强语言沟通训练,加强患儿穿衣、洗漱等生活训练,帮助患儿掌握基本生活技能,促进患儿智力及体格发育。对患儿多鼓励,并做好日常生活护理,防止发生意外伤害。

5. 用药护理 对家长和患儿进行指导,让其了解终生用药的必要性,做到坚持用药,并且掌握药物的服用方法和疗效观察。甲状腺制剂作用较慢,用药一周左右方可达到最佳效力,故服药后要密切观察患儿的食欲、大便情况、腹胀程度、心率及智能的变化,同时密切关注生长曲线及 T_3、T_4 及 TSH 的变化情况,随时调整剂量。如药物用量过小,则疗效不佳,影响智力和体格发育;如用量过大,可有发热、多汗、体重减轻、呕吐、腹泻等。因此,用药期间必须定期随访复查,治疗开始时每 2 周随访一次;血清 T_4、TSH 正常后,每 3 个月一次;服药 1~2 年后,每 6 个月随访 1 次。

> 📖 考点提示:先天性甲低随访时间

6. 健康指导 本病严重影响患儿的生长发育,尤其是智力的发育。宣传开展新生儿筛查的重要性,早诊断、早治疗。与家长共同制订患儿的合理饮食、行为及智力训练方案,使患儿家长增强战胜疾病的信心。

第二节 儿童糖尿病

> 📖 **案例**
>
> 近日王女士 10 岁的女儿告诉王女士自己近一段时间总感觉口渴,排尿次数也较前明显增多,时有恶心、呕吐。王女士马上带孩子来医院就诊。化验检查:血气分析 pH 6.90,血糖 25mmol/L,尿常规示:葡萄糖 +++,酮体 +++,尿蛋白 ++。医生初步诊断为儿童糖尿病。
>
> 请问:
>
> 1. 如何正确评估患儿的身体状况?
>
> 2. 如何对患儿家长进行本病的健康指导?

儿童糖尿病(juvenile diabetes)是指 15 岁或 20 岁以前发生的糖尿病。由于儿童期糖尿病的病因不一,临床治疗和预后也不同,因此本概念已逐渐少用。糖尿病(diabetes mellitus, DM)是由于胰岛素分泌绝对或相对缺乏引起的糖、脂肪、蛋白质代谢紊乱症,分为原发性和继发性两类。原发性糖尿病可分为:① 1 型糖尿病,由于胰岛 β 细胞破坏、胰岛素分泌绝对缺乏所造成,必须使用胰岛素进行治疗,又称胰岛素依赖型糖尿病。② 2 型糖尿病,胰岛 β 细胞分泌胰岛素不足或

> 📖 考点提示:儿童常见类型糖尿病

靶细胞对胰岛素不敏感(胰岛素抵抗)所致的糖尿病,又称非胰岛素依赖型糖尿病。③其他类型,包括青年成熟期发病型糖尿病、新生儿糖尿病等。继发性糖尿病大多由一些遗传综合征和内分泌疾病所引起。98%的儿童糖尿病为1型糖尿病,高发年龄集中在4~6岁和10~14岁,1岁以下小儿发病较少。2型糖尿病甚少,但近年随着儿童肥胖症增多有增加趋势。本节主要介绍1型糖尿病。

【概述】

1. 病因和发病机制 1型糖尿病的发病机制尚未完全阐明,目前认为是在遗传易感性基因的基础上,在病毒感染(如风疹病毒、腮腺炎病毒,柯萨奇病毒等)等外界环境的作用下引起的自身免疫反应,导致胰岛β细胞的损伤和破坏,当胰岛素分泌减少到正常的10%时就可出现临床症状。

2. 病理生理 胰岛β细胞大都被破坏,分泌胰岛素明显减少,而反调节激素(如胰高血糖素、肾上腺素、皮质醇等)分泌则相对增生,从而引起代谢紊乱。

(1)糖代谢紊乱:胰岛素分泌不足时,葡萄糖的利用减少,反调节激素作用增强,导致血糖升高。当血糖浓度超过肾阈值时可引起糖尿。尿中排出的葡萄糖每日达到200~300g时,可导致渗透性利尿,临床出现多尿症状,造成电解质失衡和慢性脱水,由于机体的代偿,患儿出现口渴、多饮症状。组织不能利用葡萄糖使能量不足而产生饥饿感,引起多食。

(2)脂肪代谢紊乱:胰岛素分泌不足而反调节激素作用增强,引起脂肪的分解增加,血循环中脂肪酸增高,当超过了三羧酸循环的氧化代谢能力时,使酮体在体液中堆积,形成酮症酸中毒。

(3)蛋白质代谢紊乱:胰岛素分泌不足而反调节激素作用增强,蛋白质合成减少,分解增加,出现负氮平衡。患儿可出现消瘦、疲倦、体重下降、生长发育延迟和抵抗力降低,易继发感染。

【护理评估】

1. 健康史 评估患儿家族中有无糖尿病患者,评估患儿的生长发育情况,有无多饮、多食、多尿、体重减轻等症状,评估患儿患病前是否出现过急性感染病史,评估年长儿有无夜间遗尿现象。

2. 身体状况 1型糖尿病起病较急,常有感染、情绪激动或饮食不当等诱因。

(1)典型症状:通常会出现"三多一少"症状,即多尿、多饮、多食和体重下降。婴儿多尿、多饮不易被发觉,可很快发生脱水和酮症酸中毒。儿童可因夜尿增多而出现遗尿。年长儿还可出现消瘦、精神不振、倦怠乏力等体质显著下降症状。

考点提示:糖尿病典型症状

(2)酮症酸中毒:约有40%的患儿以酮症酸中毒为首次就诊时表现,多因急性感染、过食、诊断延误或突然中断胰岛素治疗等诱发。表现为起病急、进食少、恶心、呕吐、腹痛、皮肤黏膜干燥、呼吸深长、口唇樱红、呼气中有酮味、脉搏细速、血压下降、嗜睡、昏迷甚至死亡。易被误诊为肺炎、败血症、急腹症或脑膜炎等。

考点提示:糖尿病患儿首发症状

(3)其他表现:病程久而治疗不当者可出现生长发育及智能发育的落后,表现为起病缓慢,以精神呆滞、体重下降为主。晚期可出现糖尿病肾病的表现,还可以出现白内障、视网膜病变、视力障碍、失明等。

(4)儿童糖尿病特殊的自然病程

1)急性代谢紊乱期:从出现症状到临床确诊,时间通常在1个月以内。约20%的患儿表现为糖尿病酮症酸中毒;20%~40%为糖尿病酮症,无酸中毒;剩余部分仅表现为高血糖、糖尿和酮尿。

2)暂时缓解期:约75%的患儿经胰岛素治疗后出现临床症状消失、血糖下降、尿糖减少或转阴,即进入缓解期。此时胰岛β细胞恢复并分泌少量胰岛素,对外源性胰岛素需要量可减至每日0.5U/kg

以下，甚至少部分患儿可完全不用胰岛素。此期一般持续数周，最长可达半年以上，但要定期监测血糖和尿糖水平。

3)强化期：指经过缓解期后，患儿出现血糖增高和尿糖不易控制的现象，胰岛素用量逐渐或突然增多，称为强化期。在青春期胰岛素用量较大，主要是由于性激素水平的变化，增强了对胰岛素的拮抗，此期病情不甚稳定。

4)永久糖尿病期：青春期后，病情逐渐稳定，胰岛素用量比较恒定，称为永久糖尿病。

3. 心理 - 社会状况　评估患儿及家长对本病相关知识的了解程度，评估家长是否因担心而出现焦虑、悲观等反应，评估家庭的经济状况。

4. 辅助检查

(1)尿液检查：尿糖阳性，酮症酸中毒时尿酮体呈阳性，伴发肾脏病变时尿蛋白可阳性。

(2)血液检查：血糖增高，餐后随机血糖 ≥ 11.1mmol/L，空腹血糖 ≥ 7.0mmol/L，或 2h 口服葡萄糖耐量试验血糖 ≥ 11.1mmol/L；血气分析出现 pH<7.30，HCO_3^-<15mmol/L，提示酮症酸中毒；血清胆固醇、甘油三酯和游离脂肪酸明显增高。

(3)其他：糖化血红蛋白测定等。

📖 知识拓展

葡萄糖耐量试验（OGTT）

葡萄糖耐量试验适用于空腹血糖正常或空腹血糖正常高限（6.0mmol/L），餐后血糖高于正常，尿糖偶尔阳性的患儿。采用口服葡萄糖法，服糖 2h 后血糖 ≥ 11.1mmol/L 时可诊断。试验方法：试验当日自 0 时禁食，清晨口服葡萄糖 1.75g/kg，最大量不超过 75g，每克加水 2.5ml，在 3~5min 内服完，口服前、口服后 60min、120min、180min 分别测血糖数值。结果：正常人空腹血糖 <6.7mmol/L，口服葡萄糖 60min 和 120min 后分别低于 10.0mmol/L 和 7.8mmol/L。

---

5. 治疗要点　采用胰岛素替代治疗、酮症酸中毒治疗、饮食管理、运动锻炼、血糖监测及精神心理治疗相结合的综合治疗方案。

(1)胰岛素治疗：1 型糖尿病最主要的治疗药物是胰岛素，胰岛素是治疗能否成功的关键。新诊断的患儿一般开始时会选用短效胰岛素，用量为每日 0.5~1.0U/kg，出现明显临床症状及酮症酸中毒恢复期开始治疗时常大于 1.0U/kg。每日皮下注射 2 次，一次是早餐前 30min，量为一日药物总量的 2/3；一次是晚餐前 30min，量为一日药物总量的 1/3。

(2)糖尿病酮症酸中毒的治疗

1)液体疗法：主要纠正脱水、酸中毒和电解质紊乱。酮症酸中毒时脱水量约 100ml/kg，一般为等渗性脱水。目前国际上推荐采用 48h 均衡补液法，每日液体总量一般不超过每日维持量的 1.5~2 倍，总液体张力为 1/2~2/3 张，其中补液总量是累积丢失量与维持量之和。

快速补液：对于中、重度脱水的患儿，尤其休克者，在输液开始的第 1 小时，最先给予生理盐水 20ml/kg（最大量 1 000ml）快速静滴，以补充血容量、改善血液循环和肾功能。据情况可重复，但第 1 小时一般不超过 30ml/kg。第 2~3 小时，按 10ml/kg 继之以 0.45% 的生理盐水输入，当血糖 <17mmol/L 后，改用葡萄糖氯化钠注射液（含 0.2% 氯化钠的 5% 葡萄糖液）静滴。同时注意见尿补钾。

酮症酸中毒时，一般不常规使用碳酸氢钠溶液，补充水分和胰岛素即可矫正。但当血 pH<7.1，

$HCO_3^-<12mmol/L$ 时,可按 2mmol/kg 给予 1.4% 的碳酸氢钠溶液静滴,先用一半,当血 pH ≥ 7.2 时要立即停用。

补液过程中监测生命体征,精确记录出入量,心电监测。须强调,纠正酮症酸中毒脱水的速度应较其他原因所致脱水者更缓慢,因为过快地输入张力性液体会加重脑水肿进程。同时注意补液中根据监测情况调整补充相应的离子、含糖液等。

2)胰岛素治疗:胰岛素一般在补液后 1h 开始应用,特别是对有休克的患儿,只有当休克恢复、含钾盐水补液开始后,胰岛素才可应用。小剂量胰岛素最初为 $0.1U/(kg\cdot h)$,可使用输液泵输入。

3)控制感染:如酮症酸中毒同时并发感染,应在急救同时使用有效抗生素治疗。

(3)饮食管理:糖尿病患儿治疗中的一项重要内容即是饮食管理,原则是计划饮食而不是限制饮食,目的是维持正常的血糖和保持理想体重。

1)每日热量需要:每日所需总热量(kcal)= 1 000+ 年龄 ×(80~100),年幼儿应偏高。

2)饮食成分分配为:碳水化合物 50%~55%,以含纤维素高的粗粮为主;蛋白质 15%~20%,以动物蛋白为主;脂肪 30%,以含多价不饱和脂肪酸的植物油为主。

> 🔖 考点提示:每日热量分配

3)每日热量的分配为:早餐 1/5、中餐 2/5、晚餐 2/5,每餐留少量食物作为餐间点心。

(4)运动锻炼:运动可增加葡萄糖的利用,降低血糖水平。应根据患儿的年龄和运动能力安排运动的种类和强度,每天应参加 1h 以上的适当活动。运动时要做好胰岛素用量及饮食调节,运动前减少胰岛素的用量或加餐,以免发生低血糖。

(5)血糖监测:①家庭日常血糖监测,如血糖水平、胰岛素用量及低血糖发生等。②定期进行总体血糖监测,一般建议每 3~6 个月到医院进行糖化血红蛋白和肝肾功能的检查。

【常见护理诊断/问题】

1. 营养失调:低于机体需要量　与胰岛素缺乏致体内代谢紊乱有关。

2. 有感染的危险　与蛋白质代谢紊乱致机体抵抗力下降有关。

3. 潜在并发症:酮症酸中毒、低血糖等。

4. 知识缺乏:患儿及家长缺乏糖尿病的相关知识和护理技能。

【护理目标】

1. 患儿"三多一少"症状缓解,合理营养,体重增加。

2. 患儿住院期间未发生感染。

3. 患儿无并发症发生或发生时得到及时处理。

4. 患儿及家长能掌握相关预防、护理知识,并能有效配合。

【护理措施】

1. 饮食护理　是糖尿病护理的重要环节。按照饮食管理的方法给患儿计划饮食。饮食热量既要能满足生长发育还要能维持正常的血糖水平,并定期监测体重。

2. 预防感染　指导患儿注意个人卫生,做好口腔及皮肤清洁护理。对有遗尿及会阴部瘙痒的患儿要嘱其及时清洗会阴。

3. 观察病情,对症处理

(1)酮症酸中毒:①密切观察脉搏、呼吸、血压、神志,监测血糖、血气分析、尿糖及尿酮体变化。②纠正水、电解质和酸中毒平衡紊乱,立即建立两条静脉通道,一条用于纠正脱水、酸中毒,快速输液,一条用于输入小剂量胰岛素,降低血糖。③积极寻找诱发因素,发现感染源,遵医嘱使用有效抗生素控制感染。

(2) 低血糖：常见原因为胰岛素过量或进食太少而引起，主要表现为突发饥饿感、心慌、手抖、脉速、多汗，严重者可出现惊厥、昏迷、休克甚至死亡。一旦发生应立即平卧，进食糖水、糖块或糕点，必要时给予静脉注射50%葡萄糖液40ml。

4. 指导胰岛素的使用

(1) 胰岛素种类：按作用时间分为速效胰岛素类似物、短效胰岛素、中效珠蛋白胰岛素、长效鱼精蛋白锌胰岛素、长效胰岛素类似物、预混胰岛素。

(2) 胰岛素注射：注射装置有针式、笔式、泵式等，因胰岛素泵能模拟正常胰腺的胰岛素分泌模式，持续24h向患儿体内输

考点提示：胰岛素的注射位置

入微量胰岛素，更利于血糖的控制，所以目前较多患儿选择胰岛素泵来进行注射。注射时有计划按顺序在股前部、腹壁、上臂外侧等位置注射，每次注射须更换部位，注射点相隔2cm左右，1个月内不要在同一部位注射，以免日久局部皮肤组织萎缩，影响疗效。因注射部位肌肉舒缩可加快胰岛素作用，故拍球或跑步前不宜选择手臂、大腿注射，以免过快吸收引起低血糖。

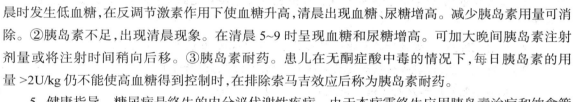

胰岛素的注射技术（视频）

(3) 注意事项：①胰岛素过量，出现索马吉效应（Somogyi effect）。由于胰岛素过量，在午夜及凌晨时发生低血糖，在反调节激素作用下使血糖升高，清晨出现血糖、尿糖增高。减少胰岛素用量可消除。②胰岛素不足，出现清晨现象。在清晨5~9时呈现血糖和尿糖增高。可加大晚间胰岛素注射剂量或将注射时间稍向后移。③胰岛素耐药。患儿在无酮症酸中毒的情况下，每日胰岛素的用量 >2U/kg 仍不能使高血糖得到控制时，在排除索马吉效应后称为胰岛素耐药。

5. 健康指导　糖尿病是终生的内分泌代谢性疾病。由于本病需终生应用胰岛素治疗和饮食管理，给患儿及家长带来很大的经济压力和精神负担。医护人员应耐心向患儿及家长讲解糖尿病的知识；讲解胰岛素的使用方法；教会患儿及家属血糖和尿糖监测的方法；指导合理饮食、适当运动，建立科学生活方式。

【护理评价】

1. 患儿"三多一少"症状是否得到控制，营养状况是否得到改善，体重是否增加；住院期间是否发生感染，是否发生其他并发症。

2. 患儿及家长是否掌握相关预防和护理知识，是否学会胰岛素的应用，是否掌握运动及饮食治疗原则并合理运用。

（邢晓红）

扫一扫，
看总结

思考与练习

1. 患儿，女，1岁，体温低，表情呆滞，眼距宽，舌常伸出口外，毛发稀疏，不辨亲疏，躯干长，四肢短，运动、智力发育低于同龄儿。

(1) 该患儿最可能的诊断是什么？

(2) 怎样对患儿家长进行用药指导？

2. 患儿，男，9岁，近一段时间口渴明显，家中母亲有糖尿病史。空腹血糖 8.0mmol/L，随机血糖 11.8mmol/L，尿糖阳性，诊断为糖尿病。

(1) 如何指导患儿的饮食护理？

(2) 如何指导家长和患儿了解低血糖的表现？

扫一扫，
测一测

第十三章　免疫性疾病患儿的护理

扫一扫，
自学汇

📖 学习目标

1. 掌握风湿热、过敏性紫癜和皮肤黏膜淋巴结综合征患儿的身体状况、护理诊断及护理措施。

2. 熟悉风湿热、过敏性紫癜和皮肤黏膜淋巴结综合征的病因及治疗原则。

3. 了解风湿热、过敏性紫癜和皮肤黏膜淋巴结综合征的辅助检查。

4. 具备按照护理程序对风湿热患儿实施整体护理的能力。

5. 能利用相关知识与患儿及家属进行有效的沟通，实施心理疏导，并开展风湿热、过敏性紫癜和皮肤黏膜淋巴结综合征的健康指导。

第一节　风　湿　热

📖 案例

　　小琪，男，11岁，运动会长跑后没及时更换汗湿的衣服，当天夜里开始发热，并诉说"咽喉疼痛"，妈妈给他吃了退烧药和抗生素后好转。2周以后小琪再次发热，并诉胸闷、心慌、关节明显疼痛。焦急的妈妈带小琪来医院就诊。医生初步诊断为风湿热。

　　请问：

　　1. 如何正确评估该患儿的身体状况？

　　2. 如何指导家长缓解患儿关节疼痛的方法？

　　风湿热（rheumatic fever）是一种由咽喉部感染A组乙型溶血性链球菌后反复发作的急性或慢性风湿性疾病，主要累及心脏、关节、皮肤和皮下组织，偶可累及中枢神经系统、血管、浆膜及肺、肾等内脏。临床以心脏炎和关节炎最为严重且多见，可伴有发热、皮疹、皮下结节和舞蹈病等。本病发作呈自限性，急性发作时多以关节炎较为明显，急性发作后常遗留轻重不等的心脏损害，尤其以瓣膜病变最显著，形成慢性风湿性心脏病或风湿性瓣膜病。任何年龄都可发病，但5~15岁儿童和青少年多见,好发于冬春季节。目前,风湿热的发病率已明显下降,病情也明显减轻,但近年来有回升趋势,应引起重视。

【概述】

1. 病因 风湿热是由 A 组乙型溶血性链球菌感染导致呼吸道感染后的晚期并发症,0.3%~3% 因该细菌引起的咽峡炎患儿于 1~4 周后发生风湿热。皮肤及其他部位 A 组乙型溶血性链球菌感染不会引起风湿热。

考点提示:风湿热病原体

2. 发病机制 ①链球菌抗原的分子模拟:A 组乙型溶血性链球菌的各种抗原分子结构与人体器官抗原存在同源性,机体的抗链球菌免疫反应可与人体组织产生免疫交叉反应,导致器官损害,这是发病的主要机制。②自身免疫反应:人体组织与链球菌的分子模拟导致的自身免疫反应、免疫复合物病、细胞免疫反应异常等。③遗传背景在发病机制中有一定作用。

【护理评估】

1. 健康史 评估患儿发病前有无咽峡炎病史;有无发热、关节疼痛,是否伴有皮疹等,有无不自主动作、精神异常表现;既往有无关节炎及心脏病病史。

2. 身体状况 风湿热有 5 个主要表现:游走性多发性关节炎、心脏炎、皮下结节、环形红斑、舞蹈病,这些表现可以单独出现或合并出现。发热和关节炎是最常见的主诉。

考点提示:风湿热的主要表现

(1)一般表现:发热,热型不规则,有面色苍白、精神不振、多汗、疲倦、食欲差、关节痛和腹痛等症状。个别有风湿性胸膜炎和肺炎表现。未进行预防的患儿常反复发作。

(2)心脏炎:是风湿热唯一的持续性器官损害,也是本病最严重的表现,占风湿热患儿的 40%~50%,以心肌炎和心内膜炎多见,同时累及心肌、心内膜和心包膜者,称为全心炎。

考点提示:风湿热最严重的表现

1)心肌炎:轻者可无症状,重者可伴有不同程度的心力衰竭。安静时心率增快,与体温升高不成比例;心脏扩大,心尖搏动弥散,心音低钝,可出现奔马律;心尖部能闻及轻度收缩期杂音,75% 初发患儿主动脉瓣区可闻及舒张中期杂音。心电图显示 PR 间期延长,T 波低平及 ST 段异常,或有心律失常。

2)心内膜炎:主要侵犯二尖瓣,其次为主动脉瓣。二尖瓣关闭不全可在心尖部闻及吹风样全收缩期杂音。主动脉瓣关闭不全可在胸骨左缘第 3 肋间闻及叹气样舒张期杂音。多次复发可使心瓣膜形成永久性瘢痕,导致风湿性心瓣膜病。

3)心包炎:表现为心前区疼痛、心动过速和呼吸困难,积液量少时可在心底部闻及心包摩擦音,积液量多时心前区搏动消失、心音遥远,有颈静脉怒张、肝脏肿大等心脏压塞表现。临床上有心包炎表现者,提示心脏炎严重,易发生心力衰竭。

(3)关节炎:占急性风湿热总数的 50%~60%,以游走性和多发性为特点,常累及膝、踝、肘、腕等大关节,表现为红、肿、热、痛,活动受限。经治疗后可痊愈,愈后不留畸形。

考点提示:风湿性关节炎的特点

(4)舞蹈病:占风湿热患儿的 3%~10%,也称 Sydenham 舞蹈病,女童多见。表现为全身和部分肌肉不自主、无目的的快速运动,如伸舌歪嘴、皱眉弄眼、耸肩缩颈、语言障碍、书写困难、细微动作不协调等,在兴奋或注意力集中时加剧,入睡后消失。可单独存在,也可与其他症状并存,约 40% 伴心脏损害,伴关节炎者少见。

(5)皮肤症状

1)皮下小结:见于 2%~16% 的风湿热患儿,好发于肘、腕、膝、踝等关节伸侧面,无压痛,2~4 周消

风湿热皮下小结(图片)

风湿热环形红斑(图片)

风湿热身体状况(微课)

失。皮下小结常与心脏炎同时存在,为风湿热活动的显著标志。

2)环形红斑:出现率为6%~25%,常见于躯干及四肢近端屈侧,呈环形或半环形、边界清楚但不规则的粉红色突出皮面的皮疹,大小不等,中心苍白,呈一过性,或时隐时现,无瘙痒,不遗留脱屑及色素沉着,可持续数周(图13-1)。

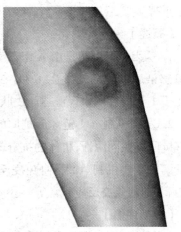

图 13-1 风湿热患儿环形红斑

3. 心理-社会状况 因本病常反复发作,产生心脏损害,易致慢性风湿性心脏病,严重影响患儿生活质量。应评估患儿及其家长对本病的认识程度,有无焦虑、担忧及自卑等心理。了解患儿的家庭环境及经济状况,既往有无住院经历。

4. 辅助检查

(1)风湿热活动指标:白细胞计数和中性粒细胞增高,血沉增快、C反应蛋白阳性和黏蛋白增高为风湿活动的重要标志,但仅能反映疾病的活动情况,对诊断本病无特异性。

(2)抗链球菌抗体测定:血清抗链球菌溶血素"O"(ASO)滴度升高,同时测定抗脱氧核糖核酸酶B、抗链球菌激酶(ASK)和抗透明质酸酶(AH),阳性率可提高到95%。

5. 治疗要点

(1)一般治疗:卧床休息,加强营养,注意保暖,补充维生素等。

(2)清除链球菌感染:青霉素80万U肌内注射,每日2次,持续2周,以彻底清除链球菌感染。青霉素过敏者可改用红霉素。

考点提示:清除链球菌感染的首选药物

(3)抗风湿热治疗:心脏炎时宜早期使用糖皮质激素,总疗程为8~12周,无心脏炎者使用阿司匹林口服,总疗程为4~8周。

(4)对症治疗:有充血性心力衰竭者及时静脉注射大剂量糖皮质激素,必要时给予氧气吸入、利尿剂和血管扩张剂等,慎用洋地黄制剂;舞蹈病者可用苯巴比妥、地西泮等镇静剂,尽量避免强光、噪声刺激;关节肿痛时应予以制动。

【常见护理诊断/问题】

1. 心输出量减少 与心脏损害有关。

2. 疼痛 与关节受累有关。

3. 体温过高 与感染有关。

4. 焦虑 与发生心脏损害有关。

【护理目标】

1. 患儿保持充足的心输出量,心率、血压等反映心功能的生命体征在正常范围。

2. 患儿疼痛减轻并能自由活动。

3. 患儿体温恢复正常。

4. 患儿表现出放松和舒适,积极配合治疗和护理。

【护理措施】

1. 防止发生严重的心功能损害

(1)限制活动:卧床休息的期限取决于心脏受累的程度和心功能状态。急性期无心脏炎患儿卧床休息2周,随后逐渐恢复活动,2周后达正常活动水平;有心脏炎时,轻症患儿卧床休息4周,重症患儿卧床休息6~12周,至急性症状完全消失、血沉接近正常时可下床活动;心脏炎伴心力衰竭患儿待心功能恢复后再卧床 3~4 周,活动量根据心率、心音、呼吸和有无疲劳而调节。一般恢复至正常活动量所需时间为:无心脏炎者 1 个月,合并心脏炎者至少 2~3 个月,心脏炎伴心力衰竭者应卧床 6 个月。

(2)监测病情:应注意观察患儿面色、呼吸、心率、心律及心音的变化,当出现烦躁不安、面色苍白、多汗、气急等心力衰竭表现时,应及时处理。

(3)加强饮食管理:给予营养丰富,易消化,蛋白质、碳水化合物及维生素 C 丰富的食物。心力衰竭患儿适当限制盐和水分,少量多餐,并详细记录出入水量,保持大便通畅。

(4)遵医嘱抗风湿治疗:遵医嘱用药及配合吸氧、利尿、维持水电解质平衡等治疗。

2. 缓解关节疼痛　将疼痛关节置于功能位,让患儿保持舒适,移动肢体时动作要轻柔,避免患肢受压,也可热敷局部关节止痛。注意患肢保暖,做好皮肤护理,避免寒冷潮湿。

3. 维持体温正常　密切监测体温变化,注意热型。高热时应及时降温。

4. 用药护理　密切观察病情,及时发现药物的毒副作用。如阿司匹林应在饭后服用,以减少对胃肠道的刺激,并遵医嘱加用维生素 K 以防出血;应用泼尼松要密切观察其可引起的副作用,如满月脸、向心性肥胖、消化道溃疡、骨质疏松等,可补充钙剂、维生素 D,预防骨质疏松。心脏炎患儿对洋地黄敏感且易中毒,用药期间应注意观察药物效果和中毒症状,一旦出现恶心、呕吐、心律不齐、心动过缓等洋地黄中毒反应,应立即停药,报告医生并配合处理。

5. 心理护理　向患儿及家长耐心解释各项检查、治疗和护理的意义,以取得配合。关心爱护患儿,及时解除各种不适,如发热、疼痛等,以利于平稳情绪,帮助其树立战胜疾病的信心。

6. 健康指导

(1)患儿应增强体质,多锻炼身体,积极预防上呼吸道感染,避免寒冷潮湿;疾病流行期间,少去公共场所;发生链球菌感染,应及时彻底治疗;合理安排患儿的日常生活,避免剧烈活动。

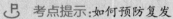
考点提示:如何预防复发

(2)向家长讲解疾病的相关知识及护理要点,指导定期门诊复查;强调预防复发的重要性,预防药物首选长效青霉素,120 万 U 肌内注射,每月 1 次,至少持续 5 年,最好持续至 25 岁。有风湿性心脏病患儿,宜终身预防性用药。青霉素过敏者可改用红霉素或其他抗生素。

【护理评价】

患儿是否保持充足的心输出量,生命体征是否在正常范围;疼痛是否减轻,能否自由活动;体温是否恢复正常;是否表现出放松和舒适,积极配合治疗和护理。

📖 **知识拓展**

风湿热与风心病的关系

风湿热是与 A 组乙型溶血性链球菌密切相关的免疫性疾病,是导致风心病的直接原因。如果风湿热反复发作侵犯到心脏,引起心脏瓣膜永久性瘢痕从而出现瓣膜狭窄或关闭不全,称为风湿性心脏瓣膜病,简称风心病。因此,要预防风心病,必须要控制风湿热的复发。

第二节　过敏性紫癜

过敏性紫癜(anaphylactoid purpura)又称为亨 - 舒综合征(Henoch-Schonlein syndrome),是以小

血管炎为主要病变的系统性血管炎。临床特点为非血小板减少性紫癜,常伴有关节肿痛、腹痛、便血、血尿及蛋白尿等。多见于 2~8 岁的儿童,男孩多于女孩,一年四季均可发病,春秋季多发。

【概述】

1. 病因　尚不清楚。目前认为与某种致敏因素引起的自身免疫反应有关,如食物(鱼虾、蛋、奶等)、药物(抗生素、阿司匹林等)、微生物(细菌、病毒、寄生虫等)、花粉及疫苗接种等,但均无确凿证据。近年来,有证据表明 A 组溶血性链球菌感染是诱发过敏性紫癜的重要原因。

2. 发病机制　过敏性紫癜的发病机制可能为各种刺激因子,包括变应原和感染原作用于具有遗传背景的个体,激发 B 淋巴细胞克隆扩增,导致 IgA 介导的系统性血管炎。基本病理变化为全身广泛的白细胞碎裂性小血管炎,以毛细血管炎为主。

【护理评估】

1. 健康史　评估患儿是否有上呼吸道感染和急性肾炎病史;发病前是否有变应原,如各种食物、药物及微生物的接触史;是否有过敏性紫癜的家族史。

2. 身体状况　多呈急性起病,起病前 1~3 周常有上呼吸道感染病史,多伴有低热、乏力、精神萎靡、食欲缺乏等全身症状。

过敏性紫癜的皮肤紫癜(图片)

(1)皮肤紫癜:多为首发症状,反复出现皮肤紫癜是本病的特征,多见于四肢和臀部,对称分布,伸侧较多,分批出现,面部

考点提示:过敏性紫癜的特征

及躯干较少出现。初起为紫红色斑丘疹,高出皮面,压之不褪色,数日后加深呈暗紫色,最终呈棕褐色而消退。皮肤紫癜一般在 4~6 周后消退,部分患儿间隔数周、数月后可再次复发。

(2)消化道症状:半数以上患儿可出现消化道症状,一般以阵发性剧烈腹痛为主,常位于脐周或下腹部,可伴恶心、呕吐,部分患儿可有黑便或血便,偶可并发肠套叠、肠梗阻、肠穿孔及出血坏死性小肠炎。

(3)关节症状:约 1/3 患儿可出现膝、踝、肘、腕等大关节肿痛,活动受限,多于数日内消失且不遗留关节畸形。

(4)肾脏症状:30%~60% 患儿出现肾脏受损的临床表现。多数患儿出现血尿、蛋白尿及管型尿,并伴血压增高和水肿,称为紫癜性肾炎。少数患儿呈肾病综合征表现。一般患儿肾损害较轻,大多患儿都能完全恢复,少数可发展为慢性肾炎,死于慢性肾衰竭。肾脏是否受累及其严重程度是决定本病远期预后的关键因素。

(5)其他:偶可发生颅内出血导致惊厥、失语、瘫痪、昏迷。个别患儿有出血倾向,包括鼻出血、牙龈出血、咯血等。

3. 心理 - 社会状况　评估患儿及其家长对本病相关知识的认识程度,有无焦虑、担忧及恐惧等心理;评估患儿家庭环境和经济状况等。

4. 辅助检查

(1)血常规:白细胞计数正常或轻度增高,中性粒细胞和嗜酸性粒细胞计数可增高。血小板计数正常或升高,出血、凝血时间及血块退缩试验正常,部分患儿毛细血管脆性试验阳性。除严重出血者,一般无贫血。

(2)尿常规:可有红细胞、蛋白管型,重症者有肉眼血尿。

(3)大便潜血试验阳性。

(4)血沉轻度增快。

(5)影像学检查:早期 X 线仅显示软组织肿胀、关节周围骨质疏松,晚期可见关节面破坏,以手腕

关节多见。腹部超声波检查有利于早期诊断肠套叠。

5. 治疗要点

(1)一般治疗:卧床休息,积极寻找及去除致病因素,如控制感染、补充维生素等。

(2)糖皮质激素和免疫抑制剂:急性期腹痛和关节痛时可给予糖皮质激素缓解,如泼尼松或地塞米松,泼尼松每日 1~2mg/kg,分次口服,症状缓解后即可停药。严重过敏性紫癜性肾炎可加用免疫抑制剂,如环磷酰胺等。

(3)抗凝治疗:可用阿司匹林、肝素、尿激酶等。

(4)其他:钙离子拮抗剂(如硝苯地平)和非甾体抗炎药(如吲哚美辛)均有利于血管炎的恢复。中成药如复方丹参片、银杏叶片可补肾益气,活血化瘀。

【常见护理诊断/问题】

1. 皮肤完整性受损　与血管炎有关。

2. 疼痛　与关节肿痛、肠道炎症有关。

3. 潜在并发症:消化道出血、紫癜性肾炎等。

4. 知识缺乏:患儿及家长缺乏本病相关知识。

【护理措施】

1. 恢复皮肤的正常形态和功能

(1)勤观察:观察皮疹的颜色、形态、数量、分布及是否反复出现,每日详细记录皮疹的变化情况。

(2)保持皮肤清洁:患儿应着宽松、柔软衣服,并保持衣服清洁、干燥;防擦伤、抓伤,如有破溃应及时处理,防止出血和感染。

(3)避免接触可能的各种致敏原,并按医嘱使用止血药、脱敏药等。

2. 缓解关节疼痛　观察患儿关节肿胀及疼痛情况,保持疼痛关节处于功能位。根据病情给予热敷局部关节,教会患儿利用放松、娱乐等方法减轻疼痛。患儿腹痛时应卧床休息,做好日常生活护理。遵医嘱应用糖皮质激素以缓解疼痛。

3. 监测病情

(1)观察有无腹痛、便血等情况,同时应注意观察腹部体征,出现异常应及时报告医生并配合处理。当出现消化道出血时,应卧床休息,限制饮食,予以无渣流食,出血量多时应遵医嘱禁食,由静脉补充营养。

(2)观察尿量、尿色,定时做尿常规检查,若有血尿、蛋白尿及管型尿,提示紫癜性肾炎,应按肾炎进行护理。

4. 健康指导

(1)强调预防感染的重要性,告知患儿及家长高发季节避免去人多的公共场所,防止受凉。

(2)及时解答患儿及家长的困惑并进行相关知识的指导,帮助家长和患儿树立战胜疾病的信心。

(3)指导患儿及家长学会观察病情,合理调配饮食,尽量避免接触各种可能的变应原,并遵医嘱服药,定期复查。

第三节 皮肤黏膜淋巴结综合征

> **案例**
>
> 　　周末,父母带 4 岁的儿子小明到游乐场游玩,当天夜里小明开始发热,体温达 39.5℃,妈妈给他口服退烧药和抗生素无效。5d 后,小明仍高热不退,并出现口唇发红干裂、手脚肿胀、眼球充血、身上起红疹,父母急忙带小明来医院就诊。经检查,初步诊断为皮肤黏膜淋巴结综合征。
>
> 　　请问:
>
> 　　1. 该患儿目前存在的主要护理问题有哪些?
>
> 　　2. 如何指导家长保持患儿正常体温?

　　皮肤黏膜淋巴结综合征(mucocutaneous lymphnode syndrome,MCLS)又称为川崎病(kawasaki disease,KD),是一种以全身中、小动脉炎为主要病变的儿童急性发热出疹性疾病,表现为急性发热、皮肤黏膜病损和淋巴结肿大,最严重的危害是冠状动脉损伤所致的冠状动脉扩张和冠状动脉瘤的形成,15%~20% 未经治疗的患儿可发生冠状动脉损害。本病四季均可发病,多见于 5 岁以下儿童,男孩多于女孩,发病率有逐年增高趋势。

　　本病病因不明,可能与多种病原体感染有关,但未能证实。发病机制尚不清楚,推测可能是由感染源的特殊成分触发的一种免疫介导的全身性血管炎。

【护理评估】

　　1. 健康史　评估患儿起病前有无感染史;发热以及发热的持续时间;口腔黏膜有无病损;皮肤是否出现皮疹,皮疹出现的时间、部位和特点;有无家族病史。

　　2. 身体状况

　　(1)主要表现

　　1)发热:39~40℃,呈稽留热或弛张热,持续 1~2 周或更长,抗生素治疗无效。

　　2)皮肤表现:皮疹在发热时或发热后出现,呈向心性、多形性,常见为斑丘疹、多形红斑样或猩红热样,无疱疹及结痂,躯干部多见,持续 4~5d 后消退;手足皮肤呈广泛性硬性水肿,手掌和脚底早期出现潮红,恢复期指、趾端膜状脱皮,重者指、趾甲亦可脱落,此为川崎病的典型临床特点。肛周皮肤发红、脱皮。

　　3)黏膜表现:双眼球结膜充血,于起病 3~4d 出现,无脓性分泌物或流泪,热退后消散;唇充血皲裂,口腔黏膜弥漫充血,舌乳头突起、充血,呈草莓舌(文末彩图 13-2)。咽部弥漫性充血,扁桃体可有肿大或渗出。

　　4)颈淋巴结肿大:单侧或双侧,质坚硬有触痛,但表面不红,无化脓。病初出现,热退后消散。

> **考点提示**:皮肤黏膜淋巴结综合征最严重的表现

　　(2)心脏表现:是本病最严重的表现,于病程第 1~6 周可出现心肌炎、心包炎及心内膜炎。冠状动脉病变多发生于病程第 2~4 周,心肌梗死和冠状动脉瘤破裂可致心源性休克甚至猝死。

　　(3)其他:可有间质性肺炎、无菌性脑膜炎、消化道症状(呕吐、腹泻、腹痛、肝大、黄疸等)、关节疼

皮肤黏膜淋巴
结综合征、皮
肤黏膜损害
(组图)

皮肤黏膜淋巴
结综合征临床
表现(视频)

痛和关节炎。

3. 心理 - 社会状况　评估家长对疾病的认识程度；家长是否因患儿的病情严重出现焦虑、恐惧的心理；评估患儿家庭的经济状况等。

4. 辅助检查

（1）实验室检查

1）血液检查：白细胞计数增高，以中性粒细胞增高为主，伴核左移；轻度贫血，血小板早期正常，第 2~3 周时增高；血沉增快；C 反应蛋白阳性；血清转氨酶升高。

2）免疫学检查：血清 IgG、IgM、IgA、IgE 和血循环免疫复合物升高，总补体和 C3 正常或增高。

（2）影像学检查

1）X 线检查：可见肺纹理增多、模糊或有片状阴影，心影可扩大。

2）心电图和超声心动图检查：心脏受损者可见心电图和超声心动图改变。超声心动图可发现冠状动脉的异常，并有助于随访观察。

3）冠状动脉造影：是诊断冠状动脉病变最精准的方法。心电图检查有心肌缺血或超声心动图检查有多发性冠状动脉瘤者，应进行冠状动脉造影，可观察冠状动脉病变程度，确定其类型、分级和部位，以指导治疗。

5. 治疗要点　主要采取控制血管炎症和抗血小板凝集治疗。

（1）控制炎症：阿司匹林为首选药物，30~50mg/（kg·d），分 2~3 次口服，热退后 3d 逐渐减量，2 周左右减至 3~5mg/（kg·d），维持 6~8 周。如有冠状动脉病变时，用药时间应延长至冠状动脉病变恢复正常。早期静脉注射丙种球蛋白（IVIG）治疗可降低冠状动脉并发症发生率，剂量 2g/kg 于 10~12h 静脉缓慢输入，宜在发病早期（10d 以内）应用；与阿司匹林合用，是治疗川崎病的最佳方案。IVIG 治疗无效时可考虑使用糖皮质激素，剂量为 2mg/（kg·d），用药 2~4 周。

> 🗒 **考点提示**：治疗皮肤黏膜淋巴结综合征的首选药物

（2）抗血小板凝聚：除阿司匹林外可加用双嘧达莫。

（3）其他治疗：根据病情给予对症及支持治疗，如补充液体、保护肝脏、控制心力衰竭及纠正心律失常等，有心肌梗死时应及时溶栓治疗。

📖 **知识拓展**

川崎病的诊断标准

发热 5d 以上，伴下列 5 项临床表现中 4 项者，排除其他疾病后，即可诊断为川崎病。①四肢变化：急性期掌跖红斑，手足硬性水肿；恢复期指（趾）端膜状脱皮。②多形性皮疹。③眼结膜充血，非化脓性。④唇充血皲裂，口腔黏膜弥漫充血，舌乳头突起、充血，呈草莓舌。⑤颈部淋巴结肿大。如 5 项临床表现中不足 4 项，但超声心动图有冠状动脉损害，亦可确诊为川崎病。

【常见护理诊断 / 问题】

1. 体温过高　与感染、免疫反应等因素有关。

2. 皮肤完整性受损　与小血管炎有关。

3. 潜在并发症：心脏受损。

4. 口腔黏膜受损　与小血管炎有关。

【护理措施】

1. 维持体温正常

(1)急性期患儿应绝对卧床休息。保持病室内温、湿度适宜。密切监测体温变化,观察热型及伴随症状,高热及时降温,警惕热性惊厥。

(2)给予患儿高热量、高维生素、高蛋白质、清淡的流质或半流质饮食,鼓励患儿多饮水,必要时静脉补液。

(3)遵医嘱用药,并观察药物的副作用。

2. 皮肤护理 保持患儿皮肤清洁,每日清洗患儿皮肤,每次便后清洗臀部;衣被应柔软、干净,减少对皮肤的刺激;勤剪指甲,避免抓伤和擦伤;半脱的痂皮切忌强行撕脱,应使用消毒剪刀剪除,防止出血和继发感染;肛周红肿有脱皮者,每次大小便后用温水清洗。

3. 黏膜护理 观察患儿口腔病损情况,每日晨起、睡前、餐前、餐后均应漱口,保持口腔清洁,防止继发感染。嘴唇干裂者可涂护唇油;每日用生理盐水洗眼 1~2 次,也可涂眼膏,保持眼部清洁,预防感染。

4. 监测病情 密切监测患儿有无心脏损害的表现,如面色、精神状态、心率、心律、心音、心电图异常等,一旦发现立即报告医生,并根据心脏损害程度采取相应的护理措施。

5. 心理护理 家长因患儿心脏受损及可能发生猝死而产生焦虑不安的情绪,应及时向家长解释病情进展情况,给予心理支持,以便在进行治疗和护理时能取得家长的配合;协助患儿制订合理的休息与活动计划,多给予安慰,减少各种不良刺激。

6. 健康指导 指导家长密切观察病情变化,定期带患儿复查。无冠状动脉病变的患儿,应在出院后 1 个月、3 个月、6 个月及 1 年各全面检查 1 次;有冠状动脉损害者应密切随访。

(刘　迎)

1309
扫一扫,
看总结

思考与练习

1. 患儿,女,7 岁。因低热 3 周,游走性关节肿痛 2 周半入院。家长诉患儿 2 周前曾患化脓性扁桃体炎。查体:T 37.6℃,面色苍白,疲倦,四肢可见环形红斑疹,咽充血,两肺无异常,心率 130 次 /min,心音低钝,心尖区可闻及Ⅲ级收缩期杂音,肝、脾肋下未触及。WBC 12×10⁹/L,中性粒细胞 0.86,淋巴细胞 0.11。

(1)根据患儿目前的状况,可能的诊断是什么?

(2)如何预防此病的复发?

2. 患儿,男,2 岁。因发热 4d 伴皮疹 2d 入院。查体:T 38~40℃,弛张热,P 126 次 /min,R 28 次 /min,患儿精神差,神志清楚,躯干、四肢见猩红热样皮疹,双眼球结膜充血,唇红干裂,口腔黏膜弥漫性充血,呈"草莓舌",手足硬肿,颈部可触及多个肿大淋巴结,肛周皮肤红。

(1)请列出该患儿的护理问题。

(2)如何对患儿进行皮肤和黏膜护理?

1310
扫一扫,
测一测

第十四章　遗传代谢性疾病患儿的护理

扫一扫，
自学汇

 学习目标

1. 掌握 21- 三体综合征和苯丙酮尿症患儿的身体状况、护理诊断及护理措施。

2. 熟悉 21- 三体综合征和苯丙酮尿症的概念、病因、治疗原则。

3. 了解遗传性疾病的分类方法、21- 三体综合征和苯丙酮尿症的发病机制及辅助检查。

4. 具备为 21- 三体综合征和苯丙酮尿症患儿及家庭解决主要护理问题的能力。

5. 能利用相关知识与患儿及家属进行有效的沟通，实施心理疏导，并开展 21- 三体综合征和苯丙酮尿症的健康教育。

　　遗传是各种生物通过生殖产生的子代，其形态结构和生理功能的特征与亲代相似的现象。对于人体而言，位于细胞核内的染色体是传递遗传信息的载体，具有功能的 DNA 序列——基因是实现遗传的物质基础，两者统称为遗传物质。正常人体细胞的染色体为 23 对(46 条)，其中 22 对为常染色体，男性与女性相同，1 对为性染色体，决定性别。基因成对的位于染色体对应的位置上，具有自体复制、决定性状、发生突变的基本特性。遗传方式有常染色体显性遗传、常染色体隐性遗传及伴性遗传。

　　遗传性疾病(genetic disease)是机体因遗传物质结构或功能的异常改变所发生的疾病，简称遗传病，可分为五大类：

　　(1)染色体病(chromosome disorders)：是由染色体数目和 / 或结构异常所引起的疾病，累计的基因数量可达上百个；又分为常染色体病和性染色体病。

　　(2)单基因遗传病(monogenic disorders)：是单个基因的病变，如基因突变所导致的疾病；又分为常染色体显性遗传病、常染色体隐性遗传病、X 连锁显性遗传病、X 连锁隐性遗传病和 Y 连锁遗传病。

　　(3)多基因遗传病(polygenic disorders)：又称为复杂遗传病，是在多对微效基因累积效应的作用下，以及环境因素的影响下发生的疾病。

　　(4)线粒体病(mitochondrial diseases)：是存在于人类细胞质线粒体中的 DNA 发生基因突变，并按母系遗传的一组独特的遗传疾病。

　　(5)基因组印记(genomic imprinting)：又称为遗传印记，指同一基因根据来源亲代的不同(父源或母源)出现异常后形成不同的表达方式。

遗传性疾病在诊断上,除了结合病史和体格检查外,细胞遗传学检查、分子遗传学检查、分子学诊断方法等现代分子生物学检测技术亦为疾病的确诊提供了可靠的依据。

📖 知识拓展

遗传性疾病的预防

由于遗传性疾病严重危害人类的身心健康及人口素质,因此三级预防尤为重要。①携带者检出:及时检出致病基因或染色体的携带者,并给予积极的婚育指导和产前干预,属遗传病的一级预防。②医学遗传咨询:针对遗传病患者与家属,就某种疾病的相关信息、发病风险与后果、治疗与预后等内容进行咨询和交流,对象既包括未育者,又包括处于孕早期、胎儿有潜在畸变风险者,属一级预防。③产前诊断:通过超声、胎儿镜检查、染色体、基因分析等方法对胎儿进行诊断,减少患儿的出生,属二级预防。④发病前的预防:对需要一定外因才会发作的遗传病,如苯丙酮尿症,尽量避免诱因,最大限度地减少疾病发生,改善预后,属三级预防。

第一节　21-三体综合征

📖 案例

某日,护士小董接诊了一例说话很少并常出现伸舌、流涎的患儿。患儿,男,1岁10个月,除"爸爸""妈妈"外,不能说出其他词语,表情呆滞,生长发育落后于同龄儿童,头围、囟门均小于正常,伴有眼裂小、眼角上吊、眼距宽、鼻梁低、手指短粗、通贯手等表现。患儿的父母非常担心孩子。

请问:

1. 患儿存在的主要护理问题有哪些?

2. 如何指导家长正确照顾患儿?

21-三体综合征(21-trisomy syndrome)又称唐氏综合征(Down syndrome),旧称先天愚型,是儿童期最常见的染色体病之一,亦是人类最早发现的常染色体病。活产婴儿中发生率为1‰~1.67‰,母亲年龄愈大,发病风险愈高。临床上以特殊面容、智能落后和生长发育迟缓为主要特征,可伴有多种畸形。

【概述】

1. **病因**　染色体畸变(21号染色体不分离)是本病的直接病因。影响染色体不分离的因素较为复杂,致畸原因可能与母亲高龄妊娠、接触致畸物质以及疾病的影响有关。妊娠年龄是影响发病率的重要原因,孕母35岁及以上者,新生儿患病率约为0.3%,45岁时高达2%~5%;接触放射线、化学毒物(如农药、苯类化合物等),孕前或妊娠期间服用某些药物(如抗癫痫药物等)以及病毒感染(如EB病毒、风疹病毒等)、自身免疫性疾病(如桥本氏甲状腺炎)等,亦可导致染色体的畸变。

2. **发病机制**　本病的细胞遗传学特征是第21号常染色体呈三体型。其形成原因主要是由于亲代一方的生殖细胞在减数分裂形成配子的过程中，或受精卵在有丝分裂时，21号染色体未能分离，使体细胞内存在一条额外的21号染色体。

【护理评估】

1. 健康史　评估母亲妊娠时的年龄，孕前及孕期是否接触过化学物质及放射线，孕期是否罹患自身免疫性疾病或发生病毒感染，既往有无家族史，是否近亲结婚；评估患儿的一般情况，包括年龄、智力发育和体格发育情况、生活自理能力以及家庭的居住环境等。

2. 身体状况　21-三体综合征患儿的主要特征为特殊面容、智能落后和生长发育迟缓。

(1) 特殊面容：患儿表情呆滞，眼距宽，眼裂小，外眦上斜，内眦可有赘皮；鼻梁低平，外耳小，头小而圆；硬腭窄小，唇厚舌大，舌常伸出口外，伴流涎；头发细软、较少，颈短而粗（图14-1）。

> 🔖 **考点提示：** 21-三体综合征的最突出表现和主要特征

(2) 智能落后：往往是本病最突出的症状。绝大多数患儿都有不同程度的智力发育障碍，年龄愈大愈明显，抽象思维受损最严重。

(3) 生长发育迟缓：身材矮小，头围小于正常，前囟大，闭合延迟，出牙延迟且常错位，骨龄常落后于实际年龄；肌张力低，腹部膨隆，可伴有脐疝；四肢短，韧带、关节松弛；手指粗短，小指向内弯曲。

(4) 皮肤纹理特点：手心可观察到猿线，又称通贯手。轴三角的atd角增大，超过45°，第5指只有一条指褶纹，脚跗趾球胫侧有弓形纹等（图14-2）。

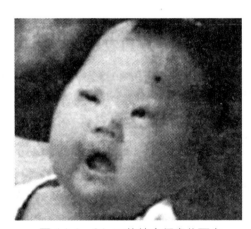

图14-1　21-三体综合征患儿面容

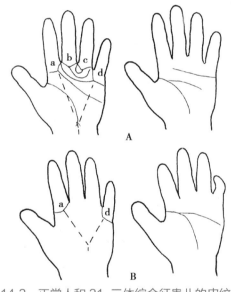

图14-2　正常人和21-三体综合征患儿的皮纹比较

(5) 其他：患儿常伴有畸形，约50%伴发先天性心脏病，其次为消化道畸形；急性白血病、先天性甲状腺功能减低、斜视、近视、眼球震颤、白内障的发生率明显高于正常人群。患儿免疫力低下，易患各种感染性疾病。如存活至成人期，多无生育能力，常在30岁以后出现痴呆的症状。

3. 心理-社会状况

(1) 患儿家长的心理状况：家长是否因担心患儿预后产生焦虑和沮丧感，对患儿失去信心；是否会因患儿智能低下、特殊面容、生活不能自理、不能入学接受正常教育等，经常遭受周遭人的嘲笑，加重患儿与家长的自卑感、自罪感。

(2) 患儿家庭的社会支持状况：患儿常有伴发畸形，且免疫力低下，易罹患感染，反复求医会增加家庭的经济负担,耗费大量时间和精力,造成患儿家长心理社会负担过重,因此应评估家庭的经济承受能力及社会支持系统,评估父母角色是否称职,并防范患儿遭到遗弃。

4. 辅助检查

(1)染色体检查:对于不典型病例,羊水细胞或外周血淋巴细胞的染色体核型分析可确诊本病。患儿染色体比正常人多一条,体细胞染色体总数为 47 条。根据核型分析可分为标准型(占 95%)、易位型(占 2.5%~5%)和嵌合型(占 2%~4%)。

(2)分子细胞遗传学检查:用荧光素标记的 21 号染色体的相应片段序列做探针,与外周血中的淋巴细胞或羊水细胞进行荧光原位杂交(FISH 技术),本病患者细胞中出现三个 21 号染色体的荧光信号。

5. 治疗要点 本病尚无有效的治疗方法。可通过长期的教育和训练提高患儿的生活自理能力,并掌握一些简单的工作技能。如伴有其他畸形可视情况手术矫治,并注意防治感染。

【常见护理诊断 / 问题】

1. 自理缺陷 与智能低下有关。

2. 有感染的危险 与免疫力低下有关。

3. 焦虑 与家长担心患儿预后有关。

4. 知识缺乏:患儿家长缺乏遗传病的相关知识。

【护理目标】

1. 患儿能逐步自理生活,从事简单劳动。

2. 患儿未发生感染。

3. 患儿家长能接受患儿的状况,做好心理调适。

4. 患儿家长能掌握有关疾病知识及对患儿进行技巧训练。

【护理措施】

1. 加强生活护理,培养自理能力

(1)耐心细致地照顾患儿,协助其基本的生活护理,如穿衣、吃饭、洗漱、定期洗澡等,注意防止意外伤害。

(2)及时帮助患儿擦干流涎,保持下颌及颈部的干燥、清洁,可涂润肤油保护皮肤,防止皮肤糜烂。

(3)协助家长制订合理的教育、训练计划,促进患儿智力的发展,逐步掌握生活自理的方法,使患儿能进行简单的劳动,提高生活质量。

2. 预防感染的护理

(1)尽量保证患儿的居室阳光充足,定时开窗通风或净化空气,保持室内空气清新。

(2)注意个人卫生,勤洗澡,保持口腔、鼻腔、皮肤的清洁,避免接触呼吸道感染人群。

(3)加强患儿营养,保证能量供给,按时完成预防接种,并按计划进行适宜的活动和锻炼,增强体质。

3. 心理护理 家长得知患儿病情后,常常会难以接受,出现焦虑、自责、绝望、逃避等一系列复杂的心理情绪反应。护士应耐心开导家长,并通过家长所处的社会环境,帮助其获得更多的情感支持、信息支持,通过对家庭功能灵活、有效地调节,使家庭成员能够尽快适应患儿疾病对家庭造成的影响。

4. 健康指导

(1)遗传咨询:标准型 21- 三体综合征的再发生风险率约为 1%,风险率随妊娠年龄增大有增高趋势。对于 35 岁以上的妊娠女性,应及时进行羊水细胞或绒毛膜细胞染色体检查。易位型为能找到平衡易位携带者,应对患儿双亲进行核型分析:绝大多数 G/G 易位病例呈散发,父母核型大多为正常;母方为 D/G 易位,则每胎的风险率均为 10%;父方为 D/G 易位,则风险率为 4%;母方为21q22q(21/21)平衡易位携带者,子代发病风险达 100%。子代有患病者、姨表姐妹中有患病者,应及早检查子亲代的染色体核型。

(2)孕期应避免接触大量 X 线照射,不要使用妊娠禁忌的药物,并预防各种病毒感染。

(3)指导家长正确照顾患儿,为患儿提供充足而丰富的营养,促进体格、智力的发育,提高机体抵抗力,预防感染。协助家庭建立个性化的教育和训练计划。

【护理评价】

1. 经过治疗和护理,患儿是否能生活自理,参加简单劳动;是否并发感染。

2. 患儿家长是否心理接受并适应患儿状况;是否掌握有关知识及训练、教育患儿的技巧。

第二节 苯丙酮尿症

> 📖 **案例**
>
> 某日,护士小汪接诊了 1 例因头发颜色变浅、反复面肌抽动就诊的患儿。患儿,女,10 个月,出生后配方奶喂养为主,大约 6 个月起妈妈发现孩子毛发颜色转浅,运动与智力发育落后于同龄儿童,且有面肌抽动,易哭闹。小汪注意到患儿面部有湿疹,全身有特殊气味。
>
> 请问:
>
> 1. 患儿存在的主要护理问题有哪些?
>
> 2. 如何指导家长进行正确的饮食护理?

苯丙酮尿症(phenylketonuria,PKU)是由于基因缺陷导致苯丙氨酸羟化酶的活性降低,苯丙氨酸及其代谢产物蓄积而发生的一种遗传代谢性疾病。主要的临床表现为智能低下,惊厥发作,皮肤、毛发色素减少,鼠尿样体味等。本病属常染色体隐性遗传病,是最为常见的先天性氨基酸代谢异常性疾病之一。发病率具有种族和地区差异,我国发病率为 1/11 000,北方高于南方。该病是目前少数可治疗的遗传代谢病之一。

PKU 是由苯丙氨酸代谢异常引起,分为典型和非典型两大类,以典型病例占绝大多数。①典型PKU:苯丙氨酸是人体生长代谢所必需的一种氨基酸,摄入体内的 1/3 用于合成蛋白质,2/3 在苯丙氨酸羟化酶的作用下转变为酪氨酸,再经进一步代谢合成为黑色素、肾上腺素和甲状腺素等发挥生理作用。苯丙氨酸羟化酶基因位于人类第 12 号染色体(12q22~12q24)上,典型 PKU 患

> 🔖 **考点提示**:苯丙酮尿症患儿体内缺乏的物质

儿肝细胞内因缺乏该酶,导致血、脑脊液、各种组织和尿液中苯丙氨酸浓度极度增高,同时经旁路代谢产生大量的苯丙酮酸、苯乙酸、苯乳酸和对羟基苯乙酸,并从尿中排出。高浓度的苯丙氨酸及其代谢产物会导致脑细胞损伤。②非典型 PKU(BH$_4$ 缺乏型):苯丙氨酸的代谢,除需要苯丙氨酸羟化酶的作用,还需要辅酶四氢生物蝶呤(BH$_4$)的参与。当 BH$_4$ 的生成出现缺陷时,亦会导致血苯丙氨酸升高。此外,BH$_4$ 也是酪氨酸和色氨酸羟化酶的辅助因子,缺乏时会造成酪氨酸不能转变成左旋多

巴、色氨酸不能转变成 5-羟色胺,导致脑内这两种神经递质生成减少,加重神经系统损害。国内 BH_4 生成障碍的患儿均是由于 6-丙酮酰四氢蝶呤合成酶的缺乏所致。

【护理评估】

1. 健康史　了解患儿的家族史,父母是否近亲结婚,母亲妊娠经过,是否在孕期接触过致病性化学物质或化疗药物,患儿是否有兄弟姐妹,近亲中有无小头畸形患者或其他遗传病;评估患儿的一般情况,包括年龄、智力发育和体格发育情况等。

2. 身体状况　患儿出生时一般正常。进奶以后血液中苯丙氨酸及其代谢产物逐渐升高,至 3~6 个月开始显现症状,并逐渐加重,1 岁时症状表现最为明显。

(1)特殊外貌:由于黑色素合成减少,患儿生后数月头发逐渐由黑变黄,色淡,呈棕黄色。皮肤和虹膜颜色变浅,皮肤苍白干燥,常伴湿疹和皮肤划痕症阳性。

> 考点提示:苯丙酮尿症的特殊外貌及神经系统最突出的症状

(2)神经系统表现:以智能发育落后最为突出。早期表现为神经行为异常,如兴奋、多动、易激惹或嗜睡、萎靡;少数患儿肌张力增高、腱反射亢进,甚至出现癫痫样惊厥,80% 患儿脑电图有异常;未经治疗的患儿智商普遍低于同龄正常儿,随着年龄的增长,智力低下越来越明显,约 60% 的患儿有严重的智能障碍。辅酶四氢生物蝶呤缺乏型患儿神经系统症状出现早且更为严重,常见智能明显落后,肌张力低下,嗜睡,以及难以控制的惊厥。如不及时治疗,常死于婴幼儿期。

(3)其他:患儿不仅神经系统发育迟缓,体格生长发育亦缓慢,常有喂养困难、呕吐。由于代谢障碍,苯丙氨酸与从旁路代谢产生的苯乳酸和苯乙酸一起从汗腺及尿液排出,患儿体味因苯乙酸而呈特殊的鼠尿臭味。

3. 心理-社会状况　家长常因患儿异常的外貌、低下的智能,加之周围人的异样,产生焦虑及无助感。对患儿预后的忧虑、治疗是否及时又会使患儿家长进一步产生自责、负罪感。护士除应了解家长的心理情绪反应,还要评估家庭的经济状况、照顾者角色能否得到良好的履行,以保证患儿得到有效的治疗和护理。

4. 辅助检查

(1)新生儿筛查:是医疗保健机构在新生儿群体中采取快速、简便、敏感的检验方法对一些危害严重的先天性、遗传性疾病进行群体筛查,以利于早期发现患儿。新生儿出生 72h 后、哺乳 6 次以上(避免 PKU 筛查假阴性),采其足跟内侧或外侧血滴于专用滤纸上,要求至少取 3 个血斑,每个血斑直径大于 8mm,于阴凉处晾干后寄送至筛查中心进行测定。苯丙氨酸浓度阳性切值根据实验室及试剂盒而定,一般大于 20mg/dl 为筛查阳性。检测方法包括 Guthrie 细菌抑制检测法、酶定量检测法、化学荧光检测法、高效液相色谱检测法、质谱检测法等。

(2)PKU 类型的鉴别:对于高苯丙氨酸血症者还需进一步进行尿蝶呤谱分析、血二氢蝶呤还原酶活性测定,以鉴别是否为 BH_4 缺乏型。

(3)尿液代谢产物检测:尿液代谢产物中苯丙酮酸、2-羟基苯乙酸、4-羟基苯乙酸、苯基乳酸和苯乙酸的含量浓度测定可用于较大婴儿和儿童的诊断以及治疗效果检测。

(4)基因诊断检测:可用于产前诊断,在对苯丙酮尿症进行筛查诊断的基础上,还能够提前预知胎儿患病的可能性和严重程度。

5. 治疗要点　PKU 是一种可通过饮食控制达到治疗效果的遗传病,且治疗越早,预后越好。治疗的目的是控制血中苯丙氨酸浓度在一定允许范围内,以减轻对神经系统,尤其是智力的损害。

(1)低苯丙氨酸饮食治疗:是最重要的治疗手段。给予患儿低或无苯丙氨酸配方奶,治疗 3~7d

后测定血苯丙氨酸浓度,直至其降至允许范围。

(2)药物治疗:对于 BH_4 缺乏型患儿,单纯的低苯丙氨酸饮食只能降低血苯丙氨酸水平,但无法终止进行性的神经系统损伤,另需服用左旋多巴、5-羟色胺和 BH_4 等药物进行治疗。

【常见护理诊断/问题】

1. 有发育迟缓的危险 与高浓度的苯丙氨酸导致神经系统受损有关。

2. 有皮肤完整性受损的危险 与皮肤受异常分泌物刺激有关。

3. 焦虑 与家长担心患儿病情和预后有关。

【护理措施】

1. 饮食护理 一旦确定诊断,立即行低苯丙氨酸饮食治疗。苯丙氨酸作为人体必需氨基酸,对其量的控制需满足患儿机体生长发育和代谢的最低需要,即维持血中苯丙氨酸的浓度在 2~10mg/dl,之后方可添加天然饮食,其中首选母乳(因母乳中苯丙氨酸含量仅为牛奶的 1/3),较大婴儿及儿童可选择低蛋白、低苯丙氨酸的饮食,应以淀粉类、蔬菜和水果等为主,忌用肉、蛋、豆类等含蛋白质高的食物,一些常见食物中苯丙氨酸含量见表 14-1。每次更换食谱 3~7d 后需要复查血苯丙氨酸浓度,以此调整饮食的量与次数,保证苯丙氨酸浓度在允许范围内。同时还应注意热量、维生素等营养素的供给,满足生长发育的基本需求,防止体内组织分解增加血中苯丙氨酸的浓度,预防患儿贫血与低蛋白血症。

饮食治疗直接关系到患儿的智力发育,应在 3 月龄以前开始。如超过 1 岁,虽能改善神经症状,但智力损伤已不可逆转。饮食控制应至少持续到青春期以后,女性患者最好坚持终身治疗。

表 14-1 常用食物的苯丙氨酸含量(每 100g 食物)

食物	蛋白质/g	苯丙氨酸/mg	食物	蛋白质/g	苯丙氨酸/mg
母乳	1.3	36	籼米	7.0	352
牛奶	2.9	113	豆腐干	15.8	691
藕粉、麦淀粉	0.8	4	小米	9.3	510
胡萝卜	0.9	17	小麦粉	10.9	514
白薯	1.0	51	瘦猪肉	17.3	805
土豆	2.1	70	瘦牛肉	19.0	700
南豆腐	5.5	266	鸡蛋	14.7	715
北豆腐	10.2	507	水果	1.0	—

苯丙酮尿症患儿的饮食护理(微课)

2. 皮肤护理 勤换尿布,保持皮肤清洁、干燥,对皮肤皱褶处如腋下、腹股沟应注意清洗,涂润肤膏并保持清洁,出现湿疹及时治疗。

3. 康复护理 结合运动功能训练、物理疗法等对患儿进行积极的康复训练。患儿由于脑发育受损,可引起情绪行为障碍,表现为冲动、任性、孤僻、易激惹、易哭泣等。护士应引导家长成为日常护理的主体,要了解患儿的心理情绪,耐心、细心地护理患儿。鉴于绝大部分患儿经过有效的综合治疗可纠正发育落后的情况,各项生存功能得到最大限度的恢复,护士要鼓励家长建立康复的信心。

4. 健康指导

(1)向患儿家长介绍本病的相关知识,尤其是控制饮食的重要性,协助家长制订适宜的饮食治疗方案。

(2)患儿应定期复诊:血苯丙氨酸浓度控制理想者可每 2 周至 1 个月复查一次;每 6 个月至 1 年

扫一扫，
看总结

监测一次体格发育指标；每年评价一次智能发育，了解患儿生长发育情况。

（3）为备孕家庭提供遗传咨询：对已达生育年龄的 PKU 女性，要告知控制血苯丙氨酸浓度的重要性。若计划妊娠，需提前半年开始严格控制血苯丙氨酸浓度在 60mg/L 以下，直至分娩，以免影响胎儿神经系统的发育。对有本病家族史的夫妇，可采用 DNA 分析或羊水检测，对胎儿进行产前诊断。

（吕 菲）

思考与练习

1. 患儿，女，1岁。神志清楚，目光呆滞。足月顺产，生长发育落后，体重7.8kg，头围40cm。眼裂小、眼距宽，语言发育落后，不会说除"妈妈"以外的话。母亲非常焦虑。

（1）请列出该患儿主要的护理问题。

（2）如何对患儿家长进行心理护理？

扫一扫，
测一测

2. 患儿，男，进行新生儿期筛查时发现苯丙氨酸浓度为22mg/dl，诊断为苯丙酮尿症。家长很担心孩子的预后，不知道如何喂养患儿。

（1）请列出该患儿主要的护理问题。

（2）如何对家长进行健康宣教？

第十五章　传染病患儿的护理

学习目标

1. 掌握麻疹、猩红热、水痘、手足口病、流行性腮腺炎、中毒型细菌性痢疾、结核病患儿的身体状况、护理诊断和护理措施。

2. 熟悉儿童常见出疹性疾病的鉴别诊断，儿童传染病特点和预防。

3. 了解传染病的病理生理。

4. 具备运用护理程序为常见传染病患儿提供整体护理的能力。

5. 能运用所学知识与患儿及家属进行有效沟通，实施心理疏导，并开展麻疹、猩红热、水痘、手足口病、流行性腮腺炎、中毒型细菌性痢疾、结核病的健康教育。

第一节　概　　述

一、传染病的基本特征及病程发展

传染病是病毒、衣原体、支原体、立克次体、细菌、螺旋体、真菌和寄生虫等病原微生物感染人体后所引起的具有传染性、流行性与免疫性的一种特殊类型疾病。儿童因机体免疫功能低下，是传染病的易感人群和高发人群，且起病急、症状重、病情复杂多变，容易发生并发症。因此，儿科护士必须熟悉传染病的相关知识，以采取适当的措施预防和控制传染病。

（一）传染病的特点

1. 传染病的基本特征　①由特异性病原体所致。②具有一定的传染性。③具有流行性：其流行病学特征包括流行性、季节性、地方性、周期性；按其流行的强度和广度可分为散发、暴发、流行、大流行四种类型。④免疫性：患者在传染病痊愈后，大多数可获得对该病病原体的特异性体液免疫或细胞免疫。

2. 传染病的病程发展　传染病的发展过程有其自身的规律，一般都要经过以下四个阶段：

（1）潜伏期：病原体侵入机体之后至出现临床症状之前的时期。了解潜伏期最重要的意义是可以确定检疫期限，并有助于传染病的诊断和流行病学调查。

（2）前驱期：起病至开始出现该病典型症状之前的时期，通常为1~3d，临床表现多为非特异症状，如发热、乏力、头痛、食欲减退等。也有些传染病此期有特异性表现，如麻疹黏膜斑。

（3）症状明显期：此期出现该传染病特有的症状、体征。如水痘的症状明显期的主要表现为发热、斑疹、丘疹、疱疹、结痂。

（4）恢复期：此期患儿症状、体征逐渐消失，如较长时间机体功能仍不能恢复正常，则可遗留后遗症。

3. 传染病的流行环节 传染病的流行就是传染病在人群中发生、发展和转归的过程。传染病在人群中的传播必须具备三个基本环节，即传染源、传播途径和易感人群。

（二）传染病的预防

传染病的预防原则是针对传染病流行过程的三个基本环节、流行特点采取综合性措施。

1. 管理传染源 发现传染病患儿或疑似患儿，应立即予以隔离治疗，隔离期限依据该传染病的传染期而定。尽可能做到五早，即早发现、早诊断、早报告、早隔离、早治疗。

2. 切断传播途径 根据传染病的不同传播途径采取相应措施，如消化道传染病主要应采取管理饮食、管理粪便、保护水源、消灭苍蝇、饭前便后洗手、加强儿童个人卫生等；呼吸道传染病则要保持室内空气新鲜、加强通风、空气消毒、外出戴口罩及流行期间避免大型集会等；虫媒传染病则以防虫、杀虫和驱虫等措施为主。

3. 保护易感人群 以0~3岁儿童为重点防控人群，继续加强疫情监测和预防保健。一是提高人群的非特异性免疫力，如合理营养、增强体质、改善居住条件等；二是提高人群特异性免疫力，如预防接种；三是药物预防，如口服玉屏风口服液、板蓝根颗粒等。

二、传染病患儿的一般护理

1. 建立预诊制度 在门诊设立预诊处，及早发现、及时分流传染病患儿，防止和减少交叉感染。

2. 严格执行消毒隔离制度 消毒与隔离是防止传染病播散的重要措施。根据具体情况选用适宜的消毒隔离方法，控制传染源、切断传播途径、保护易感人群。

3. 及时报告疫情 护士是传染病的法定报告人之一，一旦发现传染病，应及时填写"传染病疫情报告卡"，并按国家规定的时间向卫生防疫机构报告，以便采取有效措施进行疫源地消毒，防止传染病的播散。

4. 密切观察病情 传染病患儿病情急、进展快、并发症多，护士应密切观察患儿病情变化、用药反应、治疗效果、有无并发症，尤其是发热与皮疹的关系、皮疹形态及分布等。必要时专人守护，详细记录，并做好抢救准备。

5. 做好生活护理 传染病患儿急性期应卧床休息，症状减轻后可逐渐下床活动。保持病室安静、清洁、舒适，给予营养丰富、易消化、水分充足的流质、半流质食物或软食，鼓励患儿多饮水，以维持水、电解质平衡，促进体内毒素排泄。昏迷患儿可鼻饲或静脉补液。

6. 加强心理护理 传染病患儿因需要单独隔离，易造成孤独、紧张、恐惧心理，护士应多关心，耐心劝导其配合治疗。对恢复期患儿可安排做游戏、做保健操等不同形式的活动，使其保持良好情绪，促进疾病早日康复。另外，护士应重视与患儿家长的沟通，耐心解释患儿的病情及各种治疗、护理措施的必要性，减轻并消除家长的焦虑、内疚等情绪。

7. 开展健康教育 健康教育是做好传染病护理的重要环节。根据传染病的特点，护士应通过交流、讲解、座谈、宣传画等方式向患儿及家长介绍传染病的有关防治知识，使其配合医院的消毒隔

儿童常见传染病及其预防（微课）

离、治疗和护理。对患儿进行出院后的指导,使家长重视并定期完成各种计划免疫,提高免疫力,增强体质,预防儿童传染病。

第二节 麻 疹

📖 **案例**

东东,7岁,5d前开始发热、咳嗽、流涕,双眼畏光、红肿、流泪、分泌物多,自服某感冒药治疗。2d前耳后、颈部开始出皮疹,伴嗜睡、食欲减退。查体:T 39.8℃,P 128次/min,R 28次/min。耳后、颜面、躯干可见红色斑丘疹,疹间皮肤正常。咽部及眼结膜充血明显。双肺听诊呼吸音粗,肝脾未触及。临床诊断为麻疹。

请问:

1. 如何对该患儿进行正确的护理评估?

2. 该患儿存在的主要护理问题有哪些?

麻疹(measles)是麻疹病毒所致的一种传染性极强的急性出疹性呼吸道传染病。临床以发热、上呼吸道感染、结膜炎、口腔麻疹黏膜斑(又称柯氏斑 koplik spots)、全身皮肤斑丘疹及疹退后遗留色素沉着伴糠麸样脱屑为主要临床表现。

本病好发于6个月至5岁的儿童。一年四季均可发病,以冬春季多见。麻疹患者是唯一的传染源,出疹前后5d均有传染性,如合并肺炎,传染期可延长至出疹后10d。本病主要通过飞沫传播,传染性极强,儿童是主要易感人群,病后大多可获得终身免疫。现今随着麻疹减毒活疫苗的广泛使用,其流行已得到控制,但目前仍是造成全球儿童死亡的主要原因之一。

📖 **知识拓展**

麻疹的发病机制

麻疹病毒侵入易感儿体内后出现两次病毒血症。第一次病毒血症是麻疹病毒侵入呼吸道上皮细胞及局部淋巴结,在这些部位繁殖,同时有少量病毒侵入血液而形成第一次病毒血症,此时已有传染性;此后病毒在全身单核-吞噬细胞系统复制活跃,大量病毒再次进入血液,造成第二次病毒血症,引起全身广泛性损害而出现一系列临床表现,如皮疹、高热等,此时传染性最强。

【护理评估】

1. 健康史 评估患儿有无麻疹疫苗接种史及麻疹患儿接触史;评估既往有无麻疹或其他急、慢性疾病(如结核、营养不良等);评估患儿发病前及发病过程中用药情况,如是否用过易致皮疹的药物、肾上腺皮质激素及免疫抑制剂等。

2. 身体状况

(1)典型麻疹:可分为四期,即潜伏期、前驱期、出疹期、恢复期。

📌 **考点提示**:麻疹黏膜斑

1)潜伏期:大多数为 6~18d(平均 10d 左右),可有低热及全身不适。

2)前驱期:一般为 3~4d。主要表现有:①发热,多为中度以上发热,热型不一。②上呼吸道感染症状,如咳嗽、流涕、打喷嚏、咽部充血等。③眼结合膜炎,如结膜充血、流泪、畏光及眼睑水肿。④麻疹黏膜斑,在发疹前 1~2d 出现,在第二磨牙相对应的颊黏膜处,可见直径 0.5~1.0mm 灰白色小点,外有红晕,常在 1~2d 内迅速增多并融合,可累及整个颊黏膜并蔓延至唇部黏膜,出疹后 1~2d 迅速消失。此项表现是本病的特异性体征,对麻疹具有早期诊断价值。⑤其他表现:部分患儿可有全身不适、精神不振、食欲减退、呕吐、腹泻、腹痛等症状。

3)出疹期:一般为 3~5d。多在发热 3~4d 后按顺序出现皮疹,此时全身中毒症状加重,体温可突然高达 40℃,咳嗽加剧,伴嗜睡或烦躁不安,甚至谵妄、抽搐。皮疹先后出现于耳后、发际,渐及颜面、颈部,自上而下蔓延至躯干、四肢,最后到达手掌及足底。皮疹初为红色斑丘疹,以后部分皮疹融合成片,颜色加深呈暗红,压之褪色,疹间可见正常皮肤,不伴痒感。肺部可闻及少量干、湿性啰音。

> **考点提示:麻疹皮疹特点**

4)恢复期:一般 3~5d,若无并发症发生,出疹 3~4d 后,皮疹按出疹先后顺序开始消退,体温逐渐降至正常,全身症状逐渐好转。疹退后,皮肤有糠麸状脱屑及棕色色素沉着,一般 7~10d 痊愈。

(2)非典型麻疹

1)轻型麻疹:多见于有部分免疫者,如潜伏期内接受过丙种球蛋白等被动免疫制剂或出生 8 个月内尚有母体被动抗体的婴儿。此型患儿症状轻,常无麻疹黏膜斑,皮疹稀而色淡,疹退后无脱屑和色素沉着,无并发症。

2)重型麻疹:主要见于体弱儿、先天或后天免疫功能低下、继发严重感染者。体温持续 40℃以上,中毒症状重,皮疹密集融合,呈蓝紫色出血性皮疹者常伴有黏膜和消化道出血等。此型患儿常有肺炎、循环衰竭等并发症,病死率高。

3)异型麻疹:主要见于接种过麻疹减毒活疫苗的患儿。典型症状是持续高热、乏力、肌痛、头痛,或伴有四肢水肿,皮疹不典型,呈多样性,出疹顺序不规则,易并发肺炎。

3. 心理 - 社会状况　对于有并发症而需要住院治疗的较重的麻疹患儿,评估患儿及家长的心理状况;患儿因隔离会产生严重的孤独感、陌生感,疾病本身也给患儿带来痛苦、恐惧、紧张心理,年龄越小表现越强烈。对于院外居家治疗的麻疹患儿,评估患儿及家长的心理状况、疾病的应对方式,了解家长及社区居民对麻疹的认知程度、防治态度等。

4. 辅助检查

(1)血常规:白细胞总数减少,淋巴细胞相对增多。淋巴细胞严重减少提示预后不好。若白细胞数增加,尤其是中性粒细胞增加,提示继发细菌感染。

(2)病原学检查:从呼吸道分泌物中分离出麻疹病毒,或用免疫荧光法检测到麻疹病毒抗原均可做出特异性诊断。

(3)血清学检查:皮疹出现 1~2d 内,即可用酶联免疫吸附试验(ELLSA 法)从血中检测出特异性 IgM 抗体,有助于早期诊断。

5. 治疗要点　麻疹没有特异性治疗方法,主要为对症治疗和中医药治疗,加强护理和预防并发症。

(1)对症治疗:高热时可温水灌肠或给予退热剂降温,切忌退热过猛引起虚脱。咳嗽剧烈者给予镇咳祛痰剂或雾化吸入。烦躁者可适当给予镇静剂。

(2)中医药治疗:中医认为麻疹属于"温热病"范畴,前驱期治疗以辛凉透表为主;出疹期以清热解毒透疹为主;恢复期则养阴清余热,调理脾胃。

【常见护理诊断/问题】

1. 体温过高 与病毒血症、继发感染有关。

2. 皮肤完整性受损 与病毒感染所致皮疹有关。

3. 营养失调:低于机体需要量 与感染后食欲下降、机体消耗增加有关。

4. 有感染传播的危险 与麻疹病毒可经呼吸道传播有关。

5. 潜在并发症:肺炎、喉炎、心肌炎、脑炎等。

【护理措施】

1. 降低体温 维持合理的高热体温,以利于麻疹皮疹出透、出齐。在前驱期及出疹期不宜强行为患儿过度降温,体温不超过 40℃一般不退热。若体温高于 40℃伴有惊厥或过去有高热惊厥史者,可遵医嘱采取温水擦浴或小剂量退热剂以适当降温,禁用冰袋、冷敷及酒精擦浴等,以免影响出疹,导致严重并发症发生。

2. 皮肤黏膜护理

(1)一般护理:①保持床单整洁干燥和皮肤清洁(温水擦浴忌用肥皂),腹泻患儿注意臀部清洁。②加强口腔护理,多喂水,可用生理盐水或 2% 硼酸液含漱。③防止呕吐物或泪水流入外耳道发生中耳炎。

(2)特殊护理:①及时评估透疹情况,如透疹不畅,可用中药或鲜芫荽煎水服用并外抹身体以促进血液循环,使皮疹出透,平稳度过出疹期。②加强眼部的护理,眼部分泌物多时用生理盐水冲洗,再滴入抗生素眼液或眼膏,并加服鱼肝油预防眼干燥症。③及时清除鼻痂,翻身拍背助痰液排出,保持呼吸道通畅。

3. 饮食护理 发热期间饮食以清淡、营养丰富、易消化的流食和半流食为宜,少量多餐。鼓励患儿多饮水,以利退热、排毒、透疹,必要时遵医嘱静脉补液。恢复期应添加高热量、高蛋白、高维生素的食物,不需忌口。

4. 预防感染传播

(1)控制传染源:隔离患儿至出疹后 5d,并发肺炎者延至出疹后 10d,密切接触的易感儿隔离观察 3 周。

(2)切断传播途径:患儿居室要定时通风换气,定期用紫外线照射消毒;患儿衣被及玩具应在阳光下暴晒。医护人员接触患儿前后应洗手、更换隔离衣或在空气流动处停留 30min。患儿衣被及玩具暴晒 2h,减少探视。

(3)保护易感儿:①主动免疫,按时接种麻疹减毒活疫苗。易感者在接触患者 2d 内若接种疫苗,仍有可能预防发病或减轻病情。②被动免疫,麻疹流行期间体弱者接触患儿 5d 内,肌内注射丙种球蛋白或胎盘球蛋白,可免于患病或减轻病情。③麻疹流行期间尽量少带孩子去公共场所,以减少感染和传播机会。

5. 病情观察 出疹期如透疹不畅、疹色暗紫、持续高热、咳嗽加剧、呼吸困难、肺部啰音增多为并发肺炎的表现,重症肺炎可致心力衰竭。患儿出现嗜睡、惊厥、昏迷为脑炎表现。如出现上述表现应及时予以相应处理。

6. 健康教育 由于麻疹传染性较强,为控制疾病的流行,应向家长介绍麻疹的相关知识,使其有充分的心理准备,积极配合治疗。无并发症的患儿可在家中进行治疗护理,指导家长做好消毒隔离、皮肤护理以及病情观察等,防止继发感染。

第三节　猩　红　热

📖 **案例**

　　强强,男,3岁2个月,因"发热3d,咽痛、出疹2d"入院。护士小李为其查体得知:体温39℃,呼吸30次/min,心率110次/min,精神稍差,急性病容,咽峡部有充血,耳后、颈部、上胸部、躯干皮肤弥漫性发红,并有针尖样大小的丘疹,压之褪色,疹间无正常皮肤。临床诊断为猩红热。

　　请问:

　　1. 如何正确地评估患儿的身体状况?

　　2. 如何为患儿制订合理的护理措施?

　　猩红热(scarlet fever)是一种由A组β型溶血性链球菌感染引起的急性呼吸道传染病。临床特征为发热、咽峡炎、全身弥漫性红色皮疹和疹退后皮肤脱屑。少数患儿病后可出现变态反应性心、肾、关节的损害。猩红热主要通过空气飞沫传播,患儿和带菌者是主要传染源,人群普遍易感,以3~7岁的儿童多见,全年均可发病,以冬、春季节多见。

【护理评估】

　　1. 健康史　评估患儿近期有无与猩红热患儿接触史,既往有无急性咽炎、扁桃体炎等链球菌感染病史。评估患儿近期是否有用过易致皮疹的药物,是否使用过肾上腺糖皮质激素、免疫抑制剂等药物史。

　　2. 身体状况　潜伏期通常为2~3d,短者1d,长者可达5~7d。典型病例为发热、咽峡炎和第2天出现典型的皮疹。

　　(1)发热:多为持续性,体温可达39℃左右,可伴有头痛、食欲缺乏、全身不适等全身中毒症状。发热程度、热程长短与出疹程度一致。

　　(2)咽峡炎:表现为咽痛、吞咽痛,局部充血并可有脓性分泌物。

　　(3)皮疹:猩红热典型表现为发热后1~2d出现皮疹,始于耳后、颈及上胸部,24h内迅速蔓及全身。典型皮疹是在弥漫充血的皮肤上出现均匀分布的针尖样大小的丘疹,高出皮面,扪之粗糙,压之褪色,疹间无正常皮肤,伴有痒感,以手按压则可暂时消退数秒钟,出现苍白的手印,称为"贫血性皮肤划痕",为该病特征之一。在腋窝、腹股沟等皮肤皱褶处,皮疹密集或因摩擦出血而呈紫红色线状,称"帕氏线",为特征之二。在颜面部仅有充血而无皮疹,口鼻周围充血不明显,与面部充血皮肤相比显得发白,称为"口周苍白圈"。病程初期舌覆白苔,红肿的乳头突出于白苔之外,称为"草莓舌",2~3d后白苔开始脱落,舌面光滑呈绛红色,乳头仍凸起,称为"杨梅舌",为特征之三。皮疹一般于48h达高峰,然后按出疹先后开始消退,2~3d内退尽,重者可持续1周。疹退后开始皮肤脱屑,多呈片状脱皮,面部及躯干为糠屑状,手、足、指(趾)处由于角化层较厚,呈"手套""袜套"状,无色素沉着。

　　(4)并发症:主要为变态反应性疾病,多发生于病程的2~3周,如急性肾小球肾炎、风湿热等。也可合并化脓性感染,如中耳炎、蜂窝织炎等。

　　3. 心理-社会状况　评估患儿及家长是否因皮疹及出疹后大片脱皮而产生焦虑、恐惧心理;评估家长对猩红热的传播、转归知识的了解程度,以及常见并发症早期表现的了解情况等。

　　4. 辅助检查

　　(1)血常规:白细胞总数增加,以中性粒细胞为主。

(2)病原学检查:咽拭子或其他分泌物可培养出 A 组 β 型溶血性链球菌。

5. 治疗要点　抗菌治疗是本病的主要治疗措施。青霉素是治疗猩红热的首选药,早期治疗可缩短病程,同时能预防急性肾小球肾炎、风湿热等并发症,治疗愈早,预防效果愈好。青霉素剂量为每日 5 万 U/kg,分 2 次肌内注射,严重感染者,剂量可为 10 万 ~20 万 U/kg,静脉滴注。青霉素过敏者可选用红霉素。

【常见护理诊断/问题】

1. 体温过高　与毒血症有关。

2. 皮肤完整性受损　与皮疹有关。

3. 疼痛　与咽喉部炎症有关。

4. 潜在并发症:化脓性感染、急性肾小球肾炎、风湿热等。

5. 有感染传播的危险　与 A 组 β 型溶血性链球菌可经呼吸道传播有关。

【护理措施】

1. 发热护理　密切监测体温变化,高热时可用物理降温,但忌用冷水和酒精擦浴,必要时遵医嘱使用退热药物。出汗时及时更换汗湿衣物。给予营养丰富易消化半流质、流质饮食。鼓励患儿多喝水,以利散热和毒素排泄。

2. 皮肤护理　保持皮肤清洁,勤换衣服。剪短患儿指甲,避免抓破皮肤而引起继发感染。沐浴时水温不宜过高,避免使用刺激性强的肥皂或沐浴液,以免加重皮肤瘙痒感。皮肤瘙痒者可涂 0.25% 冰片炉甘石洗剂。皮肤脱皮时勿用手撕扯,以免损伤皮肤,有大片脱皮时可用剪刀剪掉,脱皮时可涂凡士林软膏或液状石蜡油。

3. 减轻疼痛　积极治疗咽炎和扁桃体炎,咽喉肿痛时,予以清淡、流质饮食,遵医嘱使用解热镇痛药,同时可用西瓜霜喷剂局部喷涂。

4. 密切观察病情　观察患儿有无耳痛、耳道流脓、发热、咳嗽、气促等表现,及时发现中耳炎、肺炎等并发症;密切观察患儿有无眼睑水肿,观察排尿变化及尿色,留取尿标本进行检查,警惕急性肾炎的发生;观察患儿有无关节疼痛、心肌炎表现,及时发现风湿热并采取措施。

5. 预防感染传播　①控制传染源:患儿采用呼吸道隔离,至症状消失后 1 周、连续咽拭子培养 3 次阴性后解除,有化脓性并发症者隔离至治愈为止,有密切接触史者需要医学观察 7d。②切断传播途径:注意病室内空气消毒,患儿衣物消毒,外出戴口罩。③保护易感儿:注意个人卫生,锻炼身体,增强身体抵抗力,流行季节避免去公共场所。

第四节　水　　痘

📖 **案例**

8 岁的明明,因"发热、出疹 1d"就诊,初为发热、轻度不适、流涕,不久开始出现皮疹,有明显痒感。在颜面、颈部、胸部可见红色斑丘疹或斑疹,及 0.1~0.5cm 的圆形、椭圆形水滴样小水疱,周围有红晕,多数疱疹液清亮,部分疱疹液浑浊呈脓性,疹间皮肤正常。临床诊断为水痘。

请问:

1. 如何正确评估患儿水痘的特点?

2. 如何对该患儿进行皮肤护理?

　　水痘（chickenpox；varicella）是由水痘 - 带状疱疹病毒（varicella-zoster virus，VZV）引起的具有高度传染性的儿童期出疹性疾病。临床特征为皮肤黏膜相继出现并同时存在斑疹、丘疹、疱疹和结痂等各类皮疹，经过飞沫或接触传染。水痘患者是唯一的传染源，出疹前 1~2d 至疱疹全部结痂为止均具有极强的传染性。人群普遍易感，以 2~6 岁儿童多见。一年四季均可发病，但以冬春季多发。儿童感染后可获得持久免疫力，但多年后可发生带状疱疹。

📖 知识拓展

水痘的发病机制及病理改变

　　病原体为水痘 - 带状疱疹病毒，即人类疱疹病毒 3 型。该病毒在外界环境中生活力弱，不耐高温、不耐酸、不能在痂皮中存活。水痘 - 带状疱疹病毒在儿童期原发感染为水痘，恢复后病毒可长期潜伏在脊髓后根神经节或脑神经的感觉神经节内，少数人在青春期或成年后当机体抵抗力下降时病毒可被激活而再次发病，表现为带状疱疹。

【护理评估】

　　1. 健康史　了解患儿是否接种水痘疫苗、近期有无水痘患儿接触史；是否患营养不良等导致机体免疫功能下降的疾病；是否有使用糖皮质激素、免疫抑制剂等药物史。

　　2. 身体状况

　　(1) 典型水痘：潜伏期一般为 2 周左右。前驱期 1~2d，表现为发热、不适、厌食等。发热当天或次日开始出现皮疹（文末彩图 15-1），皮疹特点为：①呈向心性分布，首发于头、面和躯干，继而扩展到四肢。②多形性皮疹，开始为红色斑疹和丘疹，继之变成透明饱满的水疱，周围有红晕，约 24h 后疱液浑浊并呈脐凹现象，易破溃，2~3d 左右迅速结痂。③皮疹分批出现，伴明显瘙痒感，由于皮疹演变过程快慢不一，故在同一时间内同一部位可见上述四种皮疹形态同时存在，这是水痘皮疹的重要特征。④部分患儿疱疹可出现在口腔、结膜、生殖器等处，易破溃形成浅溃疡。水痘为自限性疾病，一般患儿全身症状和皮疹较轻，10d 左右自愈。皮疹脱痂后一般不留瘢痕。

　　(2) 重型水痘：多发生在免疫功能低下或应用糖皮质激素及免疫抑制剂的患儿。全身中毒症状重，高热，皮疹广泛分布，可融合形成大疱型疱疹或出血性皮疹，可继发感染或伴血小板减少而发生暴发性紫癜。

　　(3) 先天性水痘：母亲在妊娠期早期患水痘可导致胎儿多发性先天畸形和自主神经系统受累，表现为出生体重低、瘢痕性皮肤病变、肢体萎缩、视神经萎缩、白内障及智力低下等，多在 1 岁内死亡，存活者会留有严重神经系统伤残。如母亲在接近产期患水痘，可导致新生儿水痘，病情严重，病死率高达 25%~30%。

　　(4) 并发症：最常见的并发症为皮肤继发细菌感染，如脓疱疮、蜂窝织炎，甚至由此导致败血症等。神经系统可见水痘后脑炎、面神经瘫痪等。少数病例可发生心肌炎、肝炎等。

　　3. 心理 - 社会状况　评估患儿是否因隔离治疗、活动受到限制、不能进行正常的学习与活动等而产生烦躁、焦虑。了解患儿家长对水痘的传播、转归知识的了解程度。评估患儿所在托幼机构或学校的保育人员、保健医生在水痘的预防、护理、隔离消毒方面的认知水平。

　　4. 辅助检查　外周血白细胞计数正常或稍低，继发细菌感染时可增高。刮取新鲜疱疹基底组织涂片检查见多核巨细胞和核内包涵体，可快速诊断。血清水痘病毒特异性 IgM 抗体检测可帮助早期诊断。双份血清特异性 IgG 抗体滴度 4 倍以上增高也有助于诊断。

5. 治疗要点　水痘是自限性疾病,无并发症时以一般治疗和对症处理为主。皮肤瘙痒可局部使用炉甘石洗剂,必要时可给少量镇静剂。抗病毒药物首选阿昔洛韦,应尽早使用,一般应在皮疹出现的 48h 内开始口服,每次 20mg/kg(<800mg),每日 4 次;重症患者需静脉给药,每次 10~20mg/kg、每日 3 次。此外,早期使用 α 干扰素能较快抑制皮疹发展,加速病情恢复。继发细菌感染时给予抗生素治疗。糖皮质激素对水痘病程有不利影响,可导致病毒播散,不宜使用。

【常见护理诊断 / 问题】

1. 皮肤完整性受损　与水痘 - 带状疱疹病毒引起皮疹及继发感染有关。

2. 体温过高　与病毒血症有关。

3. 有感染传播的危险　与水痘 - 带状疱疹病毒可经呼吸道或直接接触传播有关。

4. 潜在并发症:心肌炎、脑炎、败血症等。

【护理措施】

1. 皮肤护理　维持适宜的环境温、湿度,衣被清洁、合适,以免增加痒感。保持皮肤清洁干燥,勤换内衣。勤剪指甲,小婴儿可戴连指手套,避免搔抓皮疹,导致继发感染或留下瘢痕。用温水洗浴,减少皮肤瘙痒,无破溃疱疹可用炉甘石洗剂或 5% 碳酸氢钠溶液外洗止痒,或遵医嘱口服抗组织胺药物。破溃疱疹可涂 1% 甲紫,继发细菌感染者局部可用抗生素软膏,或遵医嘱口服抗生素控制感染。有口腔黏膜疱疹者用盐水漱口。

2. 发热护理　中低度发热,不必用药物降温。高热时使用物理降温或用对乙酰氨基酚等药物降温,禁用阿司匹林退热,以免增加 Reye 综合征的危险。患儿卧床休息至热退、症状减轻。供给足够水分和易消化的饮食。

3. 预防感染传播　①控制传染源:应隔离患儿至疱疹全部结痂为止,易感儿接触后应隔离观察 3 周。②切断传播途径:保持空气流通,患儿衣物要消毒或暴晒。勤换内衣、剪短患儿指甲、戴手套以防抓伤和减少继发感染等。③保护易感儿。水痘减毒活疫苗能有效预防易感儿发生水痘,保护率高,可持续 10 年以上。对正在使用大剂量糖皮质激素、免疫功能受损或恶性病患者以及孕妇,在接触水痘后 72h 内肌注水痘 - 带状疱疹免疫球蛋白,可起到预防或减轻症状的作用。

4. 病情观察　注意观察患儿的精神、体温、食欲等。水痘临床过程一般顺利,少数可并发心肌炎、脑炎、肝炎等,应注意观察,早期发现,并给予相应的治疗及护理。

第五节　手 足 口 病

📖 **案例**

2 岁的泡泡,男,因 3d 前出现发热,随后口腔出现散在小疱疹入院。查体:T 39℃,P 130 次 /min,R 36 次 /min,BP 85/58mmHg。精神差,双手及双足可见少量疱疹。入院诊断为手足口病。

请问:

1. 如何运用所学知识对该患儿进行正确护理评估?

2. 控制该患儿感染传播的措施有哪些?

手足口病(hand,foot and mouth disease,HFMD)是由肠道病毒引起的急性传染病,以发热和手、足、口腔等部位的斑丘疹、疱疹为主要特征。大多数患儿症状轻微;少数患儿可并发无菌性脑膜炎、脑炎、脑脊髓炎、肺水肿、循环障碍等;个别重症患儿病情进展快甚至发生死亡,致死原因主要为脑干脑炎和神经源性肺水肿,给儿童生命安全带来威胁。主要感染病原体以肠道病毒 71 型(EV71)和柯萨奇 A 组 16 型(CoxA16)多见,重症病例多由 EV71 感染引起。患者和隐性感染者均为传染源,主要通过粪 - 口传播、飞沫传播或密切接触传播。夏秋季节易发本病,病后可获得免疫力,但病毒的各型间无交叉免疫。

【护理评估】

1. 健康史 评估有无手足口病患儿接触史,详细询问本次起病经过。

2. 身体状况 根据临床病情的轻重程度,分为普通病例和重症病例。

(1)普通病例:急性起病,可有发热或不伴发热,多有咳嗽、流涕、食欲缺乏等非特异性症状。手足、口、臀等部位可见散发性的皮疹和疱疹,偶见于躯干。口腔内疱疹多位于舌、颊黏膜和硬腭等处,常发生溃疡。皮疹不留瘢痕或色素沉着。无并发症表现。多在 1 周内痊愈,预后良好。

(2)重症病例:少数病例病情迅速进展,除普通病例的临床表现外,伴发以下任一系统并发症者,为重症病例。预后视病情严重程度而不同,可痊愈、遗留后遗症或死亡。

1)神经系统:可发生无菌性脑膜炎、脑炎、脑干脑炎、脑脊髓炎等。患儿可见持续高热,伴头痛、呕吐、精神萎靡、嗜睡或激惹、谵妄甚至昏迷、肢体抖动、肌阵挛、眼球震颤、共济失调、眼球运动障碍、肌无力或急性弛缓性麻痹、惊厥等症状。颈项强直、腱反射减弱或消失、克尼格征和布鲁津斯基征阳性等体征。

2)呼吸系统:可发生肺水肿、肺出血、肺功能衰竭等。患儿呼吸增快并浅促、呼吸困难、呼吸节律改变或呼吸窘迫,口唇发绀,咳嗽加重,咳白色、粉红色或血性泡沫样痰液,肺部可闻及湿性啰音。

3)循环系统:心率增快或减慢、面色灰白、皮肤花纹、四肢发凉、出冷汗、指(趾)端发绀、持续血压降低、毛细血管充盈时间延长或有心肌收缩力下降的表现。

3. 心理 - 社会状况 对于病情较重需要住院治疗的患儿,评估患儿及家长的心理状况和对手足口病的认知程度,患儿隔离期间可能会产生陌生感、孤独感,家长因对手足口病认知不够或担心疾病的预后而产生焦虑、恐惧等心理反应。

4. 辅助检查

(1)血常规:白细胞计数正常或降低,病情危重者白细胞计数可明显升高。

(2)脑脊液检查:神经系统受累时可表现为外观清亮,压力增高,白细胞计数增多,多以单核细胞为主,蛋白正常或轻度增多,糖和氯化物正常。

(3)血生化:部分病例可有谷丙转氨酶(ALT)、谷草转氨酶(AST)、肌酸激酶同工酶(CK-MB)轻度升高,重症病例血糖可升高。

(4)血清学检查:急性期与恢复期血清 EV71 等肠道病毒中和抗体有 4 倍以上的升高。

5. 治疗要点

(1)普通病例:目前尚无特效抗病毒药物和特异性治疗手段,主要是对症治疗,注意隔离,避免交叉感染。高热患儿予以物理或药物降温。

(2)重症病例

1)神经系统受累的治疗:①控制颅内高压,限制入量,甘露醇降颅压治疗,必要时加用呋塞米。②酌情应用糖皮质激素治疗,如甲泼尼龙、地塞米松等,病情稳定后尽早减量或停用。③酌情应用静脉注射免疫球蛋白,总量 2g/kg,分 2~5d 给予。④对症治疗,降温、镇静、止惊,严密观察病情变化。

2）呼吸、循环衰竭的治疗：①保持呼吸道通畅，吸氧。②监测呼吸、心率、血压和血氧饱和度。③呼吸功能障碍者给予机械通气。④保护重要脏器功能，维持内环境稳定。

3）恢复期治疗：①促进各脏器功能恢复。②功能康复治疗。③中医药益气养阴通络，针灸按摩促进康复。

【常见护理诊断／问题】

1. 体温过高　与病毒感染有关。

2. 皮肤黏膜完整性受损　与病毒引起的皮损有关。

3. 潜在并发症：脑水肿、呼吸衰竭、心力衰竭。

4. 有传播感染的危险　与肠道病毒可经消化道、呼吸道或直接接触传播有关。

【护理措施】

1. 发热护理　密切监测患儿体温并记录，及时采取物理降温或药物降温措施。鼓励患儿多饮水，以补充高热消耗的大量水分。患儿衣被不宜过厚，及时更换汗湿的衣被。

2. 皮肤黏膜护理　保持患儿衣被清洁，剪短患儿指甲以免抓破皮疹。手足部疱疹未破溃处涂炉甘石洗剂或 5% 碳酸氢钠溶液；疱疹已破溃者、有继发感染者，局部用抗生素软膏。

> **考点提示：**手足口病患儿皮肤护理要点

臀部有皮疹的患儿，保持臀部清洁干燥，及时清理患儿的大小便。有口腔溃疡的患儿可将维生素 B_2 粉剂直接涂于口腔糜烂部位，或涂以碘甘油，以消炎止痛，促进溃疡面愈合。给予营养丰富、易消化的流质或半流质饮食，以减少对口腔黏膜的刺激。保持口腔清洁，进食前后用生理盐水漱口。

3. 观察病情　监测生命体征、意识、瞳孔变化，若患儿出现烦躁不安、嗜睡、肢体抖动等表现时，提示有神经系统受累。若呼吸增快并浅促、口唇发绀，咳粉红色或血性泡沫样痰液，提示肺功能衰竭。若心率增快或减慢、指（趾）端发绀、持续血压降低、毛细血管充盈时间延长提示心功能衰竭。应立即通知医师，备好抢救物品及药品，做好随时抢救的准备。

4. 预防感染传播　①控制传染源：患儿呼吸道分泌物和粪便及其污染的物品要进行消毒处理，住院患儿床边隔离，不需住院的患儿家中隔离，至患病后 2 周。②切断传播途径：保持室内适宜温湿度，加强室内通风和消毒。加强餐具、玩具、学具等消毒。③保护易感儿：疾病流行期间不带儿童去人群集中的公共场所，教会孩子养成良好的卫生习惯，如饭前便后和外出后要用肥皂或洗手液洗手，不喝生水，不吃生冷食物，加强锻炼，增强机体抵抗力。

5. 健康教育　应向家长介绍手足口病的流行特点、临床表现、治疗和预防措施。指导家长家中隔离，教会家长做好患儿的口腔护理、皮肤护理及病情观察，病情变化应及时到医院就诊。

第六节　流行性腮腺炎

> **案例**
>
> 6 岁的明明，因右侧腮部肿痛 2d 就诊。3d 前明明出现发热、精神萎靡、全身不适，次日体温增高，右侧腮部肿大伴疼痛，进餐时疼痛加重。查体：体温 39.2℃，精神状态尚可，以右耳垂为中心局部肿大，表面不红，触局部皮肤发热，肿大腮腺边缘不清，弹性感明显，有压痛，右腮腺管口可见红肿，压迫肿胀腮部无脓性分泌物流出。颈软，无压痛，心、肺、腹部检查无异常。临

床诊断为流行性腮腺炎。

请问：

1. 患儿目前存在哪些主要的护理问题？

2. 患儿腮部疼痛的护理措施有哪些？

流行性腮腺炎(epidemic parotitis)是由腮腺炎病毒引起的儿童常见的急性呼吸道传染病。以腮腺非化脓性肿大、疼痛为主要特征，也可累及其他腺体组织或器官。5~15岁患儿较多见，四季均有发病，以冬春季为高峰。本病的传染源是腮腺炎患者和健康带病毒者，主要通过空气飞沫、直接接触经唾液污染的食具或玩具等途径传播。患儿自腮腺肿大前6d至发病后9d均有传染性。人群对本病普遍易感，感染后可获终身免疫。

【护理评估】

1. 健康史　评估患儿近期有无流行性腮腺炎患者接触史，是否有腮腺炎减毒活疫苗接种史，既往有无腮腺局部反复肿大或腮腺炎病史。

2. 身体状况

(1)典型表现：腮腺肿大为主要临床表现，潜伏期14~25d，平均18d。前驱期很短，常有发热、头痛、乏力、肌痛、食欲减退等非特异性症状。随后出现腮腺肿胀和疼痛，部分患儿以此为首发症状。常先见一侧肿大，然后另一侧也相继肿大，位于下颌骨后方和乳突之间，以耳垂为中心向前、后、下发展，边缘不清，表面发热，触之有弹性感并有触痛。1~3d内达高峰，面部一侧或双侧因肿大而变形，局部疼痛、过敏，开口咀嚼或吃酸性食物时胀痛加剧(文末彩图15-2)。腮腺肿大可持续3~5d，以后逐渐消退。腮腺导管开口(位于上颌第二白齿对面黏膜上)在早期可红肿，有助于诊断。颈前下颌处颌下腺和舌下腺亦明显肿胀，并可触及椭圆形腺体。患儿可有不同程度发热，持续时间不一，短者1~2d，多为5~7d，亦有体温始终正常者。可伴有头痛、乏力、食欲减退等。

(2)并发症

1)脑膜脑炎：是儿童期最常见的并发症。常在腮腺炎高峰时出现，表现为发热、头痛、呕吐、颈项强直、克尼格征阳性等。预后大多良好，常在2周内恢复正常。

2)睾丸炎：是男孩最常见的并发症，多为单侧。开始为睾丸疼痛，随之肿胀伴剧烈触痛，可并发附睾炎、鞘膜积液和阴囊水肿。常发生在腮腺炎起病后的4~5d、肿大的腮腺开始消退时，一般10d左右消退。约1/3~1/2的病例发生不同程度的睾丸萎缩，如双侧受累可导致不育症。

3)卵巢炎：约5%~7%的青春期女性患者可并发卵巢炎，症状多较轻，可出现下腹疼痛及压痛、月经不调等，一般不影响受孕。

4)胰腺炎：严重的急性胰腺炎较少见。常发生在腮腺肿大数日后，表现为上腹部剧痛和触痛，伴发热、寒战、恶心、反复呕吐等。

5)其他并发症：可有心肌炎、肾炎、肝炎等。

3. 心理-社会状况　评估患儿因腮腺肿痛影响休息、进食、学习而出现的焦虑心理，家长对流行性腮腺炎的传播、转归知识的了解程度，以及常见并发症的早期表现认知程度。

4. 辅助检查

(1)血常规：白细胞总数正常或稍低，淋巴细胞相对增多。有并发症时白细胞总数及中性粒细胞可增高。

（2）血清和尿淀粉酶测定：血清及尿中淀粉酶活力与腮腺肿胀程度平行,90% 患者发病早期有血清和尿淀粉酶增高,在 2 周左右恢复正常,故测定淀粉酶可与其他原因的腮腺肿大或其他病毒性脑膜炎相区别。血脂肪酶增高有助于胰腺炎的诊断。

（3）血清学检查：血清特异性 IgM 抗体阳性,提示近期感染。

（4）病毒分离：患者唾液、尿、脑脊液或血中可分离出病毒。

5. 治疗要点　本病无特殊疗法,主要采用中草药治疗如普济消毒饮口服、青黛粉外敷,以及对症及支持治疗。

【常见护理诊断／问题】

1. 疼痛　与腮腺非化脓性炎症有关。

2. 体温过高　与病毒感染有关。

3. 潜在并发症：睾丸炎、胰腺炎、卵巢炎、脑膜脑炎等。

4. 有感染传播的危险　与腮腺炎病毒可经呼吸道或直接接触传播有关。

【护理措施】

1. 减轻疼痛　腮腺肿痛处局部冷敷,使血管收缩,以减轻充血程度及疼痛,也可用如意金黄散加水调局部涂敷腮肿处,或用中药青黛散加醋调制后局部涂敷腮肿处。给予营养丰富、易消化、清淡的半流质食物或软食,忌食酸、辣、干、硬等刺激性食物,以免因唾液分泌及咀嚼使疼痛加剧。加强口腔护理,保持口腔清洁,常用生理盐水漱口,多饮水。男孩发生睾丸疼痛红肿时用丁字带托起阴囊,局部间歇冷敷以减轻疼痛。

2. 发热护理　监测体温,发热时给予物理降温,必要时给予药物降温。鼓励多饮水。

3. 病情观察　男孩睾丸肿大、触痛为并发睾丸炎；女孩下腹疼痛、压痛、月经不调为并发卵巢炎；头痛、呕吐、颈项强直、克尼格征阳性者为并发脑膜炎；上腹部剧痛、发热、恶心、呕吐为并发胰腺炎。出现上述情况应及时报告医生,并采取相应治疗措施。

4. 预防感染传播　①控制传染源：隔离患儿至腮腺肿大消退后 3d,密切接触易感儿应隔离观察3 周。腮腺炎流行期间应加强托幼机构的晨检。②切断传播途径：保持室内空气清新,患儿的排泄物、用物及玩具要消毒处理。③保护易感儿：主要是为易感儿接种腮腺炎减毒活疫苗。

第七节　中毒型细菌性痢疾

案例

欢欢,女,8 岁,暑假 8 月份在家突然出现呕吐 3 次,呈喷射样,抽搐 2 次,神志不清,面色苍白。有不洁饮食史。查体：T 40.2℃,BP 60/40mmHg,昏迷,皮肤苍白发花,肢端湿冷,脉搏细速,心音低钝,四肢肌张力增高,脑膜刺激征(−)。临床诊断为中毒型细菌性痢疾。

请问：

1. 如何对患儿的身体状况进行评估？

2. 该患儿存在的主要护理问题有哪些？

细菌性痢疾(bacillary dysentery)是由志贺氏菌属引起的肠道传染病,中毒型细菌性痢疾

（bacillary dysentery，toxic type）是急性细菌性痢疾的暴发型。多发生于夏秋季，起病急骤，病情危重，以突发高热、嗜睡、反复惊厥、昏迷、迅速发生休克和呼吸衰竭为特征，早期可无胃肠道症状或很轻，多见于 2~7 岁平素体格健壮、营养状况好的儿童。

本病的主要传染源为患者及带菌者。多经粪 - 口途径传播，受污染的食物、玩具等也可传播本病。苍蝇是传播媒介之一。患儿患病后产生一定免疫力，但维持时间不长，且不同菌群无交叉免疫，故易重复感染或再发。

【护理评估】

1. 健康史 评估患儿发病时间、病前有无可疑的不洁饮食史、有无肠道症状、高热、惊厥等；评估既往有无惊厥史，有无特殊物质接触史；评估家庭居住环境及平素健康、营养状况等。

2. 身体状况 潜伏期很短，数小时至 2d。患儿突然高热，体温可达 40℃以上，迅速发生休克、惊厥、昏迷、呼吸衰竭等表现，胃肠道症状可不明显或起病数十小时后出现，故易被误诊为其他发热性疾病。根据临床特点可将本病分为三种类型。

(1)休克型：主要表现为感染性休克。早期为微循环缺血，患儿面色苍白，肢端厥冷，脉搏细速，呼吸增快，血压正常或偏低，脉压小；随着病情进展，微循环淤血、缺氧，口唇甲床发绀、面色青灰、肢端湿冷、皮肤花纹、血压明显降低或测不出、心音低钝、少尿或无尿；后期可伴心、肺、肾等多系统功能障碍。

> 考点提示：中毒型细菌性痢疾的临床类型及特点

(2)脑型：以颅内压增高、脑水肿、脑疝为主要表现。患儿早期有剧烈头痛、呕吐，血压增高，心率相对缓慢，肌张力增高，反复惊厥及昏迷。严重者可呈现呼吸节律不齐、瞳孔大小不等或散大，对光反应迟钝。此型较严重，病死率高。

(3)肺型：此型又称呼吸窘迫综合征，以肺微循环障碍为主，常在脑型或休克型基础上发展而来，病情危重，病死率高。

(4)混合型：同时或先后出现以上三型的征象，是最为凶险的一种，预后差，病死率高。

3. 心理 - 社会状况 本病起病急骤，病情危重，患儿就诊时多处于昏迷或休克状态。故应多了解家长的心理承受力，是否因病情危重、担心患儿的预后而产生恐惧、焦虑等心理，评估家长对病情、治疗、预后、转归等知识的了解程度。

4. 辅助检查

(1)血常规：白细胞总数与中性粒细胞增高。当有弥散性血管内凝血症状时，血小板减少。

(2)大便常规：有黏液脓血便的患儿，镜检可见大量脓细胞、红细胞，如有巨噬细胞，则更有助于诊断。怀疑为中毒性痢疾而未排便者，可用生理盐水灌肠取大便，必要时多次镜检大便。

(3)大便培养：可分离出志贺氏菌属痢疾杆菌。

(4)免疫学检查：可采用免疫荧光抗体等方法检测粪便的细菌抗原，这有助于早期诊断，但应注意假阳性。

5. 治疗要点

(1)降温止惊：采用物理、药物降温。持续惊厥者使用地西泮静脉注射或水合氯醛保留灌肠。

(2)控制感染：通常选用两种痢疾杆菌敏感的抗生素静脉滴注，如阿米卡星、头孢曲松钠等。

(3)抗休克治疗：扩充血容量，纠正酸中毒，维持水、电解质平衡；在充分扩容的基础上使用血管活性药物，如多巴胺、酚妥拉明等，改善微循环；可及早应用糖皮质激素。

(4)防治脑水肿和呼吸衰竭：保持呼吸道通畅，给氧。使用 20% 的甘露醇降颅压，必要时可与利尿剂交替使用。若出现呼吸衰竭及早使用呼吸机。

【常见护理诊断 / 问题】

1. 体温过高　与毒血症有关。

2. 组织灌注量不足　与机体微循环障碍有关。

3. 潜在并发症：脑水肿、呼吸衰竭等。

4. 有感染传播的危险　与志贺氏菌可经粪 - 口途径传播有关。

5. 焦虑　与病情危重有关。

【护理措施】

1. 发热护理　密切监测患儿体温变化，每日测体温 4~6 次。高热时给予物理降温或药物降温，控制体温在 37℃左右。对持续高热不退甚至惊厥不止者可用亚冬眠疗法。

2. 控制惊厥　保持环境安静，减少不必要声、光、电的刺激。惊厥发作时应就地抢救，立即平卧，头偏向一侧，解开患儿颈部衣扣，将舌轻轻向外牵拉，防止舌后坠阻塞呼吸道引起呼吸不畅，清除口、鼻、咽部分泌物，保持呼吸道通畅。遵医嘱立即应用止惊药和相关药物，注意观察用药后的效果和不良反应。备好气管插管和吸痰用具以及急救药品。

3. 排便异常的护理　应继续进食，母乳喂养者继续哺乳，暂停辅食；人工喂养者，可喂哺等量米汤或稀释的牛奶或其他代乳品；腹泻次数减少后，给予半流质饮食如粥、面条等，少量多餐，随着病情好转逐步过渡到正常饮食。严重病例必要时全静脉营养。

4. 维持有效血液循环　密切监测生命体征，建立有效静脉通路，必要时建立两条静脉通路，保证输液通畅，注意输液速度。适当保暖以改善周围循环。患儿取平卧位或仰卧中凹位，遵医嘱给予有效抗生素和抗休克治疗。

5. 密切观察病情　遵医嘱使用镇静剂、脱水剂、利尿药等，控制惊厥，降低颅内压。保持呼吸道通畅，做好人工呼吸、气管插管、气管切开的准备工作，必要时使用呼吸机治疗。专人监护，注意神志、面色、体温、脉搏、呼吸、血压、瞳孔、尿量变化和抽搐情况，准确记录 24h 出入量。观察患儿大便性状，了解排便次数，准确采集大便标本送检，应采集黏液脓血部分大便以提高阳性率。

6. 预防感染传播　①控制传染源：患儿消化道隔离至临床症状消失后 1 周或 3 次大便培养阴性。有密切接触史的易感儿应医学观察 7d。②切断传播途径：加强饮食、饮水、粪便的管理，消灭苍蝇。指导家长与患儿注意饮食卫生，不吃生冷、不洁食物。对患儿食具要煮沸消毒 15min，粪便要用 1% 含氯石灰澄清液浸泡消毒后才能倒入下水道或粪池，患儿尿布和内裤要煮过或用沸水浸泡后再洗。养成饭前便后洗手的良好卫生习惯。③保护易感儿：在菌痢流行期间口服痢疾减毒活菌苗。

7. 健康教育　本病发生突然、进展快、病情凶险，应多给家长提供必要的心理支持，耐心解释患儿病情、中毒性痢疾的相关知识及转归，减轻焦虑情绪。搞好环境卫生，加强水源、饮食、粪便的管理，积极灭蝇等。

第八节　结　核　病

一、概述

结核病（tuberculosis）是由结核杆菌引起的慢性传染病。全身各脏器均可受累，但以肺结核最常见。原发型肺结核（primary pulmonary tuberculosis）是原发性结核病中最常见者，为结核杆菌初次侵入肺部后发生的原发感染,是小儿肺结核的主要类型。结核性脑膜炎(tuberculous meningitis)简称结脑,是小儿结核病中最严重的类型。近年来,结核病的发病率有上升趋势。

开放性肺结核患者是主要传染源。传播途径主要是通过呼吸道,少数还可以通过消化道,经皮肤或胎盘传染者较少见。此外,儿童结核病的感染率随着年龄增长而升高,患病率则年龄越小越高。由于卡介苗的广泛接种,大大降低了儿童结核的发病率和死亡率。生活贫困、居住拥挤、营养不良、经济落后等是结核高发因素。

(一) 病因

结核分枝杆菌是引起结核病的主要病原体。结核分枝杆菌可分为4型:人型、牛型、鸟型和鼠型,对人类致病的主要是人型和牛型,我国儿童结核病大多由人型结核杆菌引起。

(二) 发病机制

小儿初次接触结核分枝杆菌后是否发展为结核病,主要与机体的免疫力、细菌的毒力和数量有关,尤其与细胞免疫力强弱相关。机体在感染结核分枝杆菌后产生两种不同表现:

1. 细胞介导的免疫反应 巨噬细胞吞噬和消化结核分枝杆菌,并将特异性抗原传递给辅助T淋巴细胞(CD4$^+$细胞),巨噬细胞(主要为树突状细胞)分泌IL-12,诱导CD4$^+$细胞向TH1细胞极化,分泌和释放IFN-γ。IFN-γ增强细胞毒性T淋巴细胞(CTL、CD8$^+$细胞)和自然杀伤(NK)细胞的活性。上述细胞免疫反应可最终消灭结核分枝杆菌,但亦可导致宿主细胞和组织破坏。当细胞免疫反应不足以杀灭结核分枝杆菌时,结核分枝杆菌尚可通过巨噬细胞经淋巴管扩散到淋巴结。

2. 迟发型变态反应 结核杆菌侵入人体4~8周后,机体对结核分枝杆菌及其产物的Ⅳ型(迟发型)免疫反应,亦由T细胞介导,以巨噬细胞为效应细胞。由于迟发型变态反应的直接和间接作用,引起细胞坏死及干酪样改变,甚至形成空洞。

3. 原发感染和继发感染 感染结核分枝杆菌后机体可获得免疫力,90%可终生不发病,5%因免疫力低下当即发病,即为原发性肺结核。5%仅于日后机体免疫力降低时才发病,称为继发性肺结核,是成人肺结核的主要类型。初次感染结核分枝杆菌,除潜匿于胸部淋巴结外,亦可随感染初期菌血症转到其他脏器,并长期潜伏,成为肺外结核发病的来源。

(三) 辅助检查

1. 结核菌素试验

(1)试验方法:小儿被结核分枝杆菌感染4~8周后,结核菌素试验即呈阳性反应。常用的结核菌素试验为皮内注射0.1ml结核菌纯蛋白衍生物(PPD,含结核菌素5单位)。一般在左前臂掌侧中下1/3交界处做皮内注射,使之形成6~10mm的皮丘。对有明显结核接触史或结核过敏现象(结节性红斑、疱疹性结膜炎)者,宜用1个单位结核菌素开始试验,以防止局部过强反应及可能的病灶反应。48~72h后,一般以72h为准观察反应结果的时间,以硬结直径大小(取横、纵两径的平均值)作为判断反应强度的依据。硬结平均直径不足5mm为阴性,5~9mm为弱阳性(+),10~19mm为阳性(++),≥20mm或不足20mm出现水疱、坏死等为强阳性(+++)。

(2)临床意义

1)阳性反应:①3岁以下尤其是1岁以内未接种过卡介疫苗者,中度阳性反应多表示体内有新的结核病灶。年龄越小,活动性结核的可能性越大。②年长儿无临床症状仅呈一般阳性反应者,表示曾感染过结核杆菌。③由阴性反应转为阳性者,或反应强度由原来小于10mm增至大于10mm,且增幅超过6mm者,表示新近有感染。④强阳性反应者,表示体内有活动性结核病灶。

2)阴性反应:①未感染过结核。②结核变态反应前期(初次感染4~8周内)。③结核菌素失效或技术误差。④假阴性反应,由于机体免疫功能低下或受抑制所致。如重度营养不良、重症结核病、急性传染病如麻疹、风疹等;原发或继发免疫缺陷病患者;使用肾上腺皮质激素或免疫抑制剂治疗者。

2. 实验室检查

(1)结核杆菌检查:从痰液、胃液、支气管灌洗液、脑脊液、病变局部穿刺液中找到结核菌即可确诊。

(2)免疫学诊断及分子生物学诊断:用 DNA 探针、聚合酶链反应(PCR)可快速检测结核杆菌。用免疫荧光试验、酶联免疫电泳(ELIEP)、酶联免疫吸附试验(ELISA)可检测结核杆菌特异性抗体。

(3)血沉检查:血沉增快为活动性指标之一,但无特异性。

(4)其他辅助检查:纤维支气管镜检查,有助于支气管内膜结核及支气管淋巴结核的诊断;周围淋巴结穿刺液涂片检查,可发现特异性结核改变;肺穿刺活检或胸腔镜取肺活检对特殊疑难病例确诊有帮助。

3. 影像学检查　胸部 X 线检查是筛查儿童结核病重要手段之一,能确定病变部位、范围、性质及发展情况,定期复查可观察治疗效果,必要时可做高分辨率 CT 扫描、磁共振影像(MRI)。

(四)治疗

1. 一般治疗　注意营养,选用高蛋白和高维生素的食物。有明显结核中毒症状及极度衰弱者应卧床休息。居室环境应阳光充足,空气流通。避免传染麻疹、百日咳等疾病。

2. 抗结核治疗　抗结核药物治疗是关键。目的主要是杀灭病灶中的结核菌,防止血行播散。化疗的原则是早期、适量、联合、规律、全程、分段治疗。

> 考点提示:抗结核治疗原则。

(1)常用抗结核药物

1)杀菌药物:①全杀菌药物,如异烟肼(INH)、利福平(RFP)。②半杀菌药物,如链霉素(SM)、吡嗪酰胺(PZA)。

2)抑菌药物:常用的有乙胺丁醇(EMB)、乙硫异烟胺(ETH)。

3)针对耐药菌株的几种新型抗结核药:①老药的复合剂型,如利福平和异烟肼合剂(内含 INH150mg 和 RFP300mg),卫菲特(内含 INH、RFP 和 PZA)。②老药的衍生物,如利福喷丁。③新的化学制剂,如帕星肼(力排肺疾)。

(2)化疗方案

1)标准疗法:一般用于无明显自觉症状的原发性肺结核。每日服用 INH、RFP 和 / 或 EMB,疗程 9~12 个月。

2)两阶段疗法:用于活动性原发型肺结核、急性粟粒性结核病及结核性脑膜炎。①强化治疗阶段:联合使用 3~4 种杀菌药物,目的在于迅速杀灭敏感菌、生长繁殖活跃的细菌和代谢低下的细菌,防止或减少耐药菌株的产生。长程化疗时,此阶段一般需要 3~4 个月;短程化疗时,一般为 2 个月。②巩固治疗阶段:联合使用 2 种抗结核药物,目的是杀灭持续存在的细菌以巩固疗效,防止复发。长程化疗时,此阶段可长达 12~18 个月;短程化疗时,一般为 4 个月。

3)短程疗法:为结核病现代疗法的重大进展,可选用以下几种 6~9 个月短程化疗方案:①2HRZ/4HR(数字为月数,下同);②2SHRZ/4HR;③2EHRZ/4HR。若无 PZA,则将疗程延长至 9 个月。

(五)预防

1. 控制传染源　儿童结核病的主要传染源是结核杆菌涂片阳性患者,早期发现及合理治疗结核杆菌涂片阳性(涂阳)患者是预防儿童结核病的根本措施。

2. 普及卡介苗接种　卡介苗接种是预防儿童结核病的有效措施,可降低发病率和死亡率。目前我国计划免疫要求在全国城乡普及新生儿卡介苗接种。但下列情况禁止接种卡介苗：①先天性胸腺发育不全或严重联合免疫缺陷病患者；②急性传染病恢复期；③注射局部有湿疹或患全身性皮肤病者；④结核菌素试验阳性者。

3. 预防性抗结核治疗

（1）目的：预防儿童活动性肺结核，预防肺外结核病发生及青春期结核病复燃。

（2）方法：服用异烟肼每日 10mg/kg，每日 1 次，最大剂量每日不超过 300mg，疗程 3 个月。

（3）适应证：①密切接触家庭内开放性肺结核者；②新近结核菌素试验由阴性转为阳性者；③ 3 岁以内未接种过卡介苗而结核菌素试验为中度阳性以上者；④结核菌素试验为阳性并有早期结核中毒症状者；⑤结核菌素试验阳性儿童，新近患麻疹、百日咳等急性传染病时；⑥结核菌素试验持续阳性儿童，因其他疾病需较长时间使用肾上腺皮质激素或其他免疫抑制剂治疗者。

二、原发型肺结核

> 📖 **案例**
>
> 护士小李接诊一名患儿，女，2 岁，午后低热、痉挛性咳嗽、喘鸣、盗汗、食欲不佳半月。其母 1 年前有过肺结核史，接受抗结核药物治疗。患儿 PPD 试验硬结 18mm，伴有水疱、破溃。胸片显示右肺门增大，有结节状阴影。末梢血象以淋巴细胞增高为主。临床诊断为原发型肺结核。
>
> 请问：
>
> 1. 该患儿护理评估的重点内容是什么？
>
> 2. 该患儿的主要护理问题有哪些？

原发型肺结核（primary pulmonary tuberculosis）是原发性结核中最常见者，为结核杆菌初次侵入肺部后发生的原发感染，是儿童肺结核的主要类型，约占儿童各型肺结核总数的 85%，包括原发综合征（primary complex）和支气管淋巴结结核（tuberculosis of tracheobronchial lymphnodes）。前者由肺原发病灶、局部淋巴结病变和两者相连的淋巴管炎组成；后者以胸腔内肿大淋巴结为主。两者除 X 线表现不同外，在临床上难以区别，故常并为一型，即原发型肺结核。

【护理评估】

1. 健康史　评估患儿有无与开放性肺结核患者的密切接触史，是否接种过卡介苗，生活环境、居住条件等；评估家庭中有无肺结核患者；评估患儿既往健康状况，近期有无急性传染病史如麻疹、百日咳等。

2. 身体状况　典型表现为低热、盗汗、食欲不佳、消瘦、疲劳等结核中毒症状，多见于年龄较大儿童。婴幼儿及症状较重者可急性起病，体温可达 39~40℃，但一般情况尚好，与发热不相称，持续 2~3 周后转为低热，并伴结核中毒症状。部分可见眼疱疹性结膜炎、皮肤结节性红斑和 / 或一过性关节炎。当胸内淋巴结高度肿大时，可产生压迫症状，出现痉挛性咳嗽、喘鸣、声嘶、胸部静脉怒张等症状。

体格检查可见周围淋巴结不同程度肿大。肺部体征可不明显，如原发病灶较大，叩诊呈浊音，听诊呼吸音减低或有少许干、湿啰音。婴儿可伴肝大。

3. 心理 - 社会状况　了解患儿及家长的心理状态，评估家长对病情、隔离方法、服药等知识的了解程度，家庭的经济承受能力，家庭内外部资源及其社会支持系统。

4. 辅助检查

(1)胸部 X 线检查:是诊断儿童肺结核的重要方法之一,可同时做正、侧位胸片检查。X 线呈典型哑铃状双极影的原发综合征(图 15-3)者已少见,多表现为局部炎性淋巴结相对较大而肺内的原发灶(即初染灶)相对较小;因肺内原发灶小,易被纵隔掩盖,或原发灶已吸收,仅遗留局部淋巴结肿大,故临床上支气管淋巴结结核多见,X 线表现边缘模糊者为炎症型(又称浸润型)(图 15-4),边缘清晰者为肿瘤型(又称结节型)(图 15-5)。

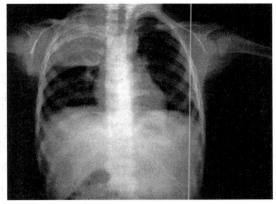

图 15-3　原发综合征

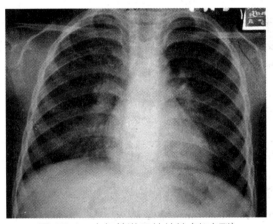

图 15-4　支气管淋巴结结核(炎症型)

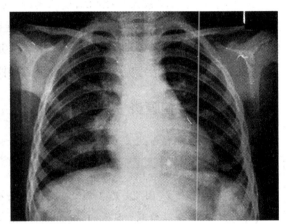

图 15-5　支气管淋巴结结核(结节型)

(2)结核菌素试验:呈强阳性或由阴性转为阳性。

5. 治疗要点　主要为抗结核杆菌治疗。

(1)无明显症状的原发性肺结核选用标准疗法,每日服用 INH、RFP 和 / 或 EMB,疗程 9~12 个月。

(2)活动性原发型肺结核宜采用直接督导下短程化疗(DOTS)。强化治疗阶段联用 3~4 种杀菌药:INH、RFP、PZA 或 SM,2~3 个月后以 INH、RFP 或 EMB 巩固维持治疗。常用方案为 2HRZ/4HR。

【常见护理诊断 / 问题 】

1. 营养失调:低于机体需要量　与食欲差、疾病消耗过多有关。

2. 活动无耐力　与结核杆菌感染、机体消耗增加有关。

3. 有感染传播的危险　与结核杆菌经呼吸道或消化道传播有关。

4. 潜在并发症:抗结核药物的副作用。

5. 知识缺乏:家长及患儿缺乏结核防治的相关知识。

【护理措施】

1. 保证营养供给　肺结核是慢性消耗性疾病,加强饮食护理相当重要。食物营养成分组成要尽可能高能量、高蛋白、高维生素、富含钙质为宜,如牛奶、鸡蛋、瘦肉、鱼、豆腐、新鲜水果和蔬菜等,以增强抵抗力,促进机体修复能力和病灶愈合。指导家长为患儿选择每天的食物种类和量,尽可能提供患儿喜爱的食品,口味应尽量让患儿喜欢,以增进食欲。

2. 建立合理生活制度　保持居室空气流通,阳光充足。保证患儿有充足的睡眠时间,减少体力消耗,促进体力恢复。可做适当的室内、室外活动,呼吸新鲜空气,增强抵抗力。

3. 预防感染传播

(1)控制传染源:早期发现及治疗结核菌涂片阳性患者,是预防小儿结核病的根本措施。

(2)切断传播途径:注意呼吸道及消化道隔离,保持室内空气新鲜,对患儿的痰液、餐具消毒处理。

(3)保护易感儿:接种卡介苗是预防小儿结核病的有效措施。接种对象为新生儿和结核菌素试验阴性的小儿。

4. 观察病情 指导合理用药,向患儿及家长讲解抗结核药物的作用及使用方法,遵医嘱合理应用抗结核药物。部分抗结核药物有胃肠道反应、肝肾毒性,注意患儿食欲变化,观察有无恶心、巩膜黄染等表现,指导患儿定期检查尿常规、肝功能等;使用链霉素的患儿,需注意有无听神经损害的表现,如发呆、抓耳挠腮等,发现异常及时与医生联系。

5. 健康教育 向家长介绍肺结核的病因、传播途径及消毒隔离措施,培养良好的生活习惯,严禁随地吐痰。指导家长对居室进行消毒处理;指导家长观察患儿的病情变化,检测体温,观察热型;告知家长坚持化疗是治愈肺结核的关键,指导患儿及家长观察药物疗效及副作用,注意定期复查,便于根据病情及时调整治疗方案;指导日常生活和饮食护理,加强锻炼身体。

三、结核性脑膜炎

案例

亮亮,男,3 岁,因"发热 3 周"入院。护士小李了解到亮亮除了发热,还有消瘦、盗汗、食欲缺乏、腹泻、呕吐等症状。查体:T 38.5℃,P 108 次/min,R 30 次/min,嗜睡状,营养差,颈抵抗(+),右眼闭合不全,右侧鼻唇沟变浅,心肺未见异常。该患儿住院期间查脑脊液:蛋白(2.3g/L)升高,糖(2.2mmol/L)和氯化物(96.2mmol/L)均降低,白细胞总数 230×10^6/L,分类以淋巴细胞为主。

请问:

1. 如何为该患儿作出护理诊断?

2. 该患儿的主要护理措施有哪些?

结核性脑膜炎(tuberculous meningitis)简称结脑,是小儿结核病中最严重的类型。多在结核原发感染后 1 年内发生,尤其是初次感染结核 3~6 个月最易发生结脑。多见于 3 岁以内的婴幼儿,约占 60%,是儿童结核病致死的主要原因。

【概述】

1. 发病机制 结核性脑膜炎的发生可于机体初次感染结核形成菌血症时,结核分枝杆菌种植于脑膜,当感染灶突破蛛网膜下腔,导致结核性脑膜炎。儿童结核性脑膜炎常为全身粟粒性结核病的一部分,偶见脊柱、颅骨或中耳与乳突的结核灶直接蔓延所致。

2. 病理改变 软脑膜弥漫充血、水肿、炎性渗出,并形成结核结节,大量炎性渗出物积聚于脑底部;纤维蛋白渗出物的包围挤压引起脑神经损害,常见面神经、舌下神经、动眼神经、展神经障碍的症状。

【护理评估】

1. 健康史 评估患儿的预防接种史、结核病接触史;近 1 年内有无原发型结核病或粟粒性结核病的病史;有无使结核病恶化的诱因,如麻疹、百日咳等急性传染病史。

2. 身体状况　一般起病较缓慢,根据典型临床表现可分为 3 期。

(1)早期(前驱期):1~2 周。主要症状为性格改变,如少言、懒动、精神呆滞,对周围事物不感兴趣,易疲倦或烦躁不安,可伴低热、厌食、盗汗、消瘦、便秘或不明原因的呕吐。婴儿可有皱眉、凝视,年长儿可诉头痛。

(2)中期(脑膜刺激期):1~2 周。因颅内压逐步增高,患儿出现持续性头痛、喷射性呕吐、嗜睡或烦躁不安、惊厥等。婴儿则表现为前囟隆起、颅缝裂开。此期可出现脑神经障碍,最常见为面神经瘫痪,其次为动眼神经和展神经瘫痪。部分患儿出现脑炎体征,如定向障碍、运动障碍或语言障碍。

(3)晚期(昏迷期):1~3 周。上述症状逐渐加重,由意识模糊、半昏迷发展至昏迷。惊厥频繁发作甚至呈强直状态。患儿极度消瘦,呈舟状腹。常出现水、电解质代谢紊乱。最终因颅内压急剧增高导致脑疝而死亡。

(4)并发症及后遗症:常见的并发症为脑积水、脑实质损害、脑出血及脑神经障碍。前三者也是结脑患儿死亡的常见原因。严重后遗症为脑积水、肢体瘫痪、智力低下、失明、失语、癫痫及尿崩症等。

3. 心理 - 社会状况　结脑病情危重,预后不良,治疗复杂且费用昂贵。注意评估家长对本病病情、预后及服药等知识的了解程度。同时评估家庭的经济承受能力、家庭资源及其社会支持系统。评估患儿因各种穿刺、注射治疗、长期住院远离家长造成的恐惧、焦虑程度;评估家庭成员对此病知识的了解及心理状态。

4. 辅助检查

(1)脑脊液检查:对本病的诊断极为重要。脑脊液压力增高,外观透明或微浑浊,呈毛玻璃状。白细胞增高,一般在(50~500)×10^6/L,分类以淋巴细胞为主。蛋白定量增高,糖和氯化物含量减少,两者同时降低是结核性脑膜炎的典型改变。脑脊液静置 12~24h 后,取其表面薄膜涂片可查到抗酸杆菌。脑脊液结核菌培养阳性则可确诊。

(2)抗结核抗体测定:患儿脑脊液中抗结核抗体水平高于血清中的水平。

(3)胸部 X 线检查:80%~90% 患儿胸部 X 线检查显示有活动性肺结核病变,胸片证实有血行播散对结脑的确诊有意义。

(4)结核菌素试验:阳性对诊断有帮助,但约 50% 患儿可呈假阴性。

(5)眼底检查:可见脉络膜上有粟粒状结节病变。

5. 治疗要点　主要是抗结核治疗和对症降颅压治疗。遵医嘱给予抗结核药物、脱水剂、利尿剂、肾上腺皮质激素,注意观察药物的疗效、副作用,配合做好穿刺、手术等操作。

【常见护理诊断 / 问题】

1. 营养失调:低于机体需要量　与摄入不足及消耗增多有关。

2. 有皮肤完整性受损的危险　与长期卧床压迫、排泄物刺激有关。

3. 潜在并发症:颅内压增高、脑疝、水电解质紊乱等。

4. 有感染传播的危险　与结核杆菌播散有关。

5. 焦虑　与病情重、病程长、预后差有关。

【护理目标】

1. 保证营养供给,使患儿能摄取足够的热量及营养,体重在标准范围内。

2. 加强皮肤清洁,保持皮肤完整,使患儿不发生压疮及其他皮肤创伤。

3. 观察病情,生命体征维持在正常范围内,使患儿不发生颅内压增高和脑疝的危险。

4. 做好患儿的隔离和排出物的消毒处理,不将疾病传播给他人。

5. 消除家属焦虑情绪,积极配合治疗和护理。

【护理措施】

1. 保证营养供给　给予营养丰富、易消化的饮食,保证足够能量以增强机体的抵抗力。清醒的患儿采取舒适体位协助进食,喂养需耐心仔细;对昏迷、不能吞咽者,可鼻饲和静脉补液,维持水、电解质平衡,鼻饲时压力不宜过大,以免呕吐,吞咽功能恢复后,应尽快停用鼻饲。

2. 病情观察　密切观察患儿体温、呼吸、脉搏、血压、神志、惊厥情况、瞳孔大小和尿量等的变化,及早发现颅内高压或脑疝,以便及时采取急救措施。定期复查脑脊液。

(1)降低颅内压:遵医嘱给予脱水剂、利尿剂、肾上腺皮质激素、抗结核药物等,注意输液速度和药物副作用。配合医生做好腰椎穿刺术、侧脑室引流术,以减低颅内压。做好术后护理,腰穿术后取去枕平卧位 4~6h,防止脑疝发生。保持安静,避免哭闹和用力。

> 考点提示:颅内压升高的护理

(2)止惊:保持环境安静,减少不必要的声、光、电等刺激。惊厥发作时应立即抢救,清除口、鼻、咽部分泌物,保持呼吸道通畅,防止窒息和吸入性肺炎;有呼吸功能障碍时,给予吸氧或人工辅助呼吸,取平卧位,头偏向一侧,以免舌根后坠堵塞喉头。遵医嘱立即应用止惊药,注意观察用药后的效果和不良反应。备好气管插管和吸痰用具以及急救药品。

3. 维持皮肤、黏膜的完整性　保持床铺清洁、平整。呕吐后及时清除颈部、耳部残留物。大、小便后及时更换尿布,清洗臀部,保持皮肤清洁、干燥。对昏迷及瘫痪患儿,每 2h 翻身、拍背一次,防止压疮和坠积性肺炎。每日清洁口腔 2~3 次,以免因呕吐物导致口腔不洁、细菌繁殖。对昏迷不能闭眼者,可涂眼膏并用纱布覆盖,保护角膜。

4. 预防感染传播　①控制传染源:消毒隔离,减少交叉感染,大部分结脑患儿伴有肺部结核病灶,应采取呼吸道隔离措施。②切断传播途径:注意呼吸道及消化道隔离,保持室内空气新鲜,对患儿的痰液、餐具进行消毒处理。③保护易感人群:制订合理的生活作息制度,加强营养供给、保证休息及适当的户外活动,提高机体的抗病能力。接种卡介苗是预防小儿结核病的有效措施。

5. 健康教育　结核性脑膜炎病情重、病程长,疾病和治疗给患儿带来很多痛苦。对患儿应和蔼可亲,关怀体贴,了解其心理需求,及时为其提供全身心的照顾。应加强与患儿家长的沟通,及时了解他们的心理状态,体会他们的感受,并给予耐心解释和心理上的支持,使其克服焦虑心理,以配合治疗。

【护理评价】

1. 患儿是否能获取充足营养,体重是否恢复或维持正常;皮肤是否完整,是否发生压疮及其他皮肤创伤;是否合并其他并发症;是否发生新的感染或感染传播。

2. 患儿及家长是否了解治疗、护理相关知识,是否情绪稳定并积极配合治疗。

(林海凤)

扫一扫,
看总结

思考与练习

患儿,男,3 岁半,不规则发热、咳嗽 2 周,伴一过性关节痛,出生时接种过卡介苗。体检:右肺上方呼吸音降低,肝未触及,双下肢有结节性红斑数个,周围血 WBC 8×10^9/L,胸片显示右肺门淋巴结肿大,右下肺呈片状渗出影。临床诊断为原发型肺结核。请回答:

1. 对该患儿进行护理评估还需哪些资料?

2. 列出该患儿的常见护理诊断及相应的护理措施。

扫一扫,
测一测

实训指导

实训一 婴儿沐浴法及抚触法

一、婴儿沐浴法

婴儿沐浴法适用于需要皮肤清洁的婴儿(患病婴儿需病情稳定)。目的:保持婴儿皮肤清洁、舒适,协助皮肤排泄和散热。

【实训目标】

1. 知识目标 掌握婴儿沐浴技术、五官护理、脐部护理、臀部护理等。

2. 能力目标 能为婴儿进行沐浴,能进行眼、耳、鼻、口腔、脐部及臀部护理。

3. 素质目标 具备良好的职业素养,尊重、关爱婴儿,能与婴儿及家长进行有效沟通。

【实训准备】

1. 护士准备 穿戴整齐、洗手、戴口罩。

2. 用物准备 平整便于操作的沐浴台、浴盆、热水、水温计、婴儿浴液、婴儿洗发液、大毛巾和小毛巾、包被、婴儿衣服及纸尿裤、棉签、0.2%~0.5% 碘伏或 75% 乙醇、3% 过氧化氢、护臀霜或鞣酸软膏、生理盐水、2% 碳酸氢钠溶液或制霉菌素液、磅秤、弯盘,根据需要备液状石蜡 / 橄榄油、指甲剪等。

3. 环境准备 光线充足,安静舒适,调节室温至 26~28℃,关闭门窗。

【实训方法】

步骤	操作实践	要点提示
评估	1. 评估婴儿年龄、病情、身心状况及合作程度。 2. 评估婴儿皮肤情况、清洁程度、有无损伤等。 3. 评估婴儿进食时间。	一般在婴儿进食后 1h 进行。
操作前	1. 洗手,戴口罩。 2. 备齐用物,摆放有序。 3. 两人核对婴儿信息。	
操作中	1. 操作台上按使用顺序放置好婴儿沐浴用物。 2. 浴盆内备热水,调节水温至 37~39℃,可以用手腕试水温。 3. 护士洗手,核对婴儿身份信息,并向婴儿家长解释,取得合作后抱走婴儿。	用于降温时,水温低于体温 1℃,备水时水温稍高 2~3℃。

续表

步骤	操作实践	要点提示
操作中	4. 将婴儿置于沐浴台上,解开包被,脱去衣服,解开纸尿裤,测量体重并记录。 5. 护士用左前臂托住婴儿背部,左手掌托住其头颈部,拇指及中指分别将其双耳向前折并按住(防止水流入造成内耳感染),左臂和腋下夹住其臀部及下肢,然后将头移至沐浴盆边。 6. 用小毛巾由内眦向外眦擦洗婴儿双眼;擦洗面部(注意擦洗耳后皮肤褶皱处);用棉签清洁鼻孔;用右手抹洗发液洗头部,然后用清水洗净。 7. 左手握住婴儿左肩及腋窝处,使其头部枕于护士左前臂,再用右手握住婴儿左腿靠近腹股沟处,将婴儿轻放于水中。 8. 保持左手的握持,将婴儿全身湿润,用右手依次抹沐浴液:颈下、胸、腹、腋下、上肢、手、会阴、下肢,然后用清水洗净。 9. 用右手从婴儿前方握住其左肩及腋窝处,使其头颈部俯于护士右前臂,左手抹沐浴液清洗后颈、背部、臀部及下肢,然后用清水洗净。 10. 洗毕,将婴儿抱至沐浴台上,迅速用大毛巾包裹全身并将水分吸干。 11. 口腔护理:将婴儿头偏向一侧,棉签蘸生理盐水擦洗口腔,顺序为两侧颊部—牙龈—舌面—硬腭。 12. 脐部护理:用 0.2%~0.5% 碘伏或 75% 乙醇从脐根部由内向外环形消毒。 13. 臀部护理:臀部擦护臀膏或鞣酸软膏后,穿好纸尿裤。 14. 穿好衣服,检查并核对腕带信息,裹好包被,抱回病房,与家属核对婴儿身份信息,放回婴儿床,整理床单元。	严格执行查对制度并对婴儿进行两种以上方式的身份识别。 头部如有皮脂结痂,不可用力去除,可用液状石蜡/植物油浸润,待痂皮软化后清洗。 擦干颈下、腋下、腹股沟等皮肤皱褶部位。 视需要修剪指甲。
操作后	1. 整理用物。 2. 洗手,记录。	记录准确。

【注意事项】

1. 注意水温,防止烫伤;注意保暖,避免受凉;不可将婴儿单独放置在操作台上,防止坠落。

2. 沐浴过程中,注意观察面色、呼吸,如有异常及时停止操作;注意观察婴儿全身情况(如皮肤、肢体活动)等,如有异常及时报告和处理,做好记录。

3. 注意观察口腔黏膜情况,出现鹅口疮者,用蘸有 2% 碳酸氢钠溶液或制霉菌素液的棉签擦洗口腔。

4. 注意保持脐部清洁干燥,避免脐部被水浸泡或污水污染,观察有无渗液、渗血、脓性分泌物,若有应及时做相应处理。若有脓性分泌物可用 3% 过氧化氢和 75% 乙醇清洗,若有肉芽肿可用 10% 硝酸银溶液局部涂搽。

二、婴儿抚触法

婴儿抚触是指通过抚触者的双手对婴儿的皮肤各部位进行一定次序的有手法技巧的按摩,让温和的刺激通过婴儿皮肤的感受器传到中枢神经系统,可促进婴儿身心健康发育的方法。目的:促进婴儿与父母的情感交流,促进神经系统的发育,提高免疫力,加快食物的消化吸收,减少婴儿哭闹,增加睡眠。

婴儿抚触法
(视频)

【实训目标】

1. 知识目标　掌握婴儿抚触操作步骤、手法。
2. 能力目标　能为婴儿进行抚触。
3. 素质目标　具备良好的职业素养,尊重、关爱婴儿,能与婴儿及家长进行有效沟通。

【实训准备】

1. 护士准备　穿戴整齐,洗手。
2. 用物准备　平整的操作台、润肤油、包被、婴儿衣服及纸尿裤。
3. 环境准备　安全舒适,调节室温到28℃,关闭门窗。

【实训方法】

步骤	操作实践	要点提示
评估	1. 评估婴儿病情。 2. 评估婴儿皮肤的情况、清洁程度、有无损伤。 3. 评估婴儿进食时间。	避免在婴儿饥饿和进食后1h内进行。
操作前	1. 洗手,戴口罩。 2. 备齐用物,摆放有序。 3. 两人核对婴儿信息。	
操作中	1. 将婴儿置于预热好的辐射台上,操作者位于婴儿足端,解开婴儿包被和衣服。 2. 核对婴儿信息,观察全身皮肤情况,必要时清洗臀部。 3. 操作者将润肤油倒在手中,揉搓双手,手温暖后进行抚触。 (1)头部抚触:①两拇指指腹从前额眉心沿眉骨向两侧推压至发际;②两拇指从下颌部中央向两侧耳垂滑动,呈微笑状;③一手轻托婴儿头部,另一手指腹从婴儿一侧前额发际抚向枕后,避开囟门,中指停留在耳后乳突部轻压一下;换手,同法抚触另一侧。 (2)胸部抚触:两手掌分别从胸部的外下方,靠近两侧肋下缘处向对侧外上方滑动至婴儿肩部,交替进行。避开乳头。 (3)腹部抚触:两手依次从婴儿右下腹向上腹再向左下腹移动(呈顺时针方向划半圆)。可做"I LOVE YOU"亲情体验:用右手在婴儿左腹由下往上画一个英文字母"I",再依操作者的方向由左至右画一个倒写的"L",最后由左至右画一个倒写的"U"。避开脐部及膀胱。 (4)四肢抚触:①双手呈半圆形交替握住婴儿的上臂向腕部滑行,在滑行过程中,从近端向远端分段挤捏上肢;②用拇指从手掌心按摩至手指,并从手指两侧轻轻提拉每个手指;同法依次抚触婴儿的对侧上肢及双下肢。 (5)背部抚触:使婴儿呈俯卧位,头偏向一侧,以脊柱两侧由中央向两侧滑行,从背部上端开始逐渐下移到臀部,最后由头部沿脊柱抚触至臀部。 4. 穿好纸尿裤,穿衣服,检查核对腕带信息,包好包被,放回婴儿床。 5. 再次核对婴儿身份信息,帮助婴儿取舒适体位,整理床单元。	抚触顺序是头面部→胸部→腹部→上肢→下肢→背部,每一个动作重复做4~6次。 抚触时需要与婴儿进行语言和目光交流。
操作后	1. 整理用物。 2. 洗手,记录。	

【注意事项】

1. 注意观察婴儿的反应,如出现肤色改变、哭闹、肌张力提高、兴奋性增加等,应暂停抚触;如反应持续 1min 以上,应完全停止抚触。

2. 根据婴儿状态决定抚触时间,一般时间为 10~15min,每天 1~2 次为佳,建议最好在沐浴后进行,避免在婴儿饥饿和进食后 1h 内进行。

3. 动作开始要轻柔,慢慢增加力度,注意用力适当,避免过轻或过重。

(李　润)

实训二　约束保护法

约束保护法
（视频）

约束保护法适用于各种检查、治疗时不合作的小儿。目的:限制患儿过度活动,确保诊疗、护理操作的顺利进行;保护意识不清、躁动不安患儿的安全;保持静脉通道畅通,避免脱落,保护伤口及敷料,避免抓伤后感染。

【实训目标】

1. 知识目标　掌握不同类型的约束方法的适应证、方法、步骤及注意事项。

2. 能力目标　能根据需要应用不同的约束方法。

3. 素质目标　具备良好的职业素养,尊重关爱患儿,能与患儿及家长进行有效沟通。

【实训准备】

1. 护士准备　穿戴整齐、洗手、戴口罩。

2. 用物准备　毛巾或床单、小夹板、手足约束带、绷带、棉垫、2.5kg 重沙袋、布套等。

3. 环境准备　整洁,安静,温湿度适宜。

【实训方法】

步骤	操作实践	要点提示
评估	1. 评估患儿年龄、病情、身心状况及合作程度。 2. 评估固定部位关节活动、皮肤完整情况。	
操作前	1. 洗手,戴口罩。 2. 备齐用物,摆放有序。 3. 两人核对患儿及医嘱信息。 4. 向患儿及家长解释约束原因、目的、时间,取得理解合作,并签署知情同意书。	
操作中	1. 携用物至床旁,核对患儿身份信息。 2. 根据需要应用不同的约束方法: (1) 全身约束法:①折叠大毛巾或床单,宽度以能盖住患儿肩至足跟部为宜。②置患儿于大毛巾中间,将大毛巾一边裹紧患儿一侧上肢、躯干和下肢,经胸部至对侧腋窝处,再将大毛巾整齐压于患儿身下。③大毛巾另一边紧裹患儿另一侧手臂,经胸压于被下。 (2) 手或足约束法:①约束带法,置患儿手或足于约束带甲段中间,将乙丙两端绕手腕或踝部对折后系好,将丁端系于床缘上。②双套结约束法,先用棉垫包裹手腕或踝部,再用宽绷带打成双套结,套在棉垫外稍拉紧,以既不脱出、又不影响血液循环为宜,然后将带子系于床缘上。③夹板法,用于四肢静脉输液时约束腕关节或踝关节。在输液的肢体下放置一长度超过关节处、带有棉垫的小夹板,用绷带或胶布固定。④手套法,带并指手套,避免指甲抓伤皮肤或伤口。	避免过度、过厚包裹身体;如患儿活动剧烈,可用布带围绕双臂打活结系好。松紧度以能伸入 1~2 指为宜,每 2h 解开约束带,放松一次,并协助患儿翻身。

续表

步骤	操作实践	要点提示
操作中	(3)沙袋约束法:①固定头部,防止其转动,将两个沙袋呈"人"字形摆放在头部两侧。②保暖,防止患儿将被子踢开,可将两个沙袋分别放在两肩旁,压在棉被上。③患儿侧卧避免其翻身时,将沙袋放于患儿背后。 3. 再次核对患儿身份信息,将患儿置于舒适体位,整理床单元。	根据需要约束固定的部位不同,决定沙袋的摆放位置。
操作后	1. 告知患儿及家长注意事项。 2. 整理用物。 3. 洗手,记录。	

【注意事项】

1. 结扎或包裹松紧适宜,避免过紧压迫患儿肢体、影响血运、导致损伤,避免过松而失去约束意义。

2. 保持患儿姿势舒适,定时给予短时的姿势改变,减少患儿疲劳。

3. 约束期间,注意动态观察约束部位皮肤颜色、温度,掌握血液循环情况,若发现肢体苍白、麻木、冰冷时,应立即放松约束;必要时进行局部按摩,以促进血液循环。

(李　润　罗玉琳)

实训三　温箱使用法

温箱使用法
(视频)

温箱使用法适用于需要裸体观察或进行医疗、急救的新生儿;体重小于 2 000g 的新生儿;体温偏低或不升者,如硬肿症患儿;需要保护性隔离者,如剥脱性皮炎患儿等。目的:为新生儿提供适宜的中性环境温度,维持患儿体温的恒定,并促进新生儿的发育。

【实训目标】

1. 知识目标　掌握温箱使用适应证,新生儿适中温度。

2. 能力目标　能根据新生儿的病情、孕周、日龄、体重等准确设置温箱温度、湿度,能准确使用温箱。

3. 素质目标　具备良好的职业素养,尊重、关爱患儿,能与患儿及家长进行有效沟通。

【实训准备】

1. 护士准备　穿戴整齐,洗手,戴口罩。

2. 用物准备　已消毒的温箱、床单、灭菌注射用水、体温计、消毒液等。

3. 环境准备　病室内温度 24~26℃,湿度 55%~65%。避开取暖器、排风口、风口及阳光直射处。

【实训方法】

步骤	操作实践	要点提示
评估	1. 评估患儿的孕周、日龄、体重情况。 2. 评估生命体征、病情情况。	
操作前	1. 洗手,戴口罩。 2. 备齐用物,摆放有序。 3. 两人核对患儿及治疗信息。 4. 测量患儿体温。	

续表

步骤	操作实践	要点提示
操作中	1. 检查温箱结构功能是否正常。 2. 向温箱水槽内加入灭菌注射用水至水位线。 3. 接通电源,打开电源开关,根据患儿孕周、日龄、体重、体温及病情情况设置温箱的温度、湿度,预热温箱。 4. 洗手,铺好床单。待温箱温度升高到所需温度。 5. 双人核对患儿腕带和温箱上的住院卡信息。 6. 将患儿抱入温箱,患儿裸身或仅着少量单衣,根据病情选择合适的体位。 7. 定时测体温:在体温恢复正常前每小时测一次体温,待体温恢复正常(36~37℃)后,每4h测1次并记录。 8. 治疗护理:检查、输液、采血、喂奶、换尿布等治疗、护理操作都应在温箱内进行,可从边门和袖孔伸入,以保证温箱温、湿度恒定。 9. 密切观察:监测生命体征,观察患儿病情变化,观察温箱的使用情况,若发现问题及时妥善处理。	如果使用温箱的肤控模式调节箱温时,应将温度探头置于患儿腹部较平坦处,用胶布固定探头,一般设置探头肤温在36~36.5℃。
操作后	1. 新生儿出箱:为患儿穿衣服,包被包裹,放入婴儿床,核对患儿腕带信息和婴儿床上床头卡信息。 2. 出箱后需对温箱进行终末消毒,用消毒液擦拭温箱内外壁,水槽及温箱各部件拆卸后消毒液浸泡消毒。紫外线照射30min。 3. 洗手,准确记录出箱时间及患儿情况。	掌握出箱条件。

【注意事项】

1. 护理操作应尽量在箱内集中进行,尽量减少开门次数和时间,以免箱内温度波动;避免骤然升温。

2. 温箱使用期间应每日湿式清洁消毒恒温罩内、外表面,每日更换水槽内的灭菌注射用水,每周更换温箱1次,患儿出箱后温箱应终末清洁消毒,温箱空气净化垫每月清洗1次(必要时更换),定期进行细菌培养。

3. 出箱条件 ①体重已达2 000g或以上,体温稳定;②在停止加温的温箱内,室温维持在24~26℃时,能维持正常体温者;③在温箱中生活30d以上,虽体重低于2 000g,但一般情况良好。

(李 润 罗玉琳)

实训四 光 照 疗 法

光照疗法
(视频)

光照疗法是一种通过荧光灯照射治疗新生儿高胆红素血症的辅助疗法,主要作用是使血清间接胆红素经光照后氧化分解为直接胆红素,从而易于从胆汁和尿液中排出体外。目的:治疗新生儿高胆红素血症,降低血清胆红素浓度。

【实训目标】

1. 知识目标 掌握光照疗法的适应证和原理。

2. 能力目标 能独立完成患儿的光照疗法操作,正确使用光疗箱。

3. 素质目标 具备良好的职业素养,尊重、关爱患儿,能与患儿及家长进行有效沟通。

【实训准备】

1. 护士准备 穿戴整齐,洗手,戴口罩。

2. 用物准备　已消毒的光疗箱、避光眼罩、避光纸尿裤、普通纸尿裤、灭菌蒸馏水、体温计。

3. 环境准备　病室内温度 24~26℃,湿度 55%~65%。

【实训方法】

步骤	操作实践	要点提示
评估	1. 评估患儿日龄、体重、生命体征、反应等。 2. 评估黄疸的范围和程度、胆红素检查结果。	
操作前	1. 洗手,戴口罩。 2. 备齐用物,摆放有序。 3. 两人核对患儿及治疗信息。	
操作中	1. 检查光疗设备功能是否正常(尤其注意检查灯管)。 2. 向水槽内加入灭菌蒸馏水至水位线。 3. 接通电源,打开电源开关,箱温设置为 30~32℃(早产儿箱温设置为 32~35℃),预热。 4. 待光疗箱温度升高到所需温度,箱内放置鸟巢以防撞伤。 5. 双人核对患儿腕带和光疗箱上的住院卡信息。 6. 将患儿全身暴露,戴避光眼罩以保护眼睛,换上避光纸尿裤以保护会阴,双足外踝处用透明薄膜保护性粘贴,修剪指甲,放入光疗箱中,打开蓝光。 7. 记录光疗开始时间。 8. 光疗期间加强巡视,每 2h 更换 1 次体位,可以仰卧、侧卧、俯卧交替更换。 9. 定时测温,每 2~4h 测体温 1 次,如有异常变化随时测体温,根据体温调节箱温,使新生儿体温维持在 36.5~37.2℃。 10. 观察病情。观察患儿精神反应、生命体征、黄疸进展程度、皮肤颜色及完整性、大小便、四肢肌张力变化等。 11. 及时补液,记录出入液量。	清洁光疗箱,有机玻璃制品忌用乙醇擦洗。 注意保护患儿眼睛、会阴、足踝部皮肤。 若光疗时体温高于37.8℃或者低于35℃,暂停光疗。
操作后	1. 光疗结束,摘掉避光眼罩,更换普通纸尿裤,为患儿穿衣,抱出蓝光箱。 2. 核对患儿腕带及住院卡信息。 3. 记录停止光疗时间、生命体征、黄疸消退情况等。 4. 切断光疗箱电源,用消毒溶液擦拭消毒蓝光箱,水槽用消毒液浸泡消毒,整理完毕后备用。	遵医嘱出箱。 记录准确。

【注意事项】

1. 患儿光疗时随时观察患儿眼罩、会阴遮盖物有无脱落,注意皮肤有无破损。

2. 光疗时不显性失水增加,需按医嘱静脉输液,按需喂奶,保证水分及营养的供应,并记录出入量。光疗超过 24h 会造成体内核黄素缺乏,应补充核黄素。

3. 监测血清胆红素的变化,判断疗效;观察新生儿的精神反应及生命体征的变化;注意观察黄疸的部位、程度;观察大小便的颜色、性质,皮肤有无干燥、发红等;光疗不良反应有发热、腹泻、皮疹、维生素 B_2 缺乏、低血钙、贫血、青铜症等,注意监护。

4. 灯管使用 300h 后光能量输出减弱 20%,900h 后减弱 35%,因此灯管使用 1 000h 必须更换。

(李　润　罗玉琳)

实训五　换血疗法

换血疗法（视频）

换血疗法适用于治疗新生儿溶血病、高胆红素血症和败血症等。目的:换出致敏红细胞和血清中的免疫抗体,阻止溶血并纠正贫血;降低未结合胆红素,防止胆红素脑病发生;降低体内的各种毒素等。

【实训目标】

1. 知识目标　掌握换血疗法的适应证和原理、换血流程。

2. 能力目标　能进行换血疗法的操作。

3. 素质目标　具备良好的职业素养,尊重、关爱患儿,能与患儿及家长进行有效沟通。

【实训准备】

1. 护士准备　穿戴整齐,洗手,戴口罩。

2. 用物准备　500ml 百特袋、输液泵管、延长管、换血皮条、动静脉留置针、透明敷贴、三通、延长管、横泵、竖泵、电极片、血液加温器、血糖仪、试纸、采血管、无菌手套、无菌手术衣、注射器等。

3. 血源准备　①遵医嘱选择血源。②双人核对(依据输血查对制度)。③尽量选用新鲜血液,库存时间不超过 3d。

4. 药品准备　肝素、地塞米松、苯巴比妥、生理盐水等。

5. 环境准备　①清理房间。②紫外线消毒 30min。③维持室温 26~28℃。

6. 患儿准备　遵医嘱禁食 4~6h(或抽空胃内容物),必要时给予镇静剂。

7. 仪器准备　远红外辐射台、微量注射泵、输液泵、心电监护、电子秤。

【实训方法】

步骤	操作实践	要点提示
评估	1. 评估患儿日龄、体重等情况。 2. 评估病情、黄疸及血管情况。	
操作前	1. 洗手、戴口罩。 2. 备齐用物,摆放有序。 3. 两人核对患儿及治疗信息。	
操作中	1. 环境准备:开启远红外辐射台,处于备用状态。 2. 核对患儿及医嘱信息;将患儿放置在辐射台上,肤温设置为36.5℃,并连接心电监护,根据患儿情况使用镇静剂或予以安慰奶嘴进行安抚。 3. 洗手、戴口罩。 4. 配制肝素液:① 1ml=50U(12 500U/2ml 肝素 2ml+250ml0.9% 生理盐水);② 1ml=1U(12 500U/2ml 肝素 0.04ml+250ml0.9% 生理盐水);③用 1ml=50U 的肝素溶液将连接输液泵管的空百特袋排气,备用。 5. 建立动静脉通路:建立 2 条静脉通路,分别用于输血和用药;建立 1 条动脉通路,用于抽出置换出来的血液。 6. 核对血袋:双人核对血袋,用血液专用皮条插入血袋进行排气并需报告单上签字。 7. 连接输血加温器并设置温度,换血皮条末端连接静脉留置针输血用。	选择合适的动静脉进行穿刺,动脉首选桡动脉。 严格执行双人查对制度,严格执行无菌操作。

续表

步骤	操作实践	要点提示
操作中	8. 将输液泵管装上竖泵,百特袋置于称上称重。 9. 连接抽血通路,动脉留置针处连接红色三通,一端连接肝素液,另一端接患儿动脉出血处。 10. 准确调节出血与输血的速度,并在竖泵上设置换血总量。 11. 监测患儿的呼吸、心率、血压、体温,抽取动脉血检查血糖、血气分析、血清胆红素、肝肾功能、电解质、凝血全套、血常规,记录抽血量。 12. 双人再次核对血袋及床头卡、腕带,确认无误后开始换血。 13. 每隔 5min 监测一次无创血压。 14. 每换血 5min,测体温、SpO₂ 及心率。 15. 保持抽血通路通畅,每抽出 50ml 血用 1ml=1IU 肝素 0.5ml 间断正压冲洗动脉留置针,观察血袋、皮条及红色三通内有无凝血来调节肝素浓度。 16. 监测血糖,每换 100ml 血监测一次血糖,维持血糖正常,观察百特袋的重量有无持续增加。 17. 换血至总量的 1/2 时复查血气、血常规、电解质及血清胆红素,记录抽血量。两袋血间以生理盐水冲洗换血皮条及输血通路。	出血与输血的速度需同步。 严格执行双人查对制度。 准确记录患儿生命体征,根据血压波动调节出入量速度,严密观察患儿反应,观察有无输血反应。
操作后	1. 换血结束后,抽血复查血气、血常规、电解质、血糖、凝血全套及血清胆红素,监测血压、心率、SpO₂ 及体温。 2. 百特袋称重以计算换出血量,并记录。 3. 换血结束后,拔出动脉留置针。 4. 记录换血量、换血过程是否顺利、有无异常化验指标及处理、有无输血反应等。	准确称量。 记录准确、完整。

【注意事项】

1. 换血过程中注意观察心率、血压、呼吸及患儿反应、肤色、血糖等情况。

2. 严格执行输血查对制度,严格执行无菌操作。

3. 两袋血之间用生理盐水冲管。

4. 入血端注意排净空气,严禁使用输液泵(防止挤压造成红细胞破坏)。

5. 三通方向双人核对,确保肝素只注入空瓶内,切不可进入患儿体内。

（李　润）

实训六　静脉输液法

一、头皮静脉输液法

头皮静脉输液法适用于需要静脉输液治疗但肢体静脉难以成功建立通道的婴幼儿。目的:为患儿补充液体、营养,纠正水电解质代谢紊乱;输注药物治疗疾病;增加循环血量,改善微循环。小儿头皮静脉丰富且表浅,分支甚多,头部无活动关节,所以易于穿刺成功和固定。多选用额上静脉、颞浅静脉及耳后静脉等。

【实训目的】

1. 知识目标　掌握头皮静脉穿刺技术、头皮静脉分布,区分头皮动、静脉。

2. 能力目标　能为患儿进行头皮静脉穿刺。

3. 素质目标　具备良好的职业素养,尊重、关爱患儿,能与患儿及家长进行有效沟通。

【实训准备】

1. 护士准备　穿戴整齐,洗手,戴口罩。

2. 用物准备　输液器,药液,治疗盘(内置:75% 乙醇、棉签、弯盘、胶布、头皮针、备皮用物),必要时备约束用品。

3. 环境准备　光线充足,温湿度适宜,安静。

【实训方法】

步骤	操作实践	要点提示
评估	1. 评估患儿年龄、病情、身心状况及合作程度。 2. 评估患儿用药史、过敏史,以及输注药物性质。 3. 评估穿刺部位的皮肤、血管状况。	
操作前	1. 洗手,戴口罩。 2. 备齐用物,摆放有序。 3. 两人核对医嘱。	
操作中	1. 携用物至床旁,核对患儿身份信息,并向患儿及家长解释,取得合作。 2. 核对输液卡和卡签,检查药液、输液器,连接输液器,排气并放置妥当,首次排气将液体排至输液器过滤器处。 3. 患儿取仰卧位或侧卧,头枕小枕,助手固定其肢体、头部。 4. 操作者立于患儿头端,选择合适静脉。 5. 需要时备皮:用清水潮湿头发,剃刀剃去局部头发,暴露静脉,再用清水洗净头发,消毒穿刺部位皮肤(直径≥ 5cm),待干。 6. 再次进行皮肤消毒,第二次排气,再次核对患儿身份信息。 7. 操作者左手拇、示指固定绷紧穿刺点前后皮肤,右手持针在距静脉最清晰点向后移 0.3~0.5cm 处将针头沿静脉向心方向以 15°~20° 角度进针,沿静脉走向徐徐刺入,当针头刺入静脉时阻力减小、有落空感,见回血后固定针头,打开调节器输液通畅,即可用胶布固定,调节滴数。 8. 再次核对患儿身份信息,帮助患儿取舒适体位,整理床单元。	严格执行查对制度并对患儿进行两种以上方式的身份识别,询问过敏史。 严格执行无菌技术操作原则。 注意区分头皮动、静脉。 注意进针角度,穿刺中应注意观察患儿的哭声及病情变化,必要时暂缓穿刺。 固定牢固,防止针头滑落;根据患儿病情、年龄、药物性质调节滴速。
操作后	1. 告知患儿及家长注意事项。 2. 整理用物。 3. 洗手,记录。	记录准确。

【注意事项】

1. 严格患儿身份核对　采用开放式提问并核对手腕带。

2. 区别头皮动、静脉　静脉一般与相对应的动脉伴行,动脉较深,静脉较表浅。触摸时动脉有搏动感,静脉无搏动感。如头皮针误入动脉时"回血"快速、量大,推药阻力大,且局部迅速可见呈树枝分布状的苍白,输液滴注不通畅或不滴,应立即拔针。

3. 穿刺时建议戴无菌手套,避免反复穿刺。一次穿刺不成功时需要更换头皮针,方可再次穿刺。

4. 小儿头皮皮下脂肪薄,输液过程一旦发生药物渗出或外渗不易吸收,局部容易出现瘢痕,影响美观。所以输液过程中需密切观察局部是否肿胀,针头有无移位和脱出,避免输注刺激性较强的药物。

二、静脉留置针输液法

静脉留置针输液法又称外周静脉留置针输液法,适用于短期静脉输液治疗的患儿。目的:为患儿补充液体、营养,纠正水电解质代谢紊乱;输注药物治疗疾病;增加循环血量,改善微循环。外周静脉留置针输液是通过套管短期留置在患儿的静脉内,实现多次输液,可保护静脉,减少反复穿刺,既减轻了患儿的痛苦,又减少了护士的工作量。

实训-6

静脉留置针输液法(视频)

【实训目的】

1. 知识目标　掌握留置针穿刺技术、脉冲式冲管及正压封管方法。

2. 能力目标　能为患儿进行留置针穿刺,正确进行导管维护。

3. 素质目标　具备良好的职业素养,尊重、关爱患儿,能与患儿及家长进行有效沟通。

【实训准备】

1. 护士准备　穿戴整齐,洗手,戴口罩。

2. 用物准备　治疗车、治疗盘、弯盘、锐器盒、快速手消毒液、安尔碘、24G 静脉留置针、无菌透明敷料、手套、药液、生理盐水、输液器、一次性注射器、棉签、止血带、胶布、一次性垫巾。

3. 环境准备　光线充足,温湿度适宜,安静。

【实训方法】

步骤	操作实践	要点提示
评估	1. 评估患儿年龄、病情、身心状况及合作程度。 2. 评估患儿用药史、过敏史,以及输注药物性质。 3. 评估穿刺部位的皮肤、血管状况。	
操作前	1. 洗手,戴口罩。 2. 备齐用物,摆放有序。 3. 两人核对医嘱。	
操作中	1. 携用物至床旁,核对患儿身份信息,并向患儿及家长解释,取得合作。 2. 核对输液卡和卡签,检查药液、输液器,连接输液器,排气并放置妥当,首次排气将液体排至输液器过滤器处。 3. 患儿取合适体位,助手协助固定好穿刺侧肢体。 4. 操作者铺巾,选择合适静脉进行皮肤消毒:以穿刺点为中心,由内至外消毒穿刺部位皮肤(直径 ≥ 8cm),待干。 5. 撕开透明敷料一角,待用。再次核对患儿身份信息。 6. 在穿刺点上方 6cm 处扎止血带,再次进行皮肤消毒。 7. 打开留置针包装,用 5ml 注射器抽吸生理盐水,排净留置针内空气。 8. 操作者左手绷紧患儿皮肤,右手持留置针以 15°~30° 角度进针,直刺血管,进针速度要慢,见回血后,压低角度 5°~10° 再进针少许,右手示指抵住针柄,用大拇指将套管全部推送入血管,左手大拇指固定留置针尾部拔出针芯,松止血带,贴无菌透明敷料固定留置针,注明穿刺日期、时间、穿刺者。 9. 推注生理盐水确认留置针留置的有效性。	严格执行查对制度并对患儿进行两种以上方式的身份识别,询问过敏史。 首选上肢静脉,由远及近。 严格执行无菌技术操作原则。 穿刺中应注意观察患儿的哭声及病情变化,必要时暂缓穿刺。

续表

步骤	操作实践	要点提示
操作中	10. 核对药液卡签和患儿身份信息。药液第二次排气,输液器连接留置针,打开调节器,输液通畅,调节滴数。 11. 再次核对患儿身份信息,帮助患儿取舒适体位,整理床单元。 12. 输液完毕,使用生理盐水或0~10U/ml的肝素盐水正压封管(即采用脉冲式冲管方法,推注剩1~2ml生理盐水时,将钢针斜面留在肝素帽内,改为匀速推注,边推液边退出钢针)。	每次输液前均需推注生理盐水确认导管在血管内且通畅,方可使用。脉冲式冲管方法:即推一下、停一下。
操作后	1. 告知患儿及家长注意事项。 2. 整理用物。 3. 洗手,记录。	记录准确。

【注意事项】

1. 穿刺时建议戴无菌手套,针芯退出后,不能再回套至套管内,否则可能导致导管损伤。

2. 注意保护穿刺留置针侧肢体,未输液时避免肢体下垂和用力;穿刺部位减少活动,防水、防压;妥善固定导管及延长管,避免拉扯拔出。

3. 输液过程中,应定时巡视,观察患儿有无输液反应,穿刺部位及静脉走行方向有无红肿、热、痛、渗出等表现,如有异常应拔出导管。尽量避免持续输注发泡剂及刺激性药物。

4. 建议无菌透明敷料固定时采用高举平台法,避免患儿皮肤压伤;无菌透明敷料至少每7d更换1次,若穿刺部位发生渗液、渗血时应及时更换敷料,发生松动、污染时应立即更换。

5. 外周静脉留置针应72~96h更换一次。若患儿无并发症且导管功能良好可适当延长。

(张小蓉　罗玉琳)

实训七　动/静脉采血法

一、桡动脉采血法

桡动脉采血法适用于需要采集动脉血做血气分析的患儿,以及需要采集血标本进行检验,静脉又难以采血成功的婴幼儿。目的:为患儿采集血标本,为诊断及治疗疾病提供依据。

【实训目的】

1. 知识目标　掌握桡动脉穿刺采血的适应证、方法及注意事项。

2. 能力目标　能为患儿进行桡动脉穿刺采血。

3. 素质目标　具备良好的职业素养,尊重、关爱患儿,能与患儿及家长进行有效沟通。

【实训准备】

1. 护士准备　穿戴整齐,洗手,戴口罩。

2. 用物准备　治疗车、治疗盘、锐器盒、快速手消毒液、安尔碘、棉签、无菌手套、一次性垫巾、化验单或检验条码、动脉血气针(或2ml一次性注射器、0.5或0.55型一次性静脉输液针、肝素液、橡胶塞)、必要时备5ml一次性注射器和真空采血管。

3. 环境准备　光线充足,温湿度适宜,安静。

【实训方法】

步骤	操作实践	要点提示
评估	1. 评估患儿年龄、病情、身心状况及合作程度。 2. 评估患儿吸氧状况、出凝血情况。 3. 评估穿刺部位的皮肤、桡动脉搏动情况。	
操作前	1. 洗手,戴口罩。 2. 备齐用物,用物摆放有序。 3. 两人核对医嘱及检验条码。	
操作中	1. 携用物至床旁,核对患儿身份信息及检验条码,并向患儿及家长解释,取得合作。 2. 患儿取仰卧位,助手协助固定好穿刺侧肢体。 3. 操作者触摸桡动脉搏动,将垫巾置于穿刺部位下面,以桡动脉搏动最明显点后面1cm处为中心消毒局部皮肤(直径≥5cm)。 4. 再次核对患儿身份信息及检验条码。 5. 采血 (1)动脉血气针采血气法:①在动脉血气针外粘贴检验条码。②再次消毒皮肤,操作者戴无菌手套,将血气针活塞拉至所需的血量刻度,左手绷紧皮肤,右手持动脉血气针,将针头以15°~30°角度在动脉搏动最明显点后面1cm(第2腕横纹)处进针,沿动脉走向刺入动脉,进针速度要慢,见有鲜红色血液涌进注射器,即固定穿刺针的方向和深度,采足血量。③拔出针头,用无菌棉压迫针眼处5~10min,将针头刺入橡胶塞内,以隔绝空气。 (2)普通注射器采血气法:①在一次性注射器外粘贴检验条码。②更换针头为一次性静脉输液针,抽吸肝素液湿润注射器管腔后弃去。③再次消毒皮肤,操作者戴无菌手套,左手绷紧皮肤,右手持输液针针柄,将针头斜面向上以15°~30°角度在动脉搏动最明显点后面1cm处(第2腕横纹)进针,沿动脉走向刺入动脉,进针速度要慢,针头斜面进皮后持续回抽空针,见有回血时固定针头并抽足血量。④拔出针头,用无菌棉压迫针眼处5~10min,将针头刺入橡胶塞内,以隔绝空气。 (3)非血气标本采血法:①将检验条码粘贴在合适的真空采血管外。②将5ml注射器的针头更换为一次性静脉输液针。③同普通注射器采血气法③。④拔出针头,用无菌棉压迫针眼处5~10min。将血液注入已粘贴条码的真空采血管内。核对患儿身份信息及检验条码后送检。 6. 采集血气标本后需轻轻转动血气针或注射器,使血液与抗凝剂充分混匀,以防凝血。核对患儿身份信息及检验条码,标注患儿吸氧浓度,专人立即送检。 7. 帮助患儿取舒适体位,整理床单元。 8. 告知患儿及家属注意事项,保持穿刺点清洁干燥。	严格执行查对制度并对患儿进行两种以上方式的身份识别。 操作时注意观察患儿面色及呼吸情况,发现异常立即停止穿刺。 如果注射器内混入气泡应及时排除。 非血气标本不能用肝素液湿润注射器抗凝。
操作后	1. 整理用物。 2. 洗手,记录。 3. 血标本送检。	记录准确。

【注意事项】

1. 患儿饮热水、洗澡、活动后需休息30min后再采血,避免影响检验结果。

2. 做血气分析时标本应隔绝空气,避免混入气泡或静脉血。

3. 血气标本应当立即送检,最好30min内完成检测,以免影响结果。

4. 有出血倾向或抗凝治疗期间的患儿禁采动脉血。

5. 尺动脉和桡动脉间侧支循环不良禁止采集桡动脉血。

二、四肢静脉采血法

四肢静脉采血法(视频)

四肢静脉采血法适用于需要采集静脉血标本进行检验的患儿。目的:为患儿采集血标本,为诊断及治疗疾病提供依据。

【实训目的】

1. 知识目标　掌握四肢静脉穿刺采血的适应证、方法及注意事项。

2. 能力目标　能为患儿进行四肢静脉穿刺采血。

3. 素质目标　具备良好的职业素养,尊重、关爱患儿,能与患儿及家长进行有效沟通。

【实训准备】

1. 护士准备　穿戴整齐,洗手,戴口罩。

2. 用物准备　治疗车、治疗盘、锐器盒、快速手消毒液、安尔碘、棉签、手套、一次性垫巾、止血带、化验单或检验条码、真空采血管(需要时备血培养瓶)、一次性采血针头。

3. 环境准备　光线充足,温湿度适宜,安静。

【实训方法】

步骤	操作实践	要点提示
评估	1. 评估患儿年龄、病情、身心状况及合作程度。 2. 评估穿刺部位皮肤、血管情况和肢体活动度。 3. 需空腹取血的项目,了解患儿是否空腹。	
操作前	1. 洗手,戴口罩。 2. 备齐用物,摆放有序。 3. 两人核对医嘱及检验条码。	
操作中	1. 携用物至床旁,核对患儿身份信息及检验条码,向患儿及家长解释,取得合作。 2. 选择合适的真空采血管,逐一粘贴检验条码。 3. 患儿取仰卧位,操作者选择合适的静脉,助手协助固定好穿刺侧肢体。 4. 操作者在穿刺部位肢体下置垫巾、止血带。以穿刺点为中心消毒皮肤(直径≥5cm)。 5. 再次核对患儿身份信息及检验条码。 6. 操作者在穿刺点上方6cm处扎止血带,再次消毒皮肤,戴无菌手套,左手绷紧静脉下皮肤、右手持采血针针柄,针尖斜面向上,以15°~30°角度刺入静脉,见回血,再进针少许,用胶贴固定针柄,采血针另一头与真空采血管相连,当采集到需要的血量时反折针头,换采血管,采血顺序:血培养→抗凝管→干燥管。 7. 采血完毕,松止血带,拔出针头同时用无菌棉压迫针眼处5~10min。 8. 再次核对患儿身份信息及检验条码,妥善放置标本。 9. 帮助患儿取舒适体位,整理床单元。 10. 告知患儿及家属注意事项,保持穿刺点清洁干燥。	严格执行查对制度并对患儿进行两种以上方式的身份识别。 操作时注意观察患儿面色及呼吸情况,发现异常立即停止穿刺。血培养去瓶盖后应常规消毒两次。抗凝管使用时应将血液与抗凝剂混匀。

续表

步骤	操作实践	要点提示
操作后	1. 整理用物。 2. 洗手,记录。 3. 血标本送检。	记录准确。

【注意事项】

1. 若患儿正在进行静脉输液、输血,不宜在同侧肢体采血。采血时尽量缩短止血带结扎时间。

2. 需空腹采血的项目,应提前通知患儿及家属禁食,以避免因进食而影响检验结果。

3. 真空采血时,不可先将真空采血管与采血针头相连,以免试管内负压消失而影响采血。

4. 标本应当尽快送检,以免影响检测结果。

三、股静脉采血法

股静脉采血法适用于经外周静脉采血困难的患儿。目的:为患儿采集血标本,为诊断及治疗疾病提供依据。

【实训目的】

1. 知识目标　掌握股静脉穿刺采血的适应证、方法及注意事项。

2. 能力目标　能为患儿进行股静脉穿刺采血。

3. 素质目标　具备良好的职业素养,尊重、关爱患儿,能与患儿及家长进行有效沟通。

【实训准备】

1. 护士准备　穿戴整齐,洗手,戴口罩。

2. 用物准备　治疗车、治疗盘、锐器盒、快速手消毒液、安尔碘、棉签、手套、一次性垫巾、化验单或检验条码、真空采血管(需要时备血培养瓶)、5ml 一次性注射器、0.5 或 0.55 型一次性静脉输液针。

3. 环境准备　光线充足,温湿度适宜,安静。

【实训方法】

步骤	操作实践	要点提示
评估	1. 评估患儿年龄、病情、身心状况及合作程度。 2. 评估穿刺部位皮肤、血管情况和下肢活动度。 3. 需空腹取血的项目,了解患儿是否空腹。	
操作前	1. 洗手,戴口罩。 2. 备齐用物,摆放有序。 3. 两人核对医嘱及检验条码。	
操作中	1. 携用物至床旁,核对患儿身份信息及检验条码,并向患儿及家长解释,取得合作。 2. 选择合适的真空采血管,逐一粘贴检验条码。 3. 患儿取仰卧位,脱下穿刺侧裤腿,用尿布遮盖会阴部,垫高同侧臀部。助手约束患儿躯干及上肢,两手分别固定患儿两腿,使两腿轻度外展、外旋,暴露腹股沟区。 4. 操作者触摸股动脉搏动点进行定位,以搏动点为中心消毒皮肤(直径≥8cm)。 5. 再次核对患儿身份信息及检验条码。	严格执行查对制度并对患儿进行两种以上方式的身份识别。

续表

步骤	操作实践	要点提示
操作中	6. 再次消毒穿刺部位皮肤,戴无菌手套,准备穿刺。 7. 穿刺: (1)垂直穿刺法:操作者左手示指在腹股沟中 1/3 与内 1/3 交界处触到股动脉搏动点,右手持注射器沿股动脉搏动点内侧 0.3~0.5cm 处垂直刺入,刺入深度视患儿胖瘦而定,然后逐渐向上提针并同时抽吸,见有回血时立即停止提针,固定针头并按要求抽足血量,拔针。 (2)斜刺法:在腹股沟与股动脉相交点下方 1~2cm,于股动脉搏动点内侧 0.3~0.5cm 处,针头与皮肤呈 30°~45° 角度向心方向进针,进针速度宜慢,感觉无阻力见回血后固定针头(若进针有阻力,应停止进针,边回抽边缓慢回退针头,见回血后固定针头抽血。)抽足所需血量后拔针。 (3)新生儿改良穿刺法:用 5ml 注射器连接 0.5(或 0.55)型输液针头,在股动脉搏动点内侧 0.2~0.3cm,距腹股沟 0.5~1cm 处,以 60° 左右角度向心方向进针,针头斜面进皮后持续回抽空针,见有回血时固定针头并抽足血量。 8. 拔针后需立即用无菌棉球加压止血 5~10min,确认无出血方可放松,用胶布固定穿刺部位,并继续观察局部有无出血。 9. 将血液按正确的顺序注入真空采血管。再次核对患儿身份信息及检验条码,妥善放置标本。 10. 帮助患儿取舒适体位,整理床单元。 11. 告知患儿及家属注意事项,减少穿刺侧下肢的活动并保持穿刺点清洁、干燥。	操作时注意观察患儿面色及呼吸情况,发现异常立即停止穿刺。
操作后	1. 整理用物。 2. 洗手,记录。 3. 血标本送检。	记录准确。

【注意事项】

1. 有凝血功能障碍者禁用此法,以免引起出血或静脉血栓合并症发生。

2. 若穿刺失败,不宜在同侧多次穿刺,以免形成血肿,可换至对侧操作。

3. 使用斜刺法时穿刺点不要太高,以免穿刺入后腹膜或膀胱。

(张小蓉)

实训八　儿童生命体征测量法

儿童生命体征测量法适用于需要监测体温、脉搏、呼吸与血压的儿童。目的:测量患儿体温、脉搏、呼吸、血压,判断有无异常情况,为患儿的诊断、治疗提供依据。

【实训目的】

1. 知识目标　掌握儿童生命体征测量方法和不同年龄儿童体温、脉搏、呼吸、血压的正常值。

2. 能力目标　能为患儿进行生命体征测量。

3. 素质目标　具备良好的职业素养,尊重、关爱患儿,能与患儿及家长进行有效沟通。

【实训准备】

1. 护士准备　穿戴整齐,洗手,戴口罩。

实训-8

儿童生命体征
测量法(视频)

2. 用物准备　治疗车、血压计、听诊器、体温计、纱布、手表、记录单、快速手消毒液。

3. 环境准备　光线充足,温湿度适宜,安静。

【实训方法】

步骤	操作实践	要点提示
评估	1. 评估患儿年龄、病情、身心状况及合作程度。 2. 评估患儿 30min 内有无热敷,有无进食冷、热饮。 3. 评估测量部位肢体及皮肤情况。	
操作前	1. 洗手,戴口罩。 2. 备齐用物并检查血压计、听诊器、体温计性能,体温计甩至 35.0℃ 以下。 3. 两人核对医嘱。	
操作中	1. 携用物至床旁,核对患儿身份信息,并向患儿及家长解释,取得合作。 2. 体温测量法 (1)腋温测量:操作者擦干患儿腋窝,将体温计水银端放入患儿腋窝深处并贴紧皮肤,协助患儿屈臂过胸夹紧体温计,10min 后取出,记录读数。 (2)肛温测量:操作者协助患儿取侧卧位或屈膝仰卧位,暴露肛门,润滑肛表水银端,轻轻旋转插入肛门 3~4cm,固定 3min 后取出,用纱布擦干净,记录读数。婴幼儿可取仰卧位,操作者一手握住患儿双踝,提起双腿,另一手将肛表插入肛门(婴儿 1.25cm,幼儿 2.5cm),固定 3min 后取出。 3. 脉搏测量法:协助患儿取卧位或坐位,手臂松弛,手腕伸展,操作者用示、中、无名指指端按于桡动脉处,压力大小以能清楚触及脉搏为宜,计数 30s,将测量的脉搏数 ×2 并记录;脉搏异常、危重患者计数 1min。出现脉搏短绌应由两人同时测量,一人听心率,一人测脉搏,由测心率者发号"起、止"口令,两人同时开始计数,时间 1min。 4. 呼吸测量法:以诊脉状,观察患儿胸腹起伏(一起一伏为 1 次),计时 1min,记录呼吸次数。 5. 血压测量法:患儿取仰卧位或半卧位,露出上臂,掌心向上,伸直肘部,使肱动脉与心脏在同一水平。血压计放在患儿上臂旁,开启水银开关。选择袖带宽度为上臂长度的 1/2~2/3,驱尽袖带内空气,袖带平整缠绕在上臂中部,松紧以能放入一指为宜。操作者戴上听诊器,将听诊器头置于肘窝肱动脉搏动处,一手加压固定听诊器,另一手关闭气门;挤压输气球,打气至肱动脉搏动消失再升高 20~30mmHg;缓慢放开气门,速度以每秒下降 4mmHg 为宜,操作者视线与血压计平行,同时注意水银柱刻度;当听到第一声搏动时,水银柱对应刻度即为收缩压;当搏动音突然变弱或消失时,水银柱对应的刻度即为舒张压。 6. 取下袖带,整理患儿衣袖,再次核对患儿身份信息,协助患儿取舒适体位。 7. 关闭血压计,排净袖带内气体,拧紧气门,整理放入盒内;血压计盒盖右倾 45°,使水银全部流回槽内,关闭水银槽开关;关上血压计盒盖。	直肠或肛门疾病、腹泻患儿不宜测肛温。 不能用拇指诊脉,因拇指小动脉搏动较强,易与患儿的脉搏相混淆。 需监测血压的患儿,要做到"四定":定时间、定部位、定体位、定血压计。
操作后	1. 告知患儿及家长注意事项。 2. 整理用物。 3. 洗手,记录。	记录准确。

【注意事项】

1. 发现体温与病情不符,应重复测量,必要时同时采取两种不同的方式测量。

2. 血压袖带宽度选择 新生儿 2.5~4cm;婴幼儿宽 6~8cm;学龄前期 9~10cm;学龄期 13cm。袖带太窄,测定血压数值偏高;血压太宽,测定血压数值偏低。

3. 发现血压听不清或异常时应重测,重测时应使水银柱降至"0"点,休息片刻后再测。

4. 不同年龄儿童呼吸、脉搏正常参考值见实训表 8-1、实训表 8-2。

实训表 8-1　不同年龄儿童呼吸正常参考值

年龄	呼吸 /(次·min^{-1})
新生儿	40~45
1 个月 ~1 岁	30~40
1~3 岁	25~30
4~7 岁	20~25
8~14 岁	18~20

实训表 8-2　不同年龄儿童脉搏正常参考值

年龄	脉搏 /(次·min^{-1})
新生儿	120~140
1 个月 ~1 岁	110~130
1~3 岁	100~120
4~7 岁	80~100
8~14 岁	70~90

5. 不同年龄血压正常参考值 新生儿收缩压平均 60~70mmHg(8.0~9.3kPa);1 岁时 70~80mmHg(9.3~10.7kPa);2 岁以后计算公式:收缩压(mmHg)=(年龄 ×2+80)mmHg,舒张压 =2/3 收缩压。

(张小蓉)

实训九　儿童经口鼻腔吸痰法

儿童经口鼻腔
吸痰法(视频)

儿童经口鼻腔吸痰法适用于各种原因引起的不能有效咳嗽与排痰的儿童。目的:及时清除呼吸道分泌物,保持气道通畅,改善通气功能或采集痰标本。其原理是通过将吸痰管与吸引装置连接,利用负压吸引原理,经口鼻腔将呼吸道分泌物吸出。

【实训目的】

1. 知识目标 掌握口鼻腔吸痰法的指征、操作方法及注意事项。

2. 能力目标 能为患儿进行口鼻腔吸痰。

3. 素质目标 具备良好的职业素养,尊重、关爱患儿,能与患儿及家长进行有效沟通。

【实训准备】

1. 护士准备 穿戴整齐,洗手,戴口罩。

2. 用物准备 治疗车、负压吸引器或中心负压吸引装置、一次性吸痰管(新生儿 6~8 号;婴幼儿 8~10 号;儿童 10~14 号)、无菌手套、生理盐水、治疗巾、弯盘、纱布、听诊器、手电筒,必要时备压舌板、开口器等。

3. 环境准备　光线充足,温湿度适宜,安静。

【实训方法】

步骤	操作实践	要点提示
评估	1. 评估患儿年龄、病情、身心状况及合作程度。 2. 评估患儿用氧情况,分泌物的量、黏稠度。 3. 评估患儿口鼻腔情况,听诊肺部有无痰鸣音,询问患儿进食时间。	
操作前	1. 洗手,戴口罩。 2. 备齐用物,用物摆放有序。 3. 两人核对医嘱。	
操作中	1. 携用物至床旁,核对患儿身份信息,并向患儿及家长解释,取得合作。 2. 连接吸引装置　接吸引器电源或中心负压吸引装置,检查吸引器、管道有无漏气。调节负压:新生儿 8~13.3kPa;婴幼儿 13.3~20kPa;儿童 16.6~26.6kPa。 3. 再次核对患儿身份信息,协助患儿取舒适卧位,将头偏向操作者,铺治疗巾。 4. 试吸　操作者戴手套,将吸痰管与吸引管连接,试吸生理盐水。 5. 吸痰　操作者左手反折吸痰管与吸引管连接处(可控吸痰管开放控压侧孔),右手将吸痰管经患儿鼻腔插入咽后壁,然后打开反折(可控吸痰管用拇指按压住控压侧孔),轻轻左右旋转并上提吸痰,吸净鼻腔。同法吸净另一侧鼻腔和口腔。 6. 吸痰完毕断开吸痰管,断开后的吸痰管用手套翻转包裹后丢弃。用含氯消毒液冲洗吸引管直至清洁。 7. 关闭吸引装置,清洁患儿的口鼻。 8. 洗手,听诊患儿肺部。再次核对患儿身份信息,协助患儿取安全、舒适卧位。	每次吸痰时间不超过 15s,以免造成缺氧,婴儿每次吸痰时间不超过 5s。 每次吸引间隔至少30s。
操作后	1. 告知患儿及家长注意事项。 2. 整理用物。 3. 洗手,记录。	记录痰液的量、颜色、性状。

【注意事项】

1. 严格执行无菌操作原则,插管动作轻柔敏捷。

2. 患儿痰液黏稠时,可以先雾化吸入再叩背吸痰;吸痰过程中,如患儿出现呼吸、面色、唇色改变应立即停止吸痰,必要时给予氧气吸入。

3. 颅底骨折的患儿应避免从鼻腔吸痰,以免引起颅内感染。

4. 除抢救外,进食 1h 内避免吸痰,防止误吸。

(张小蓉)

实训十　儿童心肺复苏

一、新生儿复苏

新生儿复苏适用于新生儿娩出时的复苏,也适用于新生儿期(0~28d)的窒息复苏。目的:通过一系列恢复呼吸或心跳的基本生命支持技术的实施,使新生儿心、肺恢复正常功能,使生命得以维持。

【实训目的】

1. 知识目标　掌握新生儿复苏流程、操作方法、注意事项。

2. 能力目标　能进行新生儿复苏操作。

3. 素质目标　具备良好的职业素养,尊重生命,关爱儿童。

【实训准备】

1. 护士准备　穿戴整齐,戴手套。

2. 用物准备　吸引器械(低负压吸引器、吸痰管 12F 或 14F);人工呼吸器械(新生儿球囊、不同型号面罩);气管插管器械(喉镜、不同型号镜片、不同型号气管导管);药物(肾上腺素、生理盐水);辐射台、听诊器、胶布等。

【实训方法】

步骤	操作实践	要点提示
操作前	1. 评估环境温湿度。 2. 评估辐射台预热情况。	
操作中	1. 快速评估 4 项指标:足月吗? 羊水清吗? 肌张力好吗? 有呼吸或哭声吗? 2. 开放气道:将新生儿置于辐射台,头朝床尾,擦干全身,吸痰管连接吸引器清理呼吸道,先吸口腔,后吸鼻腔。呼吸道清理完毕,新生儿取头轻度仰伸位。 3. 建立呼吸 (1)刺激呼吸:通过手拍足底、弹足底或摩擦背部 2 次以诱发自主呼吸,如新生儿出现自主呼吸,心率>100 次/min,肤色红润,继续观察;如刺激后无效,需要正压通气。 (2)正压通气:呼吸暂停或喘息样呼吸,心率<100 次/min,立即用球囊面罩正压给氧并行氧饱和度监测。正压通气频率 40~60 次/min,吸呼比 1:1.5。30s 后再评估心率、呼吸、氧合。若心率持续>100 次/min,恢复有效自主呼吸,则停止正压通气;若心率<100 次/min,检查胸廓运动,矫正通气步骤;若心率<60 次/min,必须胸外按压配合气管插管正压通气。 (3)胸外按压:①按压部位为胸骨下 1/3,乳头连线中点的下方。②按压手法:双指按压法为用一手并列 2 根手指按压胸骨,另一手支撑新生儿背部;双拇指环绕手法为操作者双手围绕患儿胸部,双拇指并列或重叠于按压部位,其余手指置于患儿后背,按压时相对挤压。③按压深度为胸廓前后径的 1/3。④按压频率:胸外按压与正压通气比例为 3:1,2s 完成 1 个周期(3 次胸外按压和 1 次正压通气),每 60s 应有 90 次按压和 30 次呼吸。 4. 45~60s 后再评估心率,若心率>60 次/min,则停止胸外按压,继续以 40~60 次/min 频率正压通气;如心率<60 次/min,继续胸外按压和正压通气,并考虑药物治疗。 5. 药物治疗:45~60s 的胸外按压配合正压通气后,心率仍<60 次/min,遵医嘱给予 1:10 000 肾上腺素 0.1~0.3ml/kg,静脉或气管内注入。 6. 再评估心率、呼吸、氧合。	吸引时间<10s,吸引器负压不超 100mmHg。 面罩大小应覆盖口鼻,但不超过下颌和压住眼睛。 胸外按压首选双拇指环绕手法。
操作后	1. 复苏后继续监护。 2. 整理用物。 3. 洗手,记录。	记录准确。

【注意事项】

1. 刺激呼吸不要拍打新生儿背部或臀部,且用力要适度,避免新生儿损伤。

2. 正压通气时确保面罩与新生儿面部封闭良好,以保证有效通气。

3. 球囊面罩正压通气超过 2min 时应留置胃管,抽出胃内容物,避免胃扩张。

4. 胸外按压与正压通气比例为 3∶1,当挤压球囊通气时不能进行胸外按压,应通气 1 次结束后再行胸外按压 3 次,如此循环。

二、婴儿心肺复苏

婴儿心肺复苏(视频)

婴儿心肺复苏适用呼吸、心搏骤停的婴儿(小于 1 岁,不含新生儿)。目的:使婴儿心、肺恢复正常功能,使生命得以维持。

【实训目的】

1. 知识目标　掌握婴儿心肺复苏流程、操作方法、注意事项。

2. 能力目标　能为呼吸、心搏骤停的婴儿行心肺复苏。

3. 素质目标　具备良好的职业素养,尊重生命,关爱儿童。

【实训准备】

1. 护士准备　穿戴整齐,戴手套。

2. 用物准备　治疗盘、纱布块、手电筒、弯盘、记录单、快速手消毒液、笔、手表、无菌手套、球囊和面罩等。

【实训方法】

步骤	操作实践	要点提示
操作前	环境评估:确认现场环境安全。	
操作中	1. 检查患儿反应:操作者轻拍婴儿的足底并呼喊"你怎么啦?"无反应(口述:患儿无意识),启动应急反应系统。 2. 评估呼吸和脉搏:①检查呼吸,扫视患儿胸腹部,观察起伏不超过 10s。②同时触摸肱动脉搏动,将 2 或 3 根手指置于婴儿的上臂内侧,触摸肱动脉搏动,用时至少 5s,但不超过 10s。③确认:无脉搏或不确定扪及脉搏,无呼吸或仅是濒死叹息样呼吸,口述:"无呼吸、无脉搏"。④立即从胸外按压开始进行心肺复苏。 3. 胸外按压:①患儿卧于硬板床。②按压部位为胸骨下 1/2 处,略低于乳头连线中点。③按压方法:双指按压法为并列 2 根手指放在按压部位进行按压,适用婴儿单人复苏;双拇指环绕手法为操作者双手围绕患儿胸部,双拇指并列或重叠于按压部位,其余手指置于患儿后背,按压时相对挤压,适用于婴儿双人复苏。④按压幅度为使胸骨下陷至少 4cm,按压频率 100~120 次 /min,按压中断时间 <10s,按压同时观察患者面色,单人复苏时胸外按压∶人工呼吸 =30∶2。⑤以上重复 5 个循环。 4. 开放气道:①观察口腔有无异物并报告,口述:"口腔无异物"。②用仰头提颏法,手置于患者前额,手掌后推使头后仰,另一手示指和中指置于下颌骨下方,提起下颌,使颏部上抬,开放患儿气道。 5. 人工呼吸 (1)口对口鼻通气技术:开放气道后,操作者将口放到患儿口鼻上,使其完全不漏气,人工吹气 2 次。以上配合胸外按压重复 5 个循环。	双人复苏胸外按压:人工呼吸 =15∶2。 每次吹气时使胸廓隆起即可,每次吹气时间约 1s。 球囊面罩大小选择

续表

步骤	操作实践	要点提示
操作中	(2)球囊面罩通气技术:开放气道,使用"E-C"手法,面罩罩住患儿口鼻,操作者一只手的拇指和示指放在面罩一侧,形成 C 形,剩下的 3 个手指提起下颌角,形成 E 形,将面罩固定到位后挤压球囊人工吹气 2 次。以上配合胸外按压重复 5 个循环。 6. 复检:判断大动脉搏动是否恢复。判断呼吸是否恢复。判断瞳孔、面色、口唇及甲床色泽情况。时间 5~10s。 7. 摆放体位:整理患儿衣物,取去枕仰卧头偏向一侧。行进一步生命支持。	合适,面罩应能遮住患儿鼻子和嘴,但不应压住眼睛。
操作后	1. 告知家长注意事项。 2. 整理用物。 3. 洗手,记录。	记录准确。

【注意事项】

1. 应快速检查脉搏(<10s),不确定扪及脉搏,立即开始按压。

2. 胸外按压时需快速按压,尽量避免按压中断。

3. 怀疑头部或颈部有损伤的患儿,可使用推举下颌法开放气道。

4. 通气不要太大及太快,避免过度通气。

5. 心肺复苏的有效指征　能触到大动脉搏动;患儿面色、口唇、甲床、皮肤等处色泽转为红润;瞳孔缩小;吸气时可听到肺泡呼吸音或有自主呼吸,呼吸改善;意识逐渐恢复,昏迷变浅,可出现反射或挣扎;心电图有波形改变。

三、儿童心肺复苏

儿童心肺复苏适用呼吸、心搏骤停的儿童(从 1 岁到青春期)。目的:使儿童心、肺恢复正常功能,使生命得以维持。

【实训目的】

1. 知识目标　掌握儿童心肺复苏流程、操作方法、注意事项。

2. 能力目标　能为呼吸、心搏骤停的儿童行心肺复苏。

3. 素质目标　具备良好的职业素养,尊重生命,关爱儿童。

【实训准备】

1. 护士准备　穿戴整齐,戴手套。

2. 用物准备　治疗盘、纱布块、手电筒、弯盘、记录单、快速手消毒液、笔、手表、无菌手套、球囊和面罩等。

【实训方法】

步骤	操作实践	要点提示
操作前	环境评估:确认现场环境安全。	
操作中	1. 检查患儿反应:操作者轻拍儿童的肩膀并呼喊"你怎么啦?"无反应,口述:"患儿无意识"。启动应急反应系统。 2. 评估呼吸和脉搏:①检查呼吸,扫视患儿胸腹部,观察起伏不超过 10s。②同时检查脉搏,触摸颈动脉或股动脉搏动。股动脉搏动定位:	

续表

步骤	操作实践	要点提示
操作中	将 2 根手指放置于大腿内侧,腹股沟中 1/3 与内 1/3 交界处,触摸股动脉搏动,用时至少 5s,但不超过 10s。③确认无脉搏或不确定扪及脉搏,无呼吸或仅是濒死叹息样呼吸,口述:"无呼吸、无脉搏"。④立即从胸外按压开始进行心肺复苏。 3. 胸外按压　①患儿卧于硬板床。②按压部位为胸骨下 1/2,中指位于乳头连线。③按压手法:单掌或双掌按压法,操作者将左手手掌置于胸骨下 1/2,中指位于乳头连线上,右手手掌置于左手手掌上,保持手臂与胸骨垂直、肘关节伸直,借上半身的力量有节奏地垂直向脊柱方向按压。④按压幅度为使胸骨下陷至少 5cm,按压频率 100~120 次 /min,按压中断时间 <10s,按压同时观察患者面色,单人复苏胸外按压:人工呼吸 =30∶2。⑤以上重复 5 个循环。 4. 开放气道:观察口腔有无异物并报告。口述:"口腔无异物"。②用仰头提颏法,手置于患者前额,手掌后推使头后仰,另一手示指和中指于下颌骨下方,提起下颌,使颏部上抬,开放患儿气道。 5. 人工呼吸 (1)口对口通气技术:开放气道后,用拇指和示指紧紧捏住患儿的鼻子,口对口密封,人工吹气 2 次。以上配合胸外按压重复 5 个循环。 (2)球囊面罩通气技术:开放气道,使用 "E-C" 手法(面罩罩住患儿口鼻,操作者一只手的拇指和示指放在面罩一侧,形成 C 形,剩下的 3 个手指提起下颌角,形成 E 形)将面罩固定到位后挤压球囊人工吹气 2 次。以上配合胸外按压重复 5 个循环。 6. 复检:判断大动脉搏动是否恢复。判断呼吸是否恢复。判断瞳孔、面色、口唇及甲床色泽情况。时间 5~10s。 7. 摆放体位:整理患儿衣物,取去枕仰卧头偏向一侧。行进一步生命支持。	按压时避免手指碰触胸壁,放松时手掌不应离开胸壁,但要允许胸廓充分回弹。双人复苏胸外按压:人工呼吸 =15∶2。 每次吹气时使胸廓隆起即可,每次吹气时间约 1s。球囊面罩大小选择合适,面罩应能遮住患儿鼻子和嘴,但不应压住眼睛。
操作后	1. 告知家长注意事项。 2. 整理用物。 3. 洗手,记录。	记录准确。

【注意事项】

同婴儿心肺复苏注意事项。

(张小蓉)

附表 1 0~18 岁儿童青少年年龄别身高百分位数值

单位:cm

年龄/岁	男								女							
	3rd	10th	25th	50th	75th	90th	95th		3rd	10th	25th	50th	75th	90th	95th
0	47.09	48.13	49.19	50.38	51.58	52.68	53.76		46.55	47.55	48.57	49.72	50.88	51.94	53.00
1	71.48	73.08	74.71	76.55	78.41	80.10	81.80		70.01	71.56	73.16	74.97	76.81	78.49	80.17
2	82.05	84.09	86.19	88.55	90.94	93.13	95.13		80.91	82.88	84.92	87.23	89.58	91.74	93.90
3	89.71	91.93	94.21	96.78	99.39	101.77	104.15		88.64	90.81	93.05	95.59	98.17	100.53	102.91
4	96.73	99.06	101.44	104.13	106.85	109.34	111.82		95.82	98.09	100.42	103.05	105.73	108.18	110.63
5	103.29	105.80	108.38	111.28	114.23	116.91	119.59		102.34	104.80	107.34	110.20	113.10	115.75	118.40
6	109.10	111.81	114.58	117.70	120.86	123.75	126.63		108.10	110.76	113.50	116.57	119.69	122.54	125.38
7	114.62	117.56	120.58	123.97	127.41	130.54	133.67		113.31	116.21	119.19	122.53	125.92	129.00	132.08
8	119.90	123.08	126.34	130.00	133.71	137.08	140.45		118.50	121.64	124.86	128.46	132.10	135.41	138.71
9	124.56	127.96	131.45	135.36	139.32	142.92	146.51		123.31	126.71	130.19	134.09	138.01	141.58	145.12
10	128.65	132.28	135.99	140.15	144.36	148.17	151.98		128.35	132.07	135.86	140.10	144.36	148.22	152.05
11	132.91	136.84	140.85	145.34	149.87	153.98	158.06		134.21	138.15	142.16	146.63	151.11	155.16	159.16
12	138.10	142.49	146.96	151.95	156.97	161.51	166.02		140.24	144.11	148.03	152.39	156.75	160.67	164.54
13	144.97	149.60	154.31	159.54	164.79	169.52	174.20		144.96	148.57	152.23	156.29	160.34	163.99	167.58
14	152.34	156.66	161.03	165.88	170.73	175.09	179.39		147.93	151.34	154.79	158.62	162.44	165.87	169.25
15	157.49	161.43	165.40	169.81	174.20	178.15	182.04		149.48	152.79	156.13	159.83	163.53	166.85	170.12
16	159.88	163.62	167.41	171.60	175.78	179.54	183.23		149.84	153.12	156.44	160.12	163.78	167.08	170.32
17	160.87	164.53	168.24	172.35	176.44	180.12	183.74		150.13	153.39	156.69	160.34	163.99	167.26	170.48
18	161.26	164.90	168.58	172.65	176.71	180.36	183.94		150.44	153.68	156.96	160.59	164.21	167.45	170.66

附表2　0~18岁儿童青少年年龄别体重百分位数值

单位：kg

年龄/岁	男							女						
	3rd	10th	25th	50th	75th	90th	95th	3rd	10th	25th	50th	75th	90th	95th
0	2.62	2.83	3.06	3.32	3.59	3.85	4.12	2.57	2.76	2.96	3.21	3.49	3.75	4.04
1	8.16	8.72	9.33	10.05	10.83	11.58	12.37	7.70	8.20	8.74	9.40	10.12	10.82	11.57
2	10.22	10.90	11.65	12.54	13.51	14.46	15.46	9.76	10.39	11.08	11.92	12.84	13.74	14.71
3	11.94	12.74	13.61	14.65	15.80	16.92	18.12	11.50	12.27	13.11	14.13	15.25	16.36	17.55
4	13.52	14.43	15.43	16.64	17.98	19.29	20.71	13.10	13.99	14.97	16.17	17.50	18.81	20.24
5	15.26	16.33	17.52	18.98	20.61	22.23	24.00	14.64	15.68	16.84	18.26	19.83	21.41	23.14
6	16.80	18.06	19.49	21.26	23.26	25.29	27.55	16.10	17.32	18.68	20.37	22.27	24.19	26.30
7	18.48	20.04	21.81	24.06	26.66	29.35	32.41	17.58	19.01	20.62	22.64	24.94	27.28	29.89
8	20.32	22.24	24.46	27.33	30.71	34.31	38.49	19.20	20.89	22.81	25.25	28.05	30.95	34.23
9	22.04	24.30	26.98	30.46	34.61	39.08	44.35	20.93	22.93	25.23	28.19	31.63	35.26	39.41
10	23.89	26.55	29.66	33.74	38.61	43.85	50.01	22.98	25.36	28.15	31.76	36.05	40.63	45.97
11	26.21	29.33	32.97	37.69	43.27	49.20	56.07	25.74	28.53	31.81	36.10	41.24	46.78	53.33
12	29.09	32.77	37.03	42.49	48.86	55.50	63.04	29.33	32.42	36.04	40.77	46.42	52.49	59.64
13	32.82	37.04	41.90	48.08	55.21	62.57	70.83	33.09	36.29	40.00	44.79	50.45	56.46	63.45
14	37.36	41.80	46.90	53.37	60.83	68.53	77.20	36.38	39.55	43.19	47.83	53.23	58.88	65.36
15	41.43	45.77	50.75	57.08	64.40	72.00	80.60	38.73	41.53	45.36	49.82	54.96	60.28	66.30
16	44.28	48.47	53.26	59.35	66.40	73.73	82.05	39.96	43.01	46.47	50.81	55.79	60.91	66.69
17	46.04	50.11	54.77	60.68	67.51	74.62	82.70	40.44	43.47	46.90	51.20	56.11	61.15	66.82
18	47.01	51.02	55.60	61.40	68.11	75.08	83.00	40.71	43.73	47.14	51.41	56.28	61.28	66.89

附表3　2005年九市城区7岁以下儿童体格发育测量值（x̄±s）

年龄组	男 体重/kg x̄	s	身高/cm x̄	s	坐高/cm x̄	s	头围/cm x̄	s	胸围/cm x̄	s	女 体重/kg x̄	s	身高/cm x̄	s	坐高/cm x̄	s	头围/cm x̄	s	胸围/cm x̄	s
出生	3.32	0.4	50.4	1.8	33.5	1.7	34.3	1.3	32.8	1.5	3.19	0.39	49.8	1.7	33	1.7	33.7	1.3	32.4	1.6
1个月~	5.12	0.73	56.6	2.5	37.7	1.9	38	1.4	37.4	2	4.79	0.61	55.6	2.2	36.9	1.8	37.2	1.2	36.6	1.8
2个月~	6.29	0.75	60.5	2.4	40.1	1.8	39.8	1.3	39.8	2	5.75	0.72	59	2.4	38.9	1.9	38.8	1.3	38.7	1.9
3个月~	7.08	0.82	63	2.3	41.5	1.9	41.1	1.4	41.3	2.1	6.51	0.76	61.7	2.2	40.5	1.8	40.1	1.2	40.2	2
4个月~	7.63	0.89	65	2.3	42.5	1.9	42.2	1.3	42.2	2.1	7.08	0.83	63.6	2.3	41.5	1.8	41.2	1.3	41.1	2
5个月~	8.15	0.93	67	2.2	43.5	1.8	43.2	1.2	42.9	2.1	7.54	0.91	65.5	2.4	42.5	1.9	42.1	1.3	41.8	2.1
6个月~	8.57	1.01	69.2	2.5	44.6	1.9	44.2	1.3	43.7	2.1	7.98	0.94	67.6	2.5	43.5	1.8	43.1	1.3	42.6	2.1
8个月~	9.18	1.07	72.1	2.6	45.9	1.8	45.2	1.3	44.5	2.1	8.54	1.05	70.5	2.7	44.9	1.9	44	1.3	43.5	2.2
10个月~	9.65	1.1	74.7	2.8	47.2	2.1	46	1.3	45.3	2.1	9	1.04	73.2	2.7	46.1	1.9	44.7	1.3	44.2	2
12个月~	10.11	1.15	77.5	2.8	48.4	2.1	46.4	1.3	46.2	2	9.44	1.12	75.8	2.9	47.3	2.1	45.2	1.3	44.9	2
15个月~	10.59	1.2	80.2	3.1	49.7	2.1	46.9	1.3	46.9	2.1	9.97	1.13	78.9	3.1	48.8	2.1	45.8	1.3	45.8	2
18个月~	11.21	1.25	82.8	3.2	51	2.2	47.5	1.2	47.8	2	10.63	1.2	81.7	3.3	50.2	2.2	46.4	1.3	46.7	2.2
21个月~	11.82	1.36	85.8	3.4	52.5	2.2	47.9	1.3	48.3	2.1	11.21	1.27	84.4	3.3	51.5	2.2	46.8	1.3	47.3	2.1
2.0岁~	12.65	1.43	89.5	3.8	54.1	2.3	48.4	1.3	49.2	2.2	12.04	1.38	88.2	3.7	53.2	2.3	47.3	1.3	48.1	2.2
2.5岁~	13.81	1.6	93.7	3.8	55.9	2.3	49	1.3	50.3	2.3	13.18	1.52	92.5	3.7	55	2.3	47.9	1.3	49.1	2.2
3.0岁~	14.65	1.65	97.2	3.9	57	2.3	49.3	1.3	50.9	2.2	14.22	1.66	96.2	3.9	56.2	2.2	48.3	1.3	50	2.2
3.5岁~	15.51	1.77	100.5	4	58.4	2.2	49.7	1.3	51.7	2.3	15.09	1.82	99.5	4.2	57.6	2.3	48.8	1.3	50.7	2.3
4.0岁~	16.49	1.95	104	4.4	59.8	2.4	50.1	1.3	52.5	2.3	15.99	1.89	103.1	4.1	59.1	2.3	49	1.2	51.4	2.4
4.5岁~	17.46	2.17	107.4	4.3	61.3	2.4	50.3	1.3	53.4	2.5	16.84	2.07	106.2	4.5	60.4	2.4	49.4	1.3	52.1	2.4
5.0岁~	18.46	2.32	110.7	4.6	62.7	2.4	50.6	1.3	54.2	2.6	17.85	2.35	109.7	4.6	61.9	2.5	49.6	1.4	52.8	2.6
5.5岁~	19.58	2.72	113.6	4.7	63.9	2.6	50.9	1.4	55	2.8	18.83	2.49	112.7	4.7	63.2	2.5	49.9	1.3	53.6	2.7
6.0~7.0岁	20.79	2.89	117.4	5	65.5	2.6	51.1	1.4	56	2.9	20.11	2.87	116.5	5	64.7	2.6	50.1	1.4	54.5	3

附表4　2005年九市郊区7岁以下儿童体格发育测量值（x̄±s）

年龄组	男 体重/kg x̄	男 体重/kg s	男 身高/cm x̄	男 身高/cm s	男 坐高/cm x̄	男 坐高/cm s	男 头围/cm x̄	男 头围/cm s	男 胸围/cm x̄	男 胸围/cm s	女 体重/kg x̄	女 体重/kg s	女 身高/cm x̄	女 身高/cm s	女 坐高/cm x̄	女 坐高/cm s	女 头围/cm x̄	女 头围/cm s	女 胸围/cm x̄	女 胸围/cm s
出生	3.33	0.39	50.4	1.7	33.5	1.6	34.5	1.2	32.9	1.5	3.24	0.39	49.7	1.7	33.2	1.6	34	1.2	32.6	1.5
1个月~	5.11	0.65	56.8	2.4	37.8	1.9	38	1.3	37.5	1.9	4.73	0.58	55.6	2.2	37	1.9	37.2	1.3	36.6	1.8
2个月~	6.27	0.73	60.5	2.3	40.2	1.8	39.7	1.3	39.9	1.9	5.75	0.68	59.1	2.3	39.2	1.8	38.8	1.2	38.8	1.8
3个月~	7.17	0.78	63.3	2.2	41.7	1.8	41.2	1.4	41.5	1.9	6.56	0.73	62	2.1	40.7	1.8	40.2	1.3	40.3	1.9
4个月~	7.76	0.86	65.7	2.3	42.8	1.8	42.2	1.3	42.4	2	7.16	0.78	64.2	2.2	41.9	1.7	41.2	1.2	41.4	2
5个月~	8.32	0.95	67.8	2.4	44	1.9	43.3	1.3	43.3	2.1	7.65	0.84	66.2	2.3	42.8	1.8	42.1	1.3	42.1	2
6个月~	8.75	1.03	69.8	2.6	44.8	2	44.2	1.4	43.9	2.1	8.13	0.93	68.1	2.4	43.9	1.9	43.1	1.3	42.9	2.1
8个月~	9.35	1.04	72.6	2.6	46.2	2	45.3	1.3	44.9	2	8.74	0.99	71.1	2.6	45.3	1.9	44.1	1.3	43.9	1.9
10个月~	9.92	1.09	75.5	2.6	47.5	2	46.1	1.3	45.7	2	9.28	1.01	73.8	2.8	46.4	1.9	44.9	1.3	44.6	2
12个月~	10.49	1.15	78.3	2.9	48.8	2.1	46.8	1.3	46.6	2	9.8	1.05	76.8	2.8	47.8	2	45.5	1.3	45.4	1.9
15个月~	11.04	1.23	81.4	3.2	50.2	2.3	47.3	1.3	47.3	2	10.43	1.14	80.2	3	49.4	2.1	46.2	1.4	46.2	2
18个月~	11.65	1.31	84	3.2	51.5	2.3	47.8	1.3	48.1	2	11.01	1.18	82.9	3.1	50.6	2.2	46.7	1.3	47	2
21个月~	12.39	1.39	87.3	3.5	52.9	2.4	48.3	1.3	48.9	2	11.77	1.3	86	3.3	52.1	2.4	47.2	1.4	47.8	2
2.0岁~	13.19	1.48	91.2	3.8	54.7	2.5	48.7	1.4	49.6	2.1	12.6	1.48	89.9	3.8	54	2.5	47.6	1.4	48.5	2.1
2.5岁~	14.28	1.64	95.4	3.9	56.7	2.5	49.3	1.3	50.7	2.2	13.73	1.63	94.3	3.8	56	2.4	48.3	1.3	49.6	2.2
3.0岁~	15.31	1.75	98.9	3.8	57.8	2.3	49.8	1.3	51.5	2.3	14.8	1.69	97.6	3.8	56.8	2.3	48.8	1.3	50.5	2.2
3.5岁~	16.33	1.97	102.4	4	59.2	2.4	50.2	1.3	52.5	2.4	15.84	1.86	101.3	3.8	58.4	2.2	49.2	1.3	51.3	2.4
4.0岁~	17.37	2.03	106	4.1	60.7	2.3	50.5	1.3	53.4	2.5	16.84	2.02	104.9	4.1	59.9	2.3	49.5	1.3	52.1	2.4
4.5岁~	18.55	2.27	109.5	4.4	62.2	2.4	50.8	1.3	54.4	2.6	18.01	2.22	108.7	4.3	61.5	2.4	49.9	1.2	53	2.6
5.0岁~	19.9	2.61	113.1	4.4	63.7	2.4	51.1	1.3	55.5	2.8	18.93	2.45	111.7	4.4	62.7	2.4	50.1	1.3	53.7	2.8
5.5岁~	21.16	2.82	116.4	4.5	65.1	2.5	51.4	1.3	56.6	3	20.27	2.73	115.4	4.5	64.4	2.4	50.4	1.3	54.8	3
6.0~7.0岁	22.51	3.21	120	4.8	66.6	2.5	51.7	1.3	57.6	3.3	21.55	2.94	118.9	4.7	65.8	2.4	50.7	1.3	55.7	3.1

中英文名词对照索引

参考文献

［1］陈建军.婴幼儿护理操作指南 [M].北京：人民卫生出版社，2018.

［2］罗先武，王冉.2019 全国护士执业资格考试轻松过 [M].北京：人民卫生出版社.2018.

［3］王卫平，孙锟，常立文.儿科学 [M].9 版.北京：人民卫生出版社，2018.

［4］张琳琪，王天有.实用儿科护理学 [M].北京：人民卫生出版社，2018.

［5］崔焱，仰曙芬.儿科护理学 [M].6 版.北京：人民卫生出版社，2017.

［6］范玲.儿童护理学 [M].北京：人民卫生出版社，2017.

［7］葛均波，徐永健.内科学 [M].8 版.北京：人民卫生出版社，2017.

［8］蒋莉.助产学 [M].北京：人民卫生出版社，2017.

［9］王玲.儿童重症护理与操作技术 [M].郑州：河南科学技术出版社，2017.

［10］熊杰平，周俊杰.母婴及儿童护理 [M].北京：人民卫生出版社，2017.

［11］仰曙芬，崔焱.儿科护理学实践与学习指导 [M].北京：人民卫生出版社，2017.

［12］周芸.临床营养学 [M].4 版.北京：人民卫生出版社，2017.

［13］胡庆国.儿科护理 [M].重庆：重庆大学出版社，2016.

［14］刘奉，邱平.儿科护理 [M].北京：人民卫生出版社，2016.

［15］陆国平.儿童急诊与重症医学临床技术 [M].上海：复旦大学出版社，2016.

［16］美国心脏协会.基础生命支持 [M].杭州：浙江大学出版社，2016.

［17］吴欣娟.临床护理技术操作并发症与应急处理 [M].2 版.北京：人民卫生出版社，2016.

［18］张玉兰，卢敏芳.儿科护理 [M].北京：人民卫生出版社，2016.

［19］兰萌，王晓菊.儿科护理学 [M].北京：中国医药科技出版社，2015.

［20］刘奉，刘婧等.儿童护理 [M].武汉：华中科技大学出版社，2015.

［21］熊杰平，李素玲.儿科护理 [M].北京：人民卫生出版社，2015.

［22］张玉侠.实用新生儿护理学 [M].北京：人民卫生出版社，2015.

［23］桂永浩，申昆玲.儿科学 [M].北京：人民卫生出版社，2014.

［24］郑惠，黄华.儿科学 [M].7 版.北京：人民卫生出版社，2014.

［25］王卫平.儿科学 [M].8 版.北京：人民卫生出版社，2013.

［26］熊杰平.儿科护理学 [M].南昌：江西科学技术出版社，2013.

［27］崔焱.儿科护理学 [M].5 版.北京：人民卫生出版社，2012.

［28］李小寒，尚少梅.基础护理学 [M].5 版.北京：人民卫生出版社，2012.

［29］慕江兵，熊杰平.儿科护理学 [M].2 版.北京：人民军医出版社，2012.

［30］中华人民共和国卫生部，中国人民解放军总后勤部卫生部.临床护理实践指南 [M].北京：人民卫生出版社，2011.

［31］赵靖.护理伦理知识体系构成及其重要性研究 [J].开封教育学院学报，2018, 38 (6): 26-27.

［32］中华医学会儿科学分会发育行为学组，中国医师协会儿科分会儿童保健专业委员会，儿童孤独症诊断与防治技术和标准研究项目专家组.孤独症谱系障碍儿童早期识别筛查和早期干预专家共识 [J]. 中华儿科杂志，2017, 55 (12): 890-896.

［33］李欣 . 苯丙酮尿症新生儿筛查及诊断方法研究进展 [J]. 中国妇幼健康研究 , 2017, 28 (S1): 342-343.

［34］吴双胜 , 马春娜 , 彭晓旻 , 等 . 北京市 2006—2015 年猩红热发病特征分析 [J]. 中华流行病学杂志 , 2017, 38 (4): 514-517.

［35］张静 , 方喻 . 婴幼儿早期教育的研究进展 [J]. 中国临床新医学 , 2017, 10 (10): 1026-1028.

［36］中华医学会儿科学分会肾脏学组 . 儿童激素敏感、复发 / 依赖肾病综合征诊治循证指南 (2016)[J]. 中华儿科杂志 , 2017, 55 (10): 729-734.

［37］中国新生儿复苏项目专家组 . 新生儿复苏指南 (2016 年北京修订)[J]. 中华实用儿科临床杂志 , 2016, 32 (14): 1058-1062.

［38］林文远 . 急性白血病免疫治疗的研究现状 [J]. 实用肿瘤杂志 , 2015, 30 (4): 306-310.

［39］郭霞 , 高举 . 儿童贫血的诊断思路 [J]. 中国实用儿科杂志 , 2014, 29 (11): 805-810.

［40］卢建强 , 熊继红 . 新生儿苯丙酮尿症的筛查与防治概况 [J]. 检验医学与临床 , 2013, 10 (07): 856-858.

［41］王建祥 . 重视急性白血病非血液学表现的临床诊治 [J]. 中国实用内科杂志 , 2011, 31 (12): 904-906.

［42］张小蓉 , 李霞 . 新生儿股静脉采血方法的改良 [J]. 解放军护理杂志 , 2011, 28 (11A): 27-31.

［43］邓莉 . 儿童传染病管理的基本状况及改进对策 [J]. 实用预防医学 , 2010, 17 (5): 1029-1030.

［44］龙晓芳 , 熊若嵋 , 胡晏铭 . 强化管理努力做好新生儿疾病筛查工作 [J]. 中国妇幼保健 , 2010, 25 (4): 450-451.

［45］顾学范 , 王治国 . 中国 580 万新生儿苯丙酮尿症和先天性甲状腺功能减低症的筛查 [J]. 中华预防医学杂志 , 2004, 38 (2): 99-102.

［46］九市儿童体格发育调查协作组 , 首都儿科研究所 . 2005 年中国九市七岁以下儿童体格发育调查 [J]. 中华儿科杂志 , 2007, 45 (8): 609-614.

［47］姚瑶 , 赵丽萍 , 周红霞 , 等 . 无锡市 1003 例泌尿道感染患儿临床及病原菌分析 [J]. 临床肾脏病杂志 , 2020, 20 (02): 104-108.

［48］程川 , 林涛 . 现阶段儿童尿路感染的流行病学及诊治 [J]. 儿科药学杂志 , 2013, 19 (05): 61-65.

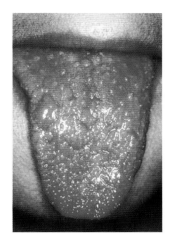

彩图 13-2　皮肤黏膜淋巴结综合征草莓舌

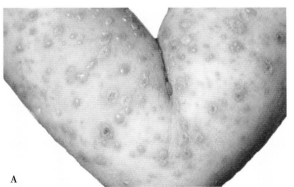

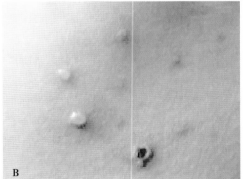

彩图 15-1　水痘疱疹

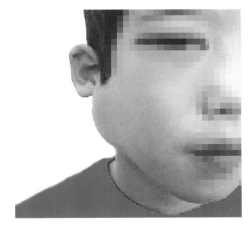

彩图 15-2　腮腺肿大